Klett-Cotta im Ullstein Taschenbuch

Klett-Cotta im Ullstein Taschenbuch
Ullstein Buch Nr. 39067
im Verlag Ullstein GmbH,
Frankfurt/M – Berlin – Wien
Amerikanischer Originaltitel:
A Marital Puzzle
Übersetzt von
Jacqueline und Walter Giere
Ungekürzte Ausgabe (1977)
Umschlagentwurf:
Andreas Brylka

Printed in Germany 1983
Druck und Bindung:
Elsnerdruck GmbH, Berlin
ISBN 3 548 39067 6

August 1983

CIP-Kurztitelaufnahme
der Deutschen Bibliothek

Paul, Norman L.:
Puzzle einer Ehe: Verlauf e. Paartherapie/
Norman L. Paul; Betty Byfield Paul.
[Übers. von Jacqueline u. Walter Giere].
– Ungekürzte Ausg. –
Frankfurt/M; Berlin; Wien:
Ullstein, 1983.
(Ullstein-Buch; Nr. 39067:
Klett-Cotta im Ullstein-Taschenbuch)
Einheitssacht.: A marital puzzle ‹dt.›
ISBN 3-548-39067-6

NE: Paul, Betty Byfield; GT

Norman L. Paul
Betty Byfield Paul

Puzzle einer Ehe

Verlauf einer Paartherapie

Klett-Cotta im Ullstein Taschenbuch

Inhalt

Vorwort

Puzzle einer Ehe wurde im Mai 1973 konzipiert. Das Buch versucht, einige neue Einsichten zu Problemen der Ehe zu vermitteln. Wir gehen von einer transgenerativen Sichtweise der Ehe aus: Unsere Kernthese ist, daß der Erfolg oder Mißerfolg einer Ehe – einschließlich der Entwicklung der Kinder – davon abhängig ist, von welcher Art die Beziehungen der beiden Ehepartner zu Mitgliedern ihres eigenen Elternhauses waren.

Wir wollen durch die detaillierte Untersuchung einer gefährdeten Ehe den Prozeß der Lösung einer ernsten Ehekrise darstellen. Das Material für diese Fallstudie besteht aus den Tonbandaufzeichnungen der Gespräche, die wir mit dem Ehepaar geführt haben. Ihnen ist jeweils ein theoretisch-erklärender Kommentar über die verschiedenen angewandten Techniken zugeordnet. Wir versuchen zu zeigen, daß eine Ehe viele verschiedene Seiten hat, daß Sex und Liebe sich nicht von der gesamten Beziehung zwischen den Partnern trennen lassen, genausowenig, wie die Existenz eines Kindes als eine von der ehelichen Beziehung unabhängige Einheit betrachtet werden kann.

Wir danken den Ehepartnern dafür, daß sie uns erlaubt haben, ihre persönliche Geschichte und ihr Ringen um den Aufbau einer neuen Ehebeziehung der Öffentlichkeit zugänglich zu machen. (Einige persönliche Daten sind selbstverständlich geändert worden, um die wünschenswerte Anonymität zu wahren.) Dr. Norman Paul, der Psychotherapeut der Hoopes', trug das Interviewmaterial zusammen, und seine psychotherapeutische Verfahrensweise liegt dem Buch zugrunde. Er entwickelte seine Technik zur Behandlung von Eheproblemen und Eltern-Kind-Konflikten aus dem Wunsch heraus, effektive Ansätze zum Verständnis und zur Lösung von Problemen zwischen Ehepartnern bzw. zwischen Eltern und ihren Kindern zu finden.

Betty Byfield Paul arbeitet als psychotherapeutisch ausgebildete Sozialarbeiterin an einer großen Vorortschule; sie konzipierte und besorgte die Art der Darstellung. Ihre tägliche Arbeit an dieser Schule brachte ihr immer stärker zum Bewußtsein, daß Eheschwierigkeiten mit ihren Auswirkungen auf die Entwicklung der Kinder für die Gesellschaft als Ganzes eine immer größere Belastung darstellen.

Wir möchten an dieser Stelle unseren zahlreichen Freunden und Kollegen für die anregenden Gespräche danken, die für uns eine große Hilfe waren. Wir möchten besonders denjenigen danken, die sich kritisch mit diesem Manuskript auseinandergesetzt haben: Joan Goldsmith, Stellvertretende Direktorin des Institute for Open Education, Antioch Graduate Center; Dr. Clifford E. Barbour, ehemaliger Präsident des Pittsburgh Theological Seminary; Fred Rogers vom »Mr. Rogers' Neighborhood« und seiner Frau, Jo-Anne Rogers; Dr. Douglas Bond, Professor of Psychiatry, Case-Western Reserve School of Medicine; Norman Law, Design-Director, Arthur D. Little, Inc., und unseren Kindern, Marilyn Paul und David Paul.

Harriet Weiner und Roberta Ornstein standen uns als Sekretärin und Forschungsassistentin zur Seite. Harriet Weiners verständnisvolle Hilfe bei der Redaktion des Kommentars war von unschätzbarem Wert. Sie schrieb auch den Rohentwurf zum ersten Kapitel, »Ein amerikanisches Märchen«.

Das Jared Coffin House, Nantucket, Massachusetts, bot uns die notwendige Abgeschiedenheit für die Niederschrift dieses Buches in einer Umgebung, die die Bedeutung der historischen Perspektive unterstrich.

Besonderer Dank sei Eric Swenson und Sherry Huber von W. W. Norton für ihre Ermutigung und Unterstützung gesagt.

Einführung von Norman L. Paul

Von meiner Ausbildung her war ich gewohnt, mit Erwachsenen und Kindern individuell zu arbeiten. Ich orientierte mich hauptsächlich an der Psychoanalyse; dazu kam einige Erfahrung mit der Gruppenpsychotherapie. Im ersten Jahr meiner Assistentenzeit begann ich, diese Zentrierung auf die individuelle Psychotherapie in Frage zu stellen. Anlaß dazu war die Bemerkung eines älteren Psychoanalytikers während einer Supervisionsstunde, der im Verlauf des Fallberichts eines Kollegen meinte: »Es ist wünschenswert, daß der Patient eine gute Beziehung zum Therapeuten entwickelt.« Ich fragte mich insgeheim, warum das so sein sollte (es laut zu sagen, wagte ich nicht, um mich nicht der Lächerlichkeit preiszugeben), obwohl mir die wissenschaftliche Erklärung bekannt war, daß die Übertragung auf den Therapeuten dem Patienten helfen kann, seine Konflikte zu bearbeiten und seine Gefühle besser zu verstehen. Mir ist heute klar, daß meine damaligen Zweifel mit der Vorstellung zusammenhingen, daß es für einen Patienten wichtiger sei, ein gutes Verhältnis zu den Mitgliedern seiner Familie zu entwickeln als zu seinem Therapeuten.

Im Laufe der Jahre bin ich zu der Auffassung gelangt, daß jemand, der als »psychiatrischer Patient« betrachtet und mit einer bei Psychiatern gängigen Diagnose etikettiert wird, in Wirklichkeit ein Mensch ist, dessen Lebenserfahrung ihn in Unkenntnis über die emotionalen Fakten seines eigenen Lebens gelassen hat. Es fehlt ihm, aus welchen Gründen auch immer, an präzisen, auch auf ihn selbst anwendbaren Kenntnissen über die Fülle von Gefühlen, die normalerweise zur Lebenserfahrung gehören. Außerdem weiß er nicht, was Phantasie ist, noch, daß diese in seinem eigenen Kopf entsteht. Eine solche Unkenntnis als Geisteskrankheit zu bezeichnen, entwürdigt den Menschen nicht nur, er wird dadurch auch in eine Rolle gedrängt, aus der er sich nur sehr schwer befreien kann.

Der psychiatrische Patient gerät unwissentlich noch in ganz andere Schwierigkeiten. Da er sowohl unter der Schande, als psychiatrischer Patient etikettiert worden zu sein, wie auch unter den negativen Einstellungen des anderen seinem abweichenden Verhalten gegenüber leidet, bleibt sein Gefühl der persönlichen Sicherheit weiterhin erschüttert. Die Unkenntnis angemessener Verhaltensweisen fördert seinen Glauben, der traditionelle Psychiater besitze die Kompetenz, ihm zu einem angemessenen Selbstbewußtsein zu verhelfen. Die meisten psychiatrischen Patienten haben das Gefühl, gebrandmarkt zu sein, ein Gefühl, das von den Mitgliedern ihrer Familie, Eltern, Geschwistern, Ehepartnern und sogar den Kindern, gewöhnlich wahrgenommen und, meist unbewußt, noch verstärkt wird. Oft werden sie immer abhängiger statt unabhängiger von ihren Psychiatern.

Im Zusammenhang mit dieser zunehmenden Abhängigkeit vom Psychiater fällt es dem Patienten oft schwer, für sich selbst zu denken. Er ist unsicher bezüglich seiner Fähigkeit, Entscheidungen über sich selbst zu treffen, und unterwirft sich immer mehr dem Urteil des Therapeuten. Da seine Fähigkeit, mit den Mitgliedern seiner eigenen Familie einen Dialog zu führen, nicht gefördert wird, fühlt er sich ihr immer wieder aufs neue entfremdet: Er ist »verrückt« und »unreif«, was gleichzeitig bedeutet, daß die anderen »zurechnungsfähig« und »reif« sind.

Mein Dilemma mit Joseph Y.

(Ein Beispiel, das meine Wandlung vom traditionellen zum familienorientierten Psychiater illustrieren soll)

Jeder von uns ist aus Erfahrungen zusammengesetzt, die bis zum Tag der Geburt zurückreichen, und diese emotional besetzten und dann vergessenen Erfahrungen beeinflussen ständig unser gegenwärtiges Verhalten. Wie solche unerkannten Erfahrungen dekodiert und dadurch verstehbar gemacht werden können, zeigt meine therapeutische Auseinandersetzung mit Joseph Y.

Im Dekodieren dessen, was einem gesagt und vor allem was einem nicht gesagt wird – darin besteht zum großen Teil die notwendige Detektivarbeit. Wenn man sich bewußt bleiben will, daß es Daten gibt, die man beim ersten Kontakt mit einem Patienten nicht einmal ahnen kann, muß man die Fähigkeit besitzen, ein gewisses Maß von Unsicherheit bei sich selbst zu ertragen, das zeitweilig sehr belastend sein kann.

Im März 1960 suchte mich ein Zwanzigjähriger auf das Drängen seiner Mutter hin auf. Das Problem bestand darin, daß seine Mutter meinte, er reagiere nicht auf ihren Wunsch, sich »wie andere Jungen« zu verhalten. Sie befürchtete, daß er geisteskrank sei und möglicherweise in eine Irrenanstalt eingeliefert werden müsse, wie sein Vater im Jahr 1946. Das erstemal, als ich Joseph sah, litt er unter starken Ängsten, er hatte das Gefühl, sein Körper schrumpfe zusammen, und alle Leute schauten ihn spöttisch an. Er besaß überhaupt kein Selbstbewußtsein und war ziemlich ungepflegt. Zu diesem Zeitpunkt wohnte er mit seiner zweiundvierzigjährigen Mutter und seinem neunzehnjährigen Bruder Donald, der ein College besuchte, zusammen. Beide Jungen waren unverheiratet. Joseph arbeitete als Lagerbuchhalter. Während der ersten Sitzung bezog er sein Problem direkt auf die Tatsache, daß sein Vater geisteskrank war und die letzten vierzehn Jahre ununterbrochen in einer Anstalt gelebt hatte, nachdem er sich einer Stirnhirnlappen-Lobotomie hatte unterziehen müssen.

In einem explosiven Wutausbruch, der zuerst auf seinen Vater, dann auf sich selbst gerichtet war, erklärte Joseph: »Er hat mich innen drin krank gemacht« und: »Er ist immer in mir.« Er sagte, alle seine Schwierigkeiten kämen von seinem schlechten Verhältnis zu seinem Vater; seine schlechten Schulleistungen in der zweiten Grundschulklasse hätten kurz, nachdem sich sein Vater der Lobotomie unterzogen hatte, begonnen. Damals, im Jahre 1946, war sein Vater für kurze Zeit nach Hause zurückgekehrt, um sich von der Operation zu erholen. In dieser Zeit hatte es zwischen ihm und Joseph einen Streit über ein Fernsehprogramm gegeben. Der Streit hielt an, bis der Vater plötzlich einen postoperativen Krampf erlitt und für kurze Zeit bewußtlos wurde. Die Mutter rannte ins Zimmer und schob Joseph in einem panikartigen Zustand hinaus, wobei sie ihm vorwarf, seinen Vater »ohnmächtig« gemacht zu haben. Kurz darauf wurde Herr Y erneut in die Anstalt eingeliefert, während Joseph von seiner Mutter in dem Glauben bestärkt wurde, er hätte den Krampf verursacht, der seinen Vater noch »verrückter« gemacht habe.

Im Laufe der folgenden zehn Jahre besuchte Joseph seinen Vater, der in einer nahegelegenen staatlichen Anstalt untergebracht war, alle ein oder zwei Jahre; er entwickelte das Gefühl, daß sein Vater für ihn gestorben sei. Josephs Schuldgefühle waren intensiv. Im Jahre 1956, als Joseph sechzehn Jahre alt war, entschied die Anstaltsleitung, daß es nun an der Zeit sei zu versuchen, Herrn Y zu rehabilitieren und ihn wieder in das Alltagsleben einzugliedern. Zur gleichen Zeit wurde Joseph in einer örtlichen Klinik für Jugendliche wegen zunehmender Verwirrung, schlechter schulischer Leistungen und sozialer Isolierung ambulant behandelt.

Die Rückkehr von Herrn Y wurde nur mit seiner Frau besprochen. Er kehrte heim, ohne daß die Familie weiter darauf vorbereitet wurde. Josephs erste Reaktion darauf, den Vater wieder zu Hause zu sehen, war heftiges Entsetzen. Die scheinbare Wiederauferstehung eines Mannes, den er für tot gehalten hatte, verwirrte ihn aufs höchste. Er war plötzlich von selbstmörderischen Regungen wie auch von Mordgelüsten gegenüber seinem Vater erfüllt. Sein Psychiater in der Klinik war durch diese Reaktion so sehr beunruhigt, daß er sofort Frau Y anrief, die ihrer-

seits prompt die Anstalt anrief. Nach Rücksprache zwischen Frau Y und der Anstalt wurde Josephs Vater innerhalb kurzer Zeit wieder in die staatliche Anstalt eingeliefert.
Kurz danach trat die Mutter während einer verbalen Auseinandersetzung zwischen Joseph und seinem jüngeren Bruder Donald dazwischen und erklärte streng, daß sie nicht beabsichtige, »deinetwegen (Josephs) Donald loszuwerden, so wie ich eben deinen Vater losgeworden bin«. Einige Wochen lang war Joseph wieder hin und her gerissen zwischen überwältigenden Schuldgefühlen und mörderischen Aggressionen in bezug auf seinen Vater. Eines Morgens wachte er mit dem entsetzlichen Gefühl auf, kahl zu werden wie sein Vater. Gleichzeitig begann er das Gefühl zu haben, daß sein Körper zusammenschrumpfte; er hatte Angst, ganz zu verschwinden.
Während der nächsten vier Jahre konsultierte er vier Psychiater. Er war immer wieder arbeitslos und führte ein insgesamt zurückgezogenes, eremitenhaftes Leben; die Psychiater konsultierte er lediglich auf Drängen seiner Mutter. Seine Reaktion auf die Psychotherapie war gleich Null, als ihm klar wurde, daß seine Probleme nicht, wie er erhofft hatte, auf magische Weise verschwanden. Joseph war wie eine Marionette – er unternahm nur wenig aus eigenem Antrieb und verließ das Haus hauptsächlich auf den Wunsch seiner Mutter.
Die Krise im März 1960, deretwegen seine Mutter ihn zu mir schickte, hing damit zusammen, daß sein Bruder ein Stipendium einer renommierten Universität erhalten hatte. Damals begann Joseph sich einzubilden, daß die Leute über ihn redeten und ihn verspotteten, weil er Jude war.
Während des nächsten Jahres sah ich Joseph zweimal wöchentlich, wobei ich versuchte, mich hauptsächlich auf sein Verhältnis zu seinem Vater zu konzentrieren. Mein Ziel war, ihm zu helfen, seine Phantasien und die Wirklichkeit auseinanderzuhalten. Das war außerordentlich schwierig, denn sobald er sich auf seinen Vater konzentrierte, brachte er eine mörderische Wut auf seine Mutter, Selbstmordabsichten, Nichtigkeitsgefühle und einen starken Neid auf seinen Bruder zum Ausdruck. Als es ihm zunehmend bewußt wurde, daß die Wut auf seinen Vater die Trauer, den Schmerz und die Sehnsucht nach *dem* Vater, den er vor seinem sechsten Geburtstag gekannt hatte, zudeckte, verlagerte sich sein Interesse auf die Mutter, und er begann, eine mörderische Wut gegen sie zu empfinden.
Da ich keine Möglichkeiten für Joseph sah, sich sozial, beruflich und zu Hause weiterzuentwickeln, kam mir der Gedanke, daß es für ihn wichtig wäre, seine Gefühle über sich selbst in einem Zusammenhang herauszuarbeiten, in den auch andere Menschen einbezogen wären. Das überwältigende Gefühl der Entfremdung und der Isolierung von der

ganzen Welt blieb unverändert. Seine anhaltende Überzeugung, er habe seinen Vater in den Wahnsinn getrieben, und seine Unfähigkeit, angemessene Beziehungen zu Gleichaltrigen einzugehen, veranlaßten mich, ihn an einen Kollegen weiterzuleiten, bei dem er dann einen Kurs in Gruppenpsychotherapie begann. Ich hoffte, daß er vielleicht in der Beziehung zu anderen Gruppenmitgliedern ein Gefühl der emotionalen Nähe entwickeln würde und daß sich durch diese Beziehung seine Probleme und seine feindseligen Gefühle dämpfen ließen. Ich sah ihn weiterhin zweimal wöchentlich in der Individualtherapie.

In der Gruppe schien er während der ersten wöchentlichen Sitzungen zeitweilig zu halluzinieren. Nach zwei Monaten gelang es, ihn in die Gruppendiskussionen einzubeziehen; er verglich sich dann mit seinem gebildeten Bruder, wobei er sich selbst herabsetzte, und begann, seinen Kummer mitzuteilen, wenn seine Mutter ihn drängte und zwang, sich wie andere Jungen zu benehmen. Als er anfing, andere Mitglieder der Gruppe wahrzunehmen, gab er mehr acht auf sein Aussehen und begann zu überlegen, ob er nicht von zu Hause weggehen solle.

Als er sich Ende November 1961 seiner selbst als einer separaten Person zunehmend bewußt geworden war, schien sich sein Ärger und seine Wut auf die Mutter zu steigern. Gleichzeitig wuchs sein Empfinden, daß das Gefühl seiner selbst, das sich langsam bei ihm herausbildete, und seine Personhaftigkeit verschwanden, wenn er mit ihr zu Hause war; dort hatte er das Gefühl, sich in Nichts aufzulösen. Da die wütenden Auseinandersetzungen zwischen Joseph und seiner Mutter immer mehr zunahmen und Joseph die Angewohnheit hatte, mitten in der Nacht die Anwesenheit des Vaters zu phantasieren, wobei er ihn anschrie und verfluchte, rief mich die Mutter täglich an, um mir zu sagen, daß Joseph in die gleiche Anstalt gehöre wie sein Vater. In dieser Situation einer sich steigernden Spannung und Bitterkeit in der Familie Y begann ich mit der gemeinsamen Familientherapie. Denn in dem Gefühl zunehmender Hilflosigkeit, mit Joseph je fertig zu werden, fing ich an, den Sinn der Einzelarbeit mit ihm in Frage zu stellen.

Ich begann also Anfang Dezember 1961 gemeinsame Sitzungen mit Joseph und seiner Mutter abzuhalten. Meine damalige Arbeitshypothese lautete: Das Verhalten von Mutter und Sohn war bestimmt von intensiven Schuld- und Schamgefühlen, die jeder von ihnen selbst empfand – und wie ein ständig rückkoppelnder Stromkreis – auf den anderen projizierte. Diese Gefühle resultierten meiner Meinung nach aus einer Verdrängung der Hilflosigkeit und des Sich-verantwortlich-Fühlens für den fortdauernden Anstaltsaufenthalt des Ehemannes bzw. Vaters und seine Abwesenheit von zu Hause. Im Januar 1962 wurde Josephs jüngerer Bruder Donald eingeladen, an den Sitzungen teilzunehmen. Seine Teilnahme erwies sich als äußerst wertvoll, da er fähig war, eine emotional weniger aufgeladene Darstellung der Interaktionen zwischen seinem Bruder und seiner Mutter zu geben. Manchmal bestätigte er die Richtigkeit bestimmter Erfahrungen, die Joseph erwähnt hatte, und die seine Mutter leugnete. Diese weitere Realitätsperspektive, die Donald beisteuerte, befähigte Joseph zunehmend zu erkennen, daß das, was er für seine Phantasie gehalten hatte, tatsächlich geschehen war. Joseph fing an, sich als reale Person zu erfahren.

Wenn Donald nicht dabei war, weil er Prüfungen am College hatte, so war es auffallend zu beobachten, daß die Mutter und Joseph sich so verhielten, als ob einer den anderen ermorden oder sich selbst das Leben nehmen wollte. Wenn Donald nicht da war, so schien es, als ob die Mutter keine andere Beziehung hätte als die zu einem verrückten Sohn, der sie demnächst fertigmachen würde; während dieser Sitzungen waren die Schimpfkanonaden und Wutausbrüche am stärksten. Ich mußte einen Auktionator-Hammer benutzen, um eine gewisse Ordnung zwischen diesen beiden Menschen herzustellen, denen immer wieder gesagt werden mußte, wie sie Zeit und Raum aufzuteilen hätten – wie im Kindergarten. Ich fürchtete (und manchmal hatte ich tatsächlich dieses Gefühl), durch die heftigen Beschimpfungen und Wutausbrüche selbst von Sprachlosigkeit oder geistiger Umnachtung erfaßt zu werden und darin unterzugehen. Der Hammer war sehr wirksam, indem er Grenzen setzte und die auftauchenden Schreckensbilder verscheuchte. Wenn diese Kämpfe bis zum Ende einer Sitzung anhielten, machte ich den beiden klar, daß ich kein Polizist sei und es nicht meine Sache sei, ihr Verhalten zu kontrollieren. Ich nahm dann aus meinem Schreibtisch zwei Antragsformulare für eine provisorische Einweisung in eine Anstalt des Staates Massachusetts und gab zu verstehen, daß ich der Meinung sei, sie beide müßten in dieselbe Anstalt eingeliefert werden, in der Herr Y sich befand. Ich fügte hinzu, daß beide, sobald sie ihre Selbstkontrolle wiedererlangt hätten, einzeln oder gemeinsam in meine Praxis zurückkehren könnten, wo wir unsere Bemühungen, die gegenseitigen Verstrickungen aufzuheben, fortsetzen könnten. Es war erstaunlich zu beobachten, wie sie beide stiller wurden und sich beruhigten, sobald ich begann, die Formulare auszufüllen. Sie verließen dann die Praxis, ohne daß es je notwendig geworden wäre, sie tatsächlich in die Anstalt einzuliefern, und benahmen sich so, als ob nichts gewesen wäre.

Während eines Einzelgesprächs mit Frau Y im Spätfrühling 1962 teilte sie mir schließlich etwas ganz Geheimes mit, was ich nie geahnt hätte und was mich ziemlich überraschte. Obwohl sie in den vergangenen zwanzig Jahren, seit einem Selbstmordversuch nach Donalds Geburt, immer wieder Sozialarbeiter oder Psychotherapeuten aufgesucht hatte, hatte sie keinem von ihnen das Geheimnis erzählt: Sie war bereits vor ihrer Hochzeit schwanger geworden; das Ergebnis dieser Schwangerschaft war Joseph. Sie hatte achtmal versucht, ihn abzutreiben und, da der Erfolg ausblieb, schließlich seinen Vater geheiratet. Es dauerte etwa vier Monate, ehe ich sie dazu überreden konnte, ihren Söhnen davon zu erzählen. Obwohl sie vor allem von Joseph Vorwürfe und Anklagen befürchtete, blieben diese aus. Nichts deutete darauf hin, daß irgend jemand ihr die voreheliche Schwangerschaft vorwerfen würde; trotzdem war ihr Gefühl der Schuld und der Scham über die Jahre hinweg unvermindert geblieben. Nachdem sie die Umstände von Josephs Geburt preisgegeben hatte, wurde es völlig klar, warum sie sich gegen Josephs Besuche beim Vater in der Anstalt so widerstrebend gezeigt, ja manchmal geradezu beharrlich dagegen gestellt hatte: Sie hatte befürchtet, der Vater könnte die Katze aus dem Sack lassen. Es war auffallend, wie sich nach dieser Enthüllung durch Frau Y Josephs Selbstgefühl immer stärker ausprägte. Er teilte nun eine phantastische Vorstellung mit und berichtete, daß er in einer ganz eigenartigen Weise die Empfindung hatte, er selber hätte seine Mutter mit sich selbst schwanger gemacht. Auf diese Art spiegelte er die von ihm aufgenommenen nonverbalen Signale seiner Mutter wider, deren Groll und deren Vorwürfe gegen ihren Ehemann wegen der unerwünschten Schwangerschaft sich auf Joseph übertrugen. Er fügte hinzu, daß er das Gefühl gehabt habe, er selbst sei derjenige, der ihr Leben ruiniert hätte, indem sie durch ihn und mit ihm schwanger wurde. Seine Mutter hatte, ohne daß ihr das selbst bewußt gewesen wäre, ihre Schuldzuschreibung wegen der Schwangerschaft und Ehe von ihrem Mann auf Joseph verlagert. Jetzt erhielten die Dinge für mich und für sie einen Sinn. Dadurch wurde Joseph von seinen fehlgelenkten Scham- und Schuldgefühlen befreit, und allmählich verbesserte sich seine Fähigkeit, zu anderen in Beziehung zu treten.

Im Sommer 1963 merkte ich, daß ich unversehens das glaubte, was Frau Y und ihre Söhne mir erzählt hatten: daß der Vater nur noch menschlicher Abfall sei. Er war seit siebzehn Jahren in der geschlossenen Abteilung der staatlichen Anstalt gewesen. Ich entschloß mich nun, ihn in meiner Praxis zu empfangen. Mir war eindringlich klar geworden, daß ich ihn, genau wie Joseph, wie einen Toten behandelt hatte. Trotz des erheblichen Widerstands von Frau Y, die sich vor allem darüber schämte, daß sie einen Mann hatte, der in einer Anstalt lebte, handelte ich meinem Vorsatz entsprechend, und am 1. August 1963 kam Herr Y mit seinen beiden Söhnen und seiner Frau in meine Praxis.

Ich erinnere mich ganz deutlich, wie ich in meinem Behandlungszimmer saß und sie im Flur hörte. Ich hatte Angst, denn ich dachte, Herr Y könnte durchdrehen und versuchen, mich oder jemand aus seiner Familie zu verletzen. Ich hoffte jedoch, die beiden Jungen, die groß und kräftig waren, würden eingreifen, etwa wie Krankenwärter, sofern es notwendig werden sollte. Es war merkwürdig, den Mann kennenzulernen. Sein kahler Kopf und die Narben der Lobotomie fielen sofort auf. Vieles wies darauf hin, daß er sich genauso ängstlich und furchtsam fühlte wie ich. Es entwickelte sich dann eine überraschende und verwirrende Sitzung, die mit dazu beitrug, daß sich mein Berufsleben künftig veränderte.

Herr Y ging während dieser Sitzung recht detailliert auf seine Lebenserfahrungen ein, u. a. auf den Schock und die Bestürzung, die er empfunden hatte, als sein eigener Vater an einem Herzschlag starb. Damals war er, Herr Y, achtzehn Jahre alt gewesen. Auch sprach er von seinem anhaltenden Kummer darüber, daß er schon so viele Jahre in der Anstalt lebte, und er hoffte immer noch, nach Hause zu kommen. Er sprach deutlich, zeitweise mit Wiederholungen. Er zeigte Gefühle von solcher Tiefe, daß Frau Y ganz schockiert war, ihn soviel Vernünftiges sagen zu hören. Joseph deutete an, wie sehr er seinen Vater während all der Jahre vermißt hätte, was Herrn Y ganz verlegen machte. All das überraschte und schockierte mich insofern, als ich eine solche Art von Gespräch und emotionalem Ausdruck bei einem Mann, der seit vielen Jahren in der geschlossenen Abteilung gelebt hatte, niemals erwartet hätte.

Die Familie verließ die Sitzung in beglückt-verwirrtem Zustand. Am folgenden Tag fuhr ich in Urlaub, unsicher und deprimiert, weil ich das Gefühl hatte, ich hätte mich fahrlässig zu einer Meinung verleiten lassen, die im Lichte dessen, was sich tags zuvor in meiner Praxis abgespielt hatte, unhaltbar war. Diese Erfahrung hat mein weiteres Denken sehr stark beeinflußt. Sie ließ mich zu der Auffassung gelangen, daß meine Arbeit darin besteht, *selbst* festzustellen, wieweit die Wahrnehmungen meines jeweiligen Klienten mit dem, was ich selbst wahrnehmen kann bzw. selbst entdecken muß, übereinstimmen. In diesem Fall bedurfte es eindeutig der Anwesenheit von Herrn Y.

Mir wurde klar, daß Joseph das Gefühl der Eltern, stigmatisiert zu sein, ausagierte, das vor allem durch die intensiven Schuld- und Schamgefühle seiner Mutter wegen der ungewollten Schwangerschaft auf ihn übertragen worden war. Nach dem Urlaub hatte ich die Phantasie, daß dieser Mann zu Hause rehabilitiert werden und eine Arbeit in der Wohngemeinde finden könne. Diese Vorstellung war jedoch unbedacht und flüchtig, denn nachdem ich Herrn Y und seine Familie in sechs weiteren Sitzungen gesehen hatte, wurde deutlich, daß man diesem schwer belasteten Menschen, der so viele Jahre in einer psychiatrischen Anstalt zugebracht hatte, nicht mehr helfen konnte. Joseph besuchte ihn weiterhin, und es gelang ihm, eine stärker mitfühlende Beziehung zu ihm zu entwickeln. Herr Y starb in der Anstalt im Jahre 1970. Frau Y fühlt sich in einer neuen Wohnung, in der sie alleine lebt, jetzt sehr viel wohler. Joseph Y lebt allein; er arbeitet als stellvertretender Abteilungsleiter in einem Supermarkt. Er fühlt sich wohler und ausgeglichener als je zuvor, auch wenn er mit seiner Mutter zusammentrifft.

Indem die Familie das Risiko auf sich nahm, intime und geheimgehaltene Daten aufzudecken und darüber zu sprechen, machte sie die Erfahrung, daß diesen Geheimnissen dadurch ihre teuflische Kraft genommen wurde.

Josephs Befreiung ähnelt derjenigen Harrys in T. S. Eliots Drama »Der Familientag«:

»Sieh, ich weiß nicht warum,
Im Augenblick fühlt ich mich glücklich, als wär ich heimgekommen.
Es ist ganz unsinnig, doch jetzt
Fühl ich mich ganz glücklich, als läge Glück
Nicht darin, daß man bekommt, was man sich wünscht,
Oder loswird, was nicht loszuwerden ist,
Sondern in einer anderen Sicht . . .
. . . Jetzt sehe ich,
Ich könnte selbst für meine Mutter Zärtlichkeit fühlen,
Mehr Mitleid wenigstens – durch Verständnis.
Aber das würde ihr nicht recht sein. Ich sehe jetzt,
Ich bin verwundet in einem Krieg von Phantomen,
Nicht durch menschliche Wesen – sie haben nicht mehr Macht als ich.
Was ich für wirklich hielt, waren Schatten, und wirklich,
Was ich für private Gespenster hielt.« *Harry**

Meine Erfahrungen im Umgang mit der Familie Y haben mich gelehrt, mich möglichst naiv zu verhalten und nach Fakten zu suchen, ohne der Familienszene von vornherein den Stempel meiner Erwartungen aufzudrücken. Meine heutige Einstellung ist folgende: Solange sich die Familienmitglieder nicht offenkundig wohler fühlen und ihre wechselseitigen Beziehungen besser geworden sind, fehlt uns noch irgendeine wichtige Information, die die Familienszene verständlicher machen könnte. Mein Ziel ist, daß jedes Familienmitglied lernt, mit den Unsicherheiten des Lebens realistischer umzugehen, und fähig wird, ein Gefühl der Le-

* T. S. Eliot: »Der Familientag«. *Die Dramen.* Frankfurt/Main (Suhrkamp) 1966, S. 151–153.

bensfreude zu empfinden. Dies ist dann möglich, wenn es gelingt, das Unangenehme, das Tragische und den Schmerz voneinander zu unterscheiden, sie anzunehmen und mit jemandem zu teilen, – am besten mit einem Familienmitglied; dies kann die Familie mit dem Geist echter Liebe erfüllen.

Die Situation der Familie Y stellt ein extremes Beispiel familiärer Desorganisation und eines alle Mitglieder belastenden Leidens dar. An dieser Familie lernte ich, auch geringfügigere familiäre Probleme besser zu verstehen. Ich suchte nach neuen Verfahrensweisen, um Familien, die in Schwierigkeiten sind, rascher zu einem Verständnis ihrer selbst und zu einer Lösung ihrer Probleme zu verhelfen.

Kein Mensch wächst in einem Vakuum auf, sondern in irgendeiner familiären Umgebung. Jede Familie hat zwei generelle Beziehungsebenen: die Beziehung zwischen den Ehepartnern und die Beziehung zwischen Eltern und Kindern. Bislang hat man diese beiden Ebenen als getrennt und nur am Rande aufeinander bezogen betrachtet. Beide wirken jedoch in ihrer Art stark auf die Entwicklung der Kinder ein, zum Guten wie zum Schlechten.

Es liegt auf der Hand, daß das elterliche Verhalten, wie das Beispiel der Familie Y und vieler anderer Familien zeigt, in einem direkten Zusammenhang mit der Art der ehelichen Beziehung steht. Diese wiederum ist eng verknüpft mit der Art und Weise, in der die Ehegatten mit den Schwierigkeiten fertigwerden, die sich aus dem Aufeinandertreffen zweier verschiedener familiärer Lebensstile ergeben; jeder verweist auf das Elternhaus der einzelnen Ehepartner und erfährt seinen Ausdruck in ihrem ehelichen Verhalten. Die eheliche Beziehung ist das Medium, durch welches das spezifische Weltverständnis der Ehepartner an die Kinder vermittelt wird. Um zu verstehen, wie dieser neue Familienstil sich entwickelt, stellen wir die folgenden Fragen: Aus welchen Elementen besteht eine Ehe? Wie funktioniert eine Ehe? Wie passen zwei Menschen zusammen, und was bringt sie dazu, zusammenzubleiben?

Puzzle einer Ehe

»Doch, was ist denn, wissenschaftlich betrachtet, die wirkliche Welt? Muß die Wissenschaft auf das Ende der metaphysischen Debatte warten, ehe sie ihr eigenes Fachgebiet bestimmen kann? Ich meine, die Wissenschaft habe einen wesentlich einfacheren Ausgangspunkt. Ihre Aufgabe ist die Entdeckung der Beziehungen, die innerhalb jenes Flusses von Wahrnehmungen, Sinnesempfindungen und Emotionen existieren, die unsere Lebenserfahrung bilden. Das von Sehen, Hören, Schmecken, Riechen, Tasten und nicht ganz so deutlichen Empfindungen gebildete Panorama ist das einzige Tätigkeitsfeld. Solchermaßen ist Wissenschaft die gedankliche Organisation der Erfahrung. Der auffallendste Aspekt des Bereichs der tatsächlichen Erfahrung ist ihre Ungeordnetheit. Die konkrete Erfahrung ist für jeden ein fragmentarisches *Kontinuum*, das keine klar unterscheidenden Elemente enthält ...

... Ich hebe nochmals den radikal ungeordneten, schlecht angepaßten Charakter der Bereiche der wirklichen Erfahrung hervor, von denen die Wissenschaft ausgeht. Will man eine Philosophie der Wissenschaft begründen, so ist das Begreifen dieser grundlegenden Wahrheit der erste Schritt zur Weisheit.«

(*Alfred North Whitehead*, »The Aims of Education«)

Ein amerikanisches Märchen

Es war einmal ein Mädchen, das hieß Sally. Sally hatte eine Mama, die hieß Meg, und einen Papa, der hieß Pete. Meg und Pete liebten Sally sehr und wollten nur ihr Bestes. Sally sollte heranwachsen und glücklich werden und ihr Leben so sorgenfrei wie möglich verbringen; das bedeutete ihrer Meinung nach: heiraten und Kinder kriegen. Nun waren Meg und Pete intelligente und gutaussehende Menschen. Sie versuchten so gut sie konnten, Sally beizubringen, wie man lebt. Sally wußte, daß sie für sie sorgten, und sie war ihnen dankbar und glaubte alles, was man ihr sagte.

Immer, wenn Pete und Meg mit Sally über das Glück redeten, hörte Sally folgendes:

> Du kannst nur glücklich sein, wenn du verheiratet bist.
> Keiner wird dich heiraten, wenn du nicht gut bist.
> Du bist nicht gut, wenn du sexuell erfahren bist.
> Vor der Ehe ist Sex unangenehm und unschicklich. (Wie es nach der Heirat ist, sagten sie nicht.)
> Wenn ein Mann dich liebt, wird er dich heiraten und nie böse auf dich sein und immer lächeln.
> Und du wirst den Rest deines Lebens glücklich sein.
> Noch glücklicher wirst du sein, wenn du einige Kinder hast,
> die genauso sein werden, wie du sie haben willst.

Sally wollte wirklich geliebt werden, und sie meinte, der Rat ihrer Eltern sei sehr vernünftig. Jedesmal, wenn sie einen Mann kennenlernte, fragte sie sich, ob er *der Mann* wäre, den sie heiraten würde, und ob er sie wirklich liebe; doch sobald der Mann begann, sexuell intim zu werden, brach sie in Panik aus, denn das bedeutete ja, daß er sie nicht respektierte und sie nicht für ehewürdig hielt.

Eines Tages lernte Sally Joe kennen, einen netten jungen Mann. Joe, ein Hochschulabsolvent, stand am Anfang einer sicherlich erfolgversprechenden Karriere, und er liebte Kinder. Er mochte Sally auch. Sie verliebten sich.

Ebenso wie Sallys Eltern liebten Joes Eltern Joe sehr und wollten nur das Beste für ihn. Joe sollte heranwachsen und glücklich werden, und sein Leben sollte möglichst sorgenfrei, aber auch möglichst gewinnbringend verlaufen. Ihre Vorstellung davon, was das Beste sei, unterschied sich etwas von der Vorstellung, die Sallys Eltern hatten. Sie meinten, ihr Junge solle solange wie möglich frei bleiben und sich erst häuslich niederlassen, nachdem er alle Möglichkeiten der Welt ausgekostet habe. *Dann* wäre er bereit zu heiraten und Kinder zu haben. Was Joe da eingetrichtert wurde, war:

Bleibe frei solange wie möglich.
Du mußt nicht heiraten, um Sex genießen zu können.
Du hast nicht gelebt, ehe du keine sexuellen Erfahrungen gemacht hast.
Vor der Ehe ist Sex gut und aufregend. (Wie es nach der Heirat ist, sagten sie nicht.)
Eines Tages wirst du die perfekte Frau zum Heiraten finden.
Sie wird immer lächeln und nie böse auf dich sein.
Und du wirst den Rest deines Lebens glücklich sein.
Noch glücklicher wirst du sein, wenn du einige Kinder hast, die genauso sein werden, wie du sie haben willst.

Joe fühlte sich zu Sally hingezogen und dachte, daß er sie vielleicht eines Tages heiraten würde. Aber nicht zu früh. Er war innerlich noch nicht bereit dazu. Er war jedoch bereit, mit Sally sexuelle Beziehungen aufzunehmen. Das verpflichtete ihn zu nichts.

Sally dagegen dachte, daß es sehr wohl zu etwas verpflichtete. Sie war durchaus damit einverstanden, Joes Geliebte zu werden, denn sie vertraute ihm und dachte, er würde sie bestimmt heiraten. Doch Joe sprach nie vom Heiraten.

Sally fühlte sich betrogen. Manchmal sah Joe, wie sie weinte. Sie sagte ihm nie, warum sie weinte, aber irgendwie spürte er, daß er schuld daran war. Das ärgerte ihn. Eines Tages drohte er Sally: »Sag's mir, oder ... oder ich verlasse dich.«

Nun, dachte Sally, das ist die Gelegenheit.

»Ich dachte, wir würden heiraten.«

Ah, das ist es. »Tun wir auch.« Eines Tages.

Oh, Gott sei Dank, er hat gesagt, daß wir heiraten.

Dann gaben sie ihre Verlobung bekannt. Er mochte sie wirklich. Er wollte sie nicht verlieren. Sie wollte ihn nicht verlieren. Sie wußte, daß sie verheiratet sein mußte. Er wußte, sie war diejenige welche, und er war ein Gentleman. Der Zeitpunkt paßte ihm nicht ganz, aber sie würden das schon hinkriegen. Also heirateten sie.

Am Morgen nach der Trauung wachte Sally früh auf. Sie schaute auf ihre rechte Hand. Sie trug einen goldenen Ring. Einen Ehering. Ende der Reise. Und Sally und Joe waren glücklich bis an ihr Lebensende.

Die Geschichte, die Sie jetzt lesen werden, ist *kein* Märchen. Es ist ein Bericht über das tatsächliche Erlebnis des Ehepaars Cindy und Van Hoopes, das seine Ehe ähnlich wie Sally und Joe begann. Cindy und Van hatten wie Sally und Joe unterschiedliche Vorstellungen oder Phantasien davon, was eine Ehe sein sollte. (Phantasien, Vorstellungen und Tagträume gehören zur geistigen Existenz des Menschen. Jeder von uns steht vor der Aufgabe, die Existenz unserer eigenen Phantasien anzuerkennen. Es gibt zweierlei Arten von Phantasien: solche, deren wir uns bewußt sind, und solche, deren Vorhandensein sich an bestimmten Verhaltensweisen ablesen läßt.) Cindy und Van glaubten jedoch beide, die Ehe sei das Beste für sie, weil ihre ganze Umgebung das meinte. Viele von uns sind in diesem Dilemma gefangen.

Nach zehn Jahren Ehe gerieten Cindy und Van in eine ernste Ehekrise. Sie begannen, sich Fragen zu stellen, und obwohl jeder dem anderen und manchmal auch sich selber die Schuld gab, suchten sie doch nach Antworten. Sie machten sich mit gesunder Skepsis und einigen Vorbehalten gegenüber der Therapie an die Entschlüsselung ihres Verhaltens. Die Therapie erwies sich als eine Reise, auf der beide lernten, wie wenig sie wußten – von sich selbst, von ihrer Beziehung und von ihrer Naivität gegenüber dem wirklichen Leben. Dieses Buch möchte dem Leser möglichst genau den Prozeß der Problemlösung vermitteln, ein Prozeß, in den sie beide, der Therapeut und auch die Auseinandersetzung mit Mitgliedern der jeweiligen Herkunftsfamilien einbezogen waren.

Im Verlaufe der sieben Sitzungen, die im Zeitraum von drei Monaten stattfanden, entdeckten Cindy und Van gemeinsam die tieferen Ursachen ihrer Krise. Ihnen wurde während dieser elf Wochen allmählich klar, daß ihre Schwierigkeiten in dem Aufeinanderprallen zweier unterschiedlicher, vom jeweiligen Elternhaus übernommener Lebensstile wurzelten. Die sieben Sitzungen zielten vor allem darauf, jedem Ehepartner bewußt zu machen, wie jeder von ihnen sich selbst erlebte und wie sich jeder auf den anderen bezog. Video- und Tonbandaufnahmen vermittelten ihnen ein Bewußtsein von den lebensgeschichtlichen und familiengeschichtlichen Einflüssen, die sowohl das Selbstbild eines jeden als auch ihre Art, miteinander und mit den Kindern in Beziehung zu treten, prägten. Am Ende der siebten Sitzung wurde die »Therapie« im beiderseitigen Einverständnis beendet, da die Familie Hoopes ein Studienjahr im Ausland plante. Die Krise löste sich, die immer stärkere Wahrnehmung des eigenen Selbst und ein wachsendes Selbstwertgefühl fanden ihren Ausdruck in einer zunehmenden ehelichen Harmonie.

Wir trafen am Ende der siebten Sitzung keine Vereinbarungen über eine spätere Fortsetzung der Therapie. Wegen der schnellen und dramatischen Lösung, die Cindy und Van geglückt war, baten wir sie ein Jahr später, an einer Reihe von Nachfolgesitzungen teilzunehmen. Auszüge dieser Gespräche sind beigefügt.

Dieses Buch wurde geschrieben, um die Eheberatung zu entmystifizieren. In einem weiteren Sinn stellt es einen Versuch dar, das Eheverhältnis zu erhellen und zum größeren Verständnis der vielfältigen Faktoren beizutragen, die bestimmend sind für eheliches Glück wie für eheliche Spannungen.

Indem der Leser den exakten Wortlaut der Gespräche und die authentischen Reaktionen dieses jungen Ehepaares kennenlernt, erhält er die Möglichkeit, sich sowohl mit dem einen oder anderen Ehepartner als auch mit den jeweiligen Elternhäusern zu identifizieren. Auf diese Weise kann jeder beginnen, über sich selbst, seine Beziehung zum eigenen Ehepartner und die Beziehung zu seinem eigenen Elternhaus nachzudenken. Dies wiederum führt zu einem einfühlenden Verständnis sich selbst, dem Ehepartner und den Kindern gegenüber.

Der Fall der Familie Hoopes enthält einige der Hauptschwierigkeiten, mit denen wir alle im Lauf unseres Lebens zu tun haben. Einige der universell bedeutsamen Aspekte, die hier behandelt werden, sind: ein negatives Selbstbild, die Auswirkungen des Verlusts eines Elternteiles während der Adoleszenz, unbewußte Entfremdung vom Elternhaus und sexuelle Schwierigkeiten.

Es wird recht bald deutlich, daß die Menschen, wie es Harry Stack Sullivan formulierte, »ganz einfach viel menschlicher sind als alles andere sonst, und sich viel mehr ähnlich sind als unähnlich«. Sullivan, der ein bedeutender Psychiater war, betonte außerdem, wie wichtig die Integrität der eigenen inneren Erfahrung ist, das Bedürfnis nach einem Gefühl der persönlichen Sicherheit, danach, daß die eigene Person und auch die Existenz einer Vielfalt von Emotionen, wie Freude und Trauer, Schmerz und Vergnügen, das Bedürfnis, zu lieben und geliebt zu werden, Gültigkeit und Bestätigung finden.

Entwicklungsgeschichtlich finden diese menschlichen Bedürfnisse beim Kind zuerst durch den empathischen Dialog zwischen dem Kind und der Mutter Erfüllung. Dieser Dialog ist der Prototyp des Dialogs, der für eine erfolgreiche Eheführung bzw. für die wirksame Erziehung der eigenen Kinder notwendig ist. Wenn dieser empathische Dialog mißlingt oder erst gar nicht stattfindet, so führt dies in einer Ehe zu Konflikten und Spannungen.

Das Konzept, daß eine Ehe durch das Aufeinandertreffen zweier familiärer Subkulturen bestimmt wird, bietet für die meisten Spannungen und Konflikte in einer ehelichen Beziehung eine Erklärung. Diese »Subkulturen« bestehen aus den Verhaltensmustern, Erinnerungen, Gewohnheiten und Erwartungen, die jeder der beiden Ehepartner aus seinem Elternhaus mitbringt. Wir könnten diese verfestigten Grundmuster eine »voll verinnerlichte Kultur«, eine fundamentale Weise des »In-der-Welt-Seins« nennen. Innerhalb dieses ursprünglichen familiären Interaktionsfeldes und Wechselspiels entwickelt das Individuum diejenigen Lebenswerte, die sich dann zu der Vorstellung dessen verdichten, was man von einem zukünftigen Ehegatten erwartet. Diese sich oft in Tagträumen artikulierende Vorstellung führt natürlich zu einer Idealisierung des zukünftigen Gatten. In der kompromißlosen Auffassung, daß diese Vorstellung sich zu realisieren habe, und in der Schwierigkeit, die Ursprünge solcher Vorstellungen im eigenen Selbst wie im anderen zu verstehen, ist der Keim für künftige Unverträglichkeiten schon gelegt.
Unverträglichkeit bezieht sich hier auf alle Bereiche ehelicher Konflikte: auf die Berufswahl beider Partner, die Wahl des Wohnortes, die Art, wie man sich kleidet, wie man schläft, wann und in welcher Art man sexuell miteinander verkehrt, wie viele Kinder man will usw. Ein ehelicher Zwist liegt vor, wenn entweder einer der Partner oder beide das Gefühl haben, es gebe einen Konflikt. Ein Beispiel dafür ist eine Ehefrau, die ihre Hausfrauenrolle verlassen und ein Universitätsstudium abschließen möchte und sich einem Ehemann gegenübersieht, der nicht einsehen kann, warum solche Aktivitäten sie zu einer besseren Ehefrau oder auch nur zu einem glücklicheren Individuum machen sollten. Der Ehemann glaubt, sie hätte keine Probleme, wenn sie sich einfach mit ihrem Hausfrauendasein zufriedengeben würde. Sein Problem liegt in der Unfähigkeit, ihre von seinen eigenen abweichenden Bedürfnisse anzuerkennen. Daß er die Existenz eines Konflikts nicht zugibt, ist ein Problem für sich.

Im Verlauf der Sitzungen entwickelt sich bei Cindy und Van das Bewußtsein, daß die Erfahrungen, die jeder in seinem eigenen Elternhaus gemacht hat, sie innerhalb der eigenen Ehe zu einem Verhalten führten, das unwissentlich und unwillentlich vieles von dem reproduzierte, was sie in ihrer Ursprungsfamilie schon durchlebt hatten. In ihrer Beziehung wiederholte sich das Gefühl der Verstrickung, der jeder entronnen zu sein glaubte, als er sein Elternhaus verließ.

»Geh, sagte der Vogel, denn überall in den Blättern waren Kinder,
versteckt, aufgeregt, voller Lachen.
Geh, geh, geh, sagte der Vogel: die Menschenrasse
kann nicht so viel Wirklichkeit vertragen.«*

Es ist die Rolle des Familientherapeuten, jeden Ehepartner dazu zu ermutigen, mehr ein Experte in eigener Sache als ein Experte in Sachen des anderen Partners zu werden. Während der ersten sieben Sitzungen wurden Cindy und Van mit einer Anzahl innovativer Techniken konfrontiert, von denen jede sowohl ihr Wahrnehmungsvermögen wie auch den wechselseitigen Austausch von unerkannten Gefühlen und Vorstellungen anregen sollte. Diese Stimuli sollten ihnen helfen, den Unterschied zwischen der Art, wie sie sich selbst sahen, und der Art, wie sie von anderen wahrgenommen wurden, klarer zu sehen. Diesen Unterschied nennen wir eine »Glaubhaftigkeitslücke«. Das innere Bild eines jeden davon, wie er vom anderen gesehen würde, wurde durch die Schwarzweißdarstellung der eigenen Person auf dem Monitor der Videoanlage in Frage gestellt. Zwischen der Videoaufzeichnung des jeweiligen Ehepartners und dem Rückspielen vor dem Ehepaar liegt eine gewisse Zeitspanne. Das Rückspielen ermöglicht es jedem der beiden Ehepartner, das Geschehen aus einem gewissen Abstand zu betrachten und Aspekte seines Verhaltens zu erkennen, die ihm bisher entgingen.

Warum neigt jeder Partner dazu, seine Schwächen auf den anderen zu projizieren? Vorwürfe entstehen anscheinend immer dann, wenn das eigene Selbstbild des guten Willens gegenüber dem Partner von diesem nicht als solches wahrgenommen wird. Eine Videoaufzeichnung konfrontiert jeden mit seiner eigenen »Glaubhaftigkeitslücke«: zum Beispiel mit dem Kontrast zwischen seiner Vorstellung, sich zuvorkommend zu verhalten, und dem für ihn überraschenden Mangel an Zuvorkommenheit, wenn er sich auf dem Bildschirm sieht.

»Abgesehen von anderen Überlegungen stehen wir vor der großen Schwierigkeit, wenn nicht Unmöglichkeit, die Vergangenheit genau zu erfassen. Ich meine nicht nur längst vergangene Jahre, sondern den gestrigen Tag, diesen Morgen. Was geschah, von welcher Art war das, was geschah? Wenn man davon sprechen kann, wie schwierig es ist, genau festzustellen, was gestern tatsächlich geschah, so gilt das meiner Auffas-

* T. S. Eliot: »Burnt Norton«. *Four Quartets*, New York 1943, S. 14. Dt. »Vier Quartette«, Wien (N. Wydenbruck) 1948.

sung nach für die Gegenwart genauso. Was geschieht jetzt? Wir werden es erst morgen oder nach sechs Monaten wissen; und auch dann werden wir es nicht wissen, wir werden es vergessen haben, oder unsere Phantasie wird dem Heute ganz falsche Eigenschaften zugeschrieben haben. Ein Augenblick wird fortgesaugt und verzerrt, oft genug schon in der Sekunde seines Entstehens.«*

Jeder von uns hat »Glaubhaftigkeitslücken« in der einen oder anderen Art. Die Eskalation bei ehelichen Spannungen und Konflikten entsteht zum großen Teil dadurch, daß sich im allgemeinen keiner seiner Glaubhaftigkeitslücke bewußt ist. Zu dieser Lücke gehört auch die Ungenauigkeit des eigenen Erinnerungsvermögens, vor allem bezüglich der Transaktionen zwischen einem selbst und dem Ehepartner. Dies führt oft dazu, daß sich immer wieder derselbe Konflikt abspielt, da keiner sich daran erinnern kann, wie und durch wen eine Entscheidung getroffen wurde. Und dies wiederum führt oft zu einem Streit darüber, wer die genauere Erinnerung besitzt.

Um zu vermeiden, daß im Rahmen der Eheberatung ein solcher Konflikt entsteht, wird das Gespräch komplett auf Tonband aufgenommen. Die Ehepartner werden angewiesen, das Band mit nach Hause zu nehmen und es sich einzeln oder gemeinsam anzuhören, um allmählich zu erkennen, wie und wann der eine den anderen unwissentlich provoziert, und inwiefern das eheliche Miteinander den Ehen ihrer Eltern ähnelt. Das Tonband-Rückspiel wird also zu einem Spiegel des Geschehenen. Es erlaubt dem Ehepaar, über den Augenblick hinauszugelangen und zu erkennen, wie jeder sein Teil zu der Kollision der unterschiedlichen Willensstrebungen beiträgt. Das Ziel der Zusammenarbeit zwischen einem Ehepaar und dem Eheberater ist u. a., daß jedem der beiden Partner die vielfältigen Formen seiner eigenen »Glaubhaftigkeitslücke« bewußt werden. Jeder von uns kann, auch unter den besten Bedingungen, nur schattenhaft ahnen, wie er vom anderen wahrgenommen wird. Während der Therapie mit Cindy und Van wurde extensiver Gebrauch von Tonband- und Videoaufzeichnungen gemacht, sowohl von solchen, die während ihrer eigenen Therapie gemacht wurden, als auch von Bändern anderer Klienten, die für sie zurückgespielt wurden. Die typische Reaktion auf diese Aufzeichnungen ist Überraschung, manchmal auch geradezu ein Schock darüber, sich selbst auf so unerwartete Weise zu hören oder zu sehen. Die Verwendung der Video- bzw. Tonbänder ermöglichte es Cindy und Van, ihre jeweiligen Kommunikationsstile zu erkennen. Da-

---

* Harold Pinter: »Writing for the Theatre«. *Evergreen Review,* 8 (1964), S. 81.

mit ist auch die spezifische Art eines jeden, zuzuhören, gemeint wie auch die nonverbalen Botschaften, die man dem anderen aktiv, aber unwissentlich übermittelt. Schließlich kann auf diese Weise jeder erfahren, wie seine Art, sich, das heißt sein beobachtbares Selbst, darzustellen, an den Eltern, den Geschwistern oder sogar den Großeltern ausgerichtet ist.

Die Entdeckung, daß man durch sein eigenes Verhalten immer in aktiver Kommunikation mit dem Partner steht, führt dazu, daß man dem anderen weniger Vorwürfe macht, denn nun ist man noch mit jemand anderem konfrontiert: mit sich selbst.

Ein weiterer Bestandteil der neuen Technik, die in den Sitzungen mit den Hoopes' angewandt wurde – neben den Videobandaufzeichnungen, die ihr Verhalten beim Zuhören wie auch beim Sprechen zeigten –, war der Einsatz von Tonbandaufnahmen aus Sitzungen mit anderen Familien, die einer solchen Nutzung der Bänder unter Wahrung ihrer persönlichen Anonymität zugestimmt hatten. Diese Bänder halten emotional geladene Erfahrungen fest, die grundlegend und bedeutsam für das Leben eines jeden einzelnen sind: Kummer, Einsamkeit, Ärger und Enttäuschung. Allzuoft neigen wir dazu, diese Gefühle zu vernachlässigen. Cindy und Van waren da keine Ausnahme. Die benutzten Bänder sollten vor allem die emotionalen Zustände aktivieren, die sie vor sich selbst versteckt hielten. Sie wurden dazu ermutigt, einander diese Gefühle und damit verbundene Erinnerungen mitzuteilen. Außerdem werden den Ehepartnern, teils einzeln, teils gemeinsam, sexuell stimulierende Filme vorgeführt. Die Reaktionen des einzelnen Partners auf die im Film dargestellten Sexualstimuli geben dem Eheberater und dem Ehepaar selbst Gelegenheit herauszufinden, welcher Partner welche Probleme hat, und eine Klärung der jeweiligen Einstellungen und Wünsche im Hinblick auf Sex zu erreichen. Auch dieses Aufdröseln von Gefühlen und Verhaltensweisen ist Teil der Entschlüsselungsarbeit. Ein Hauptproblem der Ehe liegt in der Schwierigkeit, sich in den anderen hineinzudenken: der Mann in die Frau, mit den Erfahrungen und Erinnerungen einer Frau, und umgekehrt. Daraus resultiert die Unfähigkeit, das zu hören, was im Kopf und im Herzen des anderen vor sich geht. Ein wichtiger Aspekt der gemeinsamen Arbeit ist deshalb, jedem Partner beizubringen, nicht nur auf sein eigenes inneres Selbst zu hören, sondern sich auch auf die Frustrationen, Wünsche und Hoffnungen des anderen einzustellen.

»Versetz' mich in Erstaunen.«*

* Neal Oxenhandler: »Diaghilev«. *Scandal and Parade: The Theater of Jean Cocteau.* New Brunswick, N. J. (Rutgers University Press) 1957, S. 47.

Es gibt einen Mythos, dem jeder von uns verfallen ist. Er entwickelt sich im allgemeinen in der Zeit der Adoleszenz, vor allem dann, wenn wir meinen, unsere Eltern würden nicht richtig auf uns eingehen, was anscheinend recht oft passiert.

In diesem Mythos drückt sich unser Selbstbetrug aus: der Glaube nämlich, daß wir später, sobald wir groß wären und heiraten würden, dem gleichgeschlechtlichen Elternteil auf keinen Fall ähneln würden. Außerdem würde jeder Fehler unserer Eltern in der nächsten Generation wiedergutgemacht. Unsere eigene Ehe würde dort makellos sein, wo die elterliche Ehe Risse gezeigt hatte; die Erziehung unserer eigenen Kinder würde in jeder Hinsicht perfekt sein, gerade weil unsere eigene Erziehung eben nicht perfekt war. Unsere Kinder würden keinen Kummer kennen. Alles würde gut sein.

Gelegentlich dämmert es uns vielleicht, daß wir unbewußt ein Verhaltensmuster reproduzieren, das auf dem Verhalten unserer Eltern in ihrer Ehe basiert. Dieses aufdämmernde Bewußtsein bringt ein schmerzliches Gefühl der Verlegenheit und des Staunens mit sich: »Wie ist das möglich? Ich wollte es doch nicht so. Ich wollte es anders.«

Wenn ein Individuum erkennt, daß seine Träume, anders zu sein, sich nicht erfüllt haben, führt diese Erkenntnis meistens zu starkem Schmerz und dem Gefühl des Verletztseins. Es wird uns bewußt, daß wir unsere Handlungen, entgegen unseren tiefsten Wünschen, nicht kontrollieren können. Im allgemeinen können wir diese Erkenntnis jedoch zeitweilig vergessen und uns anderen Dingen zuwenden.

Wir alle sind uns unserer selbst weniger bewußt und weniger fähig, unser Leben zu kontrollieren, als wir glauben. Paradoxerweise ist die Bewußtheit dieses Dilemmas der erste Schritt zu seiner Lösung.

»So regen wir die Ruder, stemmen uns gegen den Strom – und
treiben doch stetig zurück, dem Vergangenen zu.«*

Forschung und Praxis passen im allgemeinen schlecht zusammen. So wird man zum Beispiel anhand der folgenden Daten feststellen können, daß wir viele der berührten Punkte detaillierter hätten verfolgen können; dadurch hätte der Leser ein größeres und vollständigeres Verständnis für die Kräfte gewonnen, die das Leben der Familie Hoopes bestimmten. Einiges haben wir intuitiv und aufgrund früherer Erfahrung verkürzt dargestellt, wobei der Therapeut hauptsächlich davon ausging, daß das Bedürfnis des Ehepaars nach Informationen über sich selbst bezüglich

---

* F. Scott Fitzgerald: *Der große Gatsby*. Berlin (Blanvalet) 1974, S. 269.

seiner momentanen Probleme von höchster Wichtigkeit war. Das Bedürfnis, darüber hinaus noch mehr Daten und verfeinerte Theorien zu bringen, schien von sekundärer Bedeutung. Wenn ein neuer Fall unter einem anderen Blickwinkel betrachtet wird, fällt auch wieder ein neues Licht auf das Puzzlespiel Ehe.

Ein Selbstmordversuch und eine Liebesaffäre
Erste Sitzung, 21. September 1972

»Aber bevor ich einen Patienten wie Sie behandele,
Muß ich noch sehr viel mehr über ihn wissen,
Als der Patient selbst mir meistens sagen kann.
Und dann kommt es oft vor, daß meine Patienten
Nur Teile in einer Gesamtsituation sind,
Die ich erforschen muß. Der einzelne Patient,
Der nur für sich krank ist, ist fast eine Ausnahme.«

*Reilly**

Erster Kontakt

Am Donnerstag, dem 7. September 1972, rief mich Van Hoopes in meiner Praxis an, um einen Termin für sich und seine Frau zu verabreden. Er erzählte in einer Art, die keine große Dringlichkeit erkennen ließ, daß sie einige Eheprobleme hätten. Ich beschrieb mein therapeutisches Vorgehen als familienorientiert und erklärte ihm, daß ich eine Familienkarte benötigte, eine von ihm und eine von seiner Frau. In dieser Karte sollten jeweils die Namen der Eltern, ihre Geburts- und evtl. Sterbedaten, die Namen und Geburts- bzw. Sterbetage der Geschwister eines jeden Elternteiles, die eigenen Geburtsdaten und die Namen und Geburtstage ihrer Kinder eingetragen werden. Außerdem bat ich, auf diesen Karten – sofern bekannt – frühere Krankheiten und Behandlungen der Familienmitglieder wie auch von ihm und seiner Frau zu vermerken. Er meinte, viele von diesen Daten ließen sich nur schwer auftreiben; ich sagte ihm, die Karten sollten so gut wie möglich ausgefüllt werden.
Ich erwähnte, daß ich mich mit ihrer »Glaubhaftigkeitslücke« befassen würde, d. h. mit dem Unterschied zwischen dem Selbstbild eines jeden und dem beobachtbaren Selbst. Zu diesem Zweck sei die Benutzung von Videoaufzeichnungen sinnvoll. (Es handelt sich dabei um ein praxiseigenes Fernsehsystem, das sog. »closed-circuit TV« = kurzgeschlossenes Fernsehverfahren. Anm. d. Übers.) Ich erklärte ihm auch, daß es das Ziel meiner Arbeit sei, jedem Ehepartner dazu zu verhelfen, Experte in eigener Sache zu werden; deshalb würden die Sitzungen außerdem von

* T. S. Eliot: »Die Cocktail-Party«. *Die Dramen.* Frankfurt/M. (Suhrkamp) 1966, S. 253.

zwei Tonbandgeräten aufgenommen. Ein Band würde ihr Eigentum und könne zu Hause abgespielt werden, das andere sei mein Sitzungsprotokoll und gehöre zu meinen Unterlagen. Ich sagte, die Erinnerung an das, was sich während der Sitzungen ereignet habe, sei meist unpräzise, es wäre deshalb wünschenswert, daß sie die Tonbänder aufheben und sie sich zu Hause anhören würden, da das, was sich in der Sitzung abgespielt hatte, dort genau aufgezeichnet sei. Außerdem hätte beim Abspielen der Tonbänder zu Hause jeder Gelegenheit festzustellen, wie er sich in den Ohren des anderen anhörte, wie jeder sich durch den anderen provozieren ließ und umgekehrt diesen provozierte.
Ich teilte Herrn Hoopes mit, daß die Kosten pro Stunde 60 Dollar betrügen und daß eine Gebühr von 20 Dollar für die Videoaufzeichnungen zu zahlen sei. Sofern Aufzeichnungen von Sitzungsausschnitten erhalten bleiben sollten, entstünde noch eine Zusatzgebühr, die sich nach den Kosten des Bandes berechnete.
Er antwortete etwas von oben herab, daß er an diesem Vorgehen interessiert sei, daß es ihm teuer erscheine, und wann ich für ihn und seine Frau Zeit hätte. Wir verabredeten uns für den 21. September 1972.

Die Rollenverteilung

Van: Blond, schlank, 1,78 m, peinlich korrekt angezogen, sieht zehn Jahre jünger aus, als er wirklich ist. Er wirkt auffallend blasiert und gleichgültig. Sein Gesicht ist im allgemeinen unbeweglich. Er scheint auf seine deutliche, fast abgehackte Sprechweise stolz zu sein, eine Sprechweise, die dazu bestimmt zu sein scheint, jede Gefühlsregung, die er haben könnte, zu kontrollieren. Seine Handbewegungen sind ebenfalls kontrolliert und glatt, etwas mechanisch, fast wie bei einer Marionette. Wenn er Cindy anschaut, scheint er oft durch das, was sie sagt, verwirrt zu sein, so als ob es ihn überrasche, daß sie überhaupt sprechen kann. Noch überraschender und verwirrender scheint es für ihn zu sein, sich mit seiner Frau in dieser Praxis wiederzufinden. Er kann es nicht ganz fassen, daß ihm das widerfährt. Er und Cindy sind beide sichtlich müde.
Cindy: Etwa 1,65 m, ordentlich gekleidet, gut gebaut, dunkelhäutig, mit dunklem Haar und hohen Backenknochen, die ihre indianische Herkunft andeuten. Sie erscheint zurückhaltend. Am Anfang der Sitzung ist ihr Gesicht angestrengt und verzerrt, es erscheint länglich, müde, doch gegen Ende verändert es sich auffallend, wird runder, voller und gewinnt an Farbe. Heute ist sie physisch erschöpft und spricht meist in einem Flüsterton. Besonders redselig ist sie, wenn sie von Van spricht; dann stei-

gert sie sich in Beschimpfungen hinein. Sie wirkt, als ob sie den letzten Rest an Hoffnung, die sie für sich und ihre Ehe gehabt hatte, auch noch aufgeben wolle. Als Van gegen Ende der Sitzung Interesse an einer weiteren Sitzung äußert, ist sie pessimistisch, obwohl er es ist, der die Initiative ergriffen hat.
Cindy und Van sind das, was man ein attraktives Paar nennen würde, wenn man sie auf einer Cocktailparty sähe.

Familienkarte
Van Hoopes

Familie mütterlicherseits
Mutter: Matilda Evans, 1918
Geschwister: George Evans, 1925

Familie väterlicherseits
Vater: Van Hoopes, 1902
Geschwister: eine Schwester

Van Hoopes, 3. 9. 1940
Geschwister: Dorothy Marshall, 15. 8. 1941

Kinder:
Cathy (adoptiert), 28. 7. 1966
Mary Lee, 7. 4. 1967
Brian, 24. 5. 1970

Krankengeschichte
Vater: 1955 Klinikaufenthalt wegen depressiver Störungen
Van: Psychotherapie, 2 Jahre, 1965–1967.

Familienkarte
Cindy Hoopes

Familie mütterlicherseits
Mutter: Linda Clark King, 6. 9. 1922
Geschwister: Karen Lindler, 1918
Frank Clark, 1914
Morgan Clark, 1928
Nancy Clark, 1908
(zwei weitere Geschwister starben)

Familie väterlicherseits
Vater: H. Frank King, 2. 3. 1918
Geschwister: Harold J. King, 1914
Bonnie Lee King, 1916
Bernice Cranston, 1917
Mabel Ivers, 1931
Andrew King, 1935, gest. 1937
(ein weiteres Geschwister starb)

Cindy Hoopes, 15. 11. 1941
Geschwister: Dalton Jonathan King, 4. 9. 1944
Michael Robert King, 9. 3. 1948
Malcolm James King, 5. 6. 1949

Kinder:
Cathy (adoptiert), 28. 7. 1966
Mary Lee, 7. 4. 1967
Brian, 24. 5. 1970

Krankengeschichte

1954 Depressive Spannungszustände; wöchentliche Besuche beim Hausarzt
1959 Verlust der Stimme. Diagnose: Psychische Streßreaktion
1960 Schwere Kopfschmerzen; Brustkorbschmerzen
1962 Dickdarmkatarrh; Krankenhausaufenthalt (normale Klinik)
1964 Fehlgeburt im 3. Monat
1965 Eileiterschwangerschaft
1966 Psychotherapie, 8 Monate; Depressionen
1971 Kurz-Therapie

Van und Cindy treten ein, Cindy überreicht Dr. Paul die Familienkarten und eine leere Tonbandkassette.

Dr (schaut sich die vorbereiteten Karten an): Ihr Vorname ist Cindy?
Cindy: M-hm. Cindy Clark.
Dr: Ist das eine Abkürzung?
Cindy: Nein, ich heiße so.
Dr: Aha. Sie sind wo geboren?
Cindy: In Monongah, South Dakota.
Dr: Wie schreibt man das?
Cindy: M-o-n-o-n-g-a-h.
Dr: Und was für eine Ausbildung haben Sie?
Cindy: Ich habe einen Hochschulabschluß.
Dr: Wo haben Sie den gemacht?
Cindy: An der South Dakota University, in Vermillion, in South Dakota.
Dr: Und Ihr ... Ihr Geburtsdatum ist der 15. November 1941.

> Auf diese Weise suche ich nach identifizierenden Daten, ich versuche, ihre Herkunft, ihre Bildung usw. unmittelbar gedanklich zu erfassen. Ich versuche, ein Gefühl dafür zu bekommen, wer sie ist. Ist Cindy ihr richtiger Name? Hat man von Anfang an versucht, sie zu infantilisieren?

Van (hat sie beobachtet): Geht's dir gut?

> Ich frage mich, warum ihr Mann um sie besorgt ist. Seine Frage kommt sofort, nachdem ich ihr Geburtsdatum erwähnt habe. In-

direkt drückt sich darin wohl der Wunsch aus, meine Aufmerksamkeit zu erhalten, denn es ist seine erste Äußerung.

Cindy: Nein, ich glaube, ich werde ohnmächtig.

Sie sagt dies auf eine sehr ängstliche, fast panikartige Weise.

Dr: Weswegen?
Cindy: Ich . . . lebe, so schnell ich kann.
Dr: Wollen Sie ein Glas Wasser?
Cindy: Nein, ich glaube, es geht schon wieder.
Van: Warum legst du dich nicht hin?
Cindy: Nein. Ich . . . ich glaube, ich bin in Ordnung.
Dr: Okay.
(Pause)
Dr (zum Ehemann gewendet): Und Ihr Name ist Van?
Van: Jawohl.
Dr: Haben Sie einen zweiten Vornamen?
Van: Nein.
Dr: Und Sie sind wo geboren?
Van: In Mobile, Alabama.
Dr: Und welche Ausbildung, und wo, haben Sie gemacht?
Van: Den Ph. D. [Doktor der Philosophie], an der Rhode Island University.
Dr: In welchem Fachgebiet?
Van: Sozialarbeit.
Dr: Und was ist Ihrer Meinung nach das Problem, das Sie beide im Augenblick haben?
Van: Wenn ich den Leuten diese Frage stelle, halten sie inne und überlegen. Wenn Sie mich das so fragen, muß ich auch einen Augenblick innehalten.

Der Ehemann versetzt sich in die Position des Therapeuten. Das läßt vermuten, daß er sich stark dagegen wehren wird, sich mit sich selbst und seiner Verantwortlichkeit für ihre Probleme, welche es auch sein mögen, zu befassen.

Cindy: Ich muß nicht innehalten, ich weiß es. Wir beide verbluten. Wir können einander nicht helfen.

Der Gegensatz zwischen diesen beiden Menschen wird durch diese Antwort sehr deutlich. Sie drückt sich lebhaft aus. Sie fürchtet den Tod ihrer Ehe.

Dr: Wobei?

Cindy: Mein Mann ist in eine andere Frau verliebt, und er leidet, weil er sie will, und ich bin in meinen Mann verliebt, und ich leide, denn ich will ihn.

(Das Problem ist ganz klar; es kommt häufig vor.)

Dr: Mhm. Kennen Sie die andere Frau?

Ich will eine echte Information von ihr.

Cindy: Ja, sehr gut. Jennifer Clauson.

Sie kennt ihren Namen, also kehre ich zum Ehemann zurück, um Einzelheiten über sie zu erfragen.

Dr: Ist sie verheiratet, oder ...?
Van: Nein, sie ist ledig.
Dr: Und wie alt ist dieses Mädchen?
Van: Dreiundzwanzig.
Dr: Und wie lange kennen Sie sie?

Ich fange an, mich zu fragen, was diese Affäre ausgelöst hat und welche Schmerzvermeidungsstrategie dabei eine Rolle spielt. Liebesaffären haben meiner Erfahrung nach ihren Ursprung in unbewußten sexuellen oder geschlechtsspezifischen Konflikten bei einem der beiden Ehepartner. Eine unbewußte, starke Potenzangst des Ehemannes kann seine Frau zum Beispiel dazu verleiten, eine Affäre einzugehen.

Van: Seit drei Jahren.
Dr: Drei Jahre. Und wie lange haben Sie mit ihr etwas gehabt?
Cindy: Drei Jahre.

Es ist bemerkenswert, daß Cindy für Van antwortet, während die Frage an ihn gestellt wurde. Es ist offenkundig, daß sie wegen der Beziehung ihres Mannes zu dieser anderen Frau sehr neidisch und bekümmert ist. Ich beginne mich zu fragen, ob Cindy Vans Verhalten nicht gefördert hat.
Von starkem Einfluß könnte auch der frühe Tod eines Elternteils bei Vans Vorfahren sein. Ist beispielsweise die Mutter eines Mannes gestorben, als dieser drei Jahre alt war, so ist anzunehmen, daß er, ohne sich dessen bewußt zu sein, eifersüchtig wird auf seinen eigenen Sohn, weil dieser über das dritte Lebensjahr hinaus eine Mutter hat. Dies ist eine Form transgenerativen Neides.

Van: Oooh, mhm ... Die Sache war diesen Sommer ziemlich heftig.

Van deutet hier eine Abneigung an, die Tatsache in Betracht zu ziehen, daß die Affäre schon seit drei Jahren läuft. In seiner Vorstellung ist daraus erst in diesem Sommer eine intensive Beziehung geworden.

Dr: Das heißt was? Sie wohnten nicht mehr zu Hause? Sie wohnten mit ihr zusammen, oder was?
Van: O nein, nein. Intensiv waren die Diskussionen über unsere mögliche zukünftige Beziehung ... sexuelle Beziehung ... Das wollte ich sagen.
Dr: Also, wo sind Sie jetzt? Sie wohnen zu Hause, oder ...?
Van: Ja. Ich habe es an sich nie vorgehabt, fortzugehen, das Haus zu verlassen oder so.

Ich interessiere mich für diesen Punkt, um die Realität dieser außerehelichen Beziehung herauszufinden. Schließt sie die Möglichkeit mit ein, daß Van sich von seiner Frau scheiden läßt? Wohnt er nicht mehr zu Hause? Oder versucht er, viel subtiler, durch die sexuelle Beziehung zu dieser anderen Frau seine Frau zu provozieren, daß sie die Initiative übernimmt und ihn aus dem Hause schickt? Dies führt uns zu der Frage nach der Passivität in diesem Fall eines Mannes, dessen Verhalten als Stimulans betrachtet werden kann, um seine Frau zu einer wie auch immer gearteten Entscheidung zu provozieren.
Ich spüre, daß er nur sehr oberflächlich an der Sitzung teilnimmt und beschließe deshalb, zu diesem Zeitpunkt seine ausweichende Beschreibung seiner Beziehung zu Jennifer nicht weiter in Frage zu stellen, denn ich merke, daß ich Van leicht verlieren könnte. Ich habe die Erfahrung gemacht, daß die Männer im allgemeinen zögernder, in Konfrontationen zerbrechlicher und im Erkennen und Artikulieren ihrer Gefühle häufiger blockiert sind als Frauen. Sie bedürfen einer besonderen Art empathischer Unterstützung.

Dr: Was ging eigentlich in Ihrem Kopf vor, als Sie mit diesen beiden Szenarien jonglierten?
Van: Nun, die meiste Zeit, glaub ich, während des Sommers, da war es, als ob ich zwei Leben führte, und dann, mhm ... die letzte Woche im August? ... wir, wir fuhren eine Woche zum Cape runter.
Dr: Wer ist wir?

Ich insistiere mit gebotener Vorsicht auf der Realität der Situation ebenso wie auf der Schilderung seiner Gefühle. Es scheint, daß er mehr Interesse daran hatte, etwas zu verfolgen, als verfolgt zu werden, wie wir seinen trotzigen Reaktionen auf Cindys Verlangen nach ihm entnehmen können. Sie will ihn, aber er ist desinteressiert. Sein Hinweis, daß er das Gefühl hatte, zwei Leben zu führen, ist interessant. Das brachte mich auf die Frage, wessen zwei Leben er lebte. Es kommt sehr oft vor, daß ein Mann, der verheiratet ist und eine Geliebte besucht, das Gefühl hat, zwei voneinander völlig verschiedene Personen zu sein.

Van: Die Familie. Cindy und ich und die drei Kinder. Und es war, mhm, während dieser Zeit, daß, mhm, die Sache aufkam, die Karten wurden sozusagen aufgedeckt. Also, mhm, da war der Zeitpunkt gekommen, glaube ich, die Dinge hatten den Punkt erreicht, wo man darüber reden, diskutieren, ihnen ins Auge blicken mußte.

Es ist offensichtlich, daß Cindy eine kritische Zuspitzung im August stark forciert hatte. Es ist unklar und wurde auch nie richtig aufgeklärt, wie diese Konfrontation zustande kam. Eine weitere Prüfung der Realsituation soll mir darüber Aufschluß geben, was an der Konfrontation, die sich im August 1972 ergab, wirklich so bedeutsam war, da das heimliche Verhältnis ja bereits seit drei Jahren bestand.

Dr: Warum denn? Ich meine, die Sache lief doch schon seit drei Jahren.
Van: Na ja, die Beziehung zwischen Jennifer und mir hatte mit einer ... sie war eher eine Freundschaft, mhm ...

Jetzt kommen weitere Informationen.

Dr: Wie haben Sie sie kennengelernt?
Van: Nun, sie war meine Studentin.
Dr: Wo?
Van: An der Rhode Island University, wo ich unterrichte.
Dr: Okay.
Van: Sie war meine Forschungsassistentin und arbeitete an einer Doktorarbeit.
Dr: Sie unterrichten dort was?
Van: Gemeinwesenarbeit. Und ja, ich könnte, ich weiß nicht, ob Sie die Geschichte hören wollen.
Dr: Nur kurz.

Meine Frage zielt darauf, die Gründe zu erfahren, weswegen Van sich zu Jennifer hingezogen fühlt.

Van: Ja. Nun, mhm, wohl hauptsächlich durch die Beschäftigung mit der Doktorarbeit; sie machte einen Teil der Berechnungen, einen erheblichen Teil der Schreibarbeit und solche Sachen, und deshalb, glaub ich, erwähnte ich das ziemlich früh: Ich wollte, daß Cindy Jennifer kennenlernte, weil ich fand, sie sei eine interessante Person, irgendwie einzigartig auf ihre Art ...

Es wird klar, daß Van, der sie in ihrer angeblichen Reife außerordentlich idealisiert, recht naiv ist. Andererseits fand er in ihr eine Frau, der er etwas beibringen und die für ihn arbeiten konnte und die ihn wahrscheinlich recht bald als idealisierte Vaterfigur betrachten würde.

Dr: Wieso? Was war so einzigartig an ihr?
Van: Oh, sie machte manchmal so, ich glaub, mein Eindruck war, daß sie bald wie neunzehn, bald wie dreißig war, oder so, oder zumindest war es ihre Art, mit den Dingen umzugehen, mhm ...

Ich versuche angestrengt, herauszubekommen, wie er selbst seine Bemerkung einschätzt, daß Jennifer bald wie neunzehn, bald wie dreißig sei. Ich bin außerdem neugierig zu erfahren, warum er wollte, daß seine Frau Jennifer kennenlernte ... Was ist so einzigartig an ihr? Vor allem frage ich mich, welche Art von Beziehung er zwischen den beiden Frauen zu fördern suchte.

Dr: Sie alterte schnell, oder ...?
Van: Nun, sie besaß eine Reife, die über ihr reales Alter hinausging. Die Art, wie sie sich Menschen gegenüber verhielt, die Art, wie sie mit den Dingen umging, das war einzigartig, glaub ich, jedenfalls in meinen Augen. Mhm, das hat bei Cindy eine ziemliche Verstimmung ausgelöst – sie fühlte sich sehr bedroht durch das, was ich erzählte.

Seine Naivität drückt sich auch in seiner fehlenden Einsicht aus, daß seine Frau sich durch seine Idealisierung Jennifers bedroht fühlen muß. Diese Eifersuchtsreaktion ist in meinen Augen durchaus normal. Es stellt sich also die Frage: Warum versuchte Van, seine Frau auf die attraktiven Seiten von Jennifer eifersüchtig zu machen?

Dr: Ja?
Van: Es war wohl die Art, wie ich es sagte, was sie als bedrohlich empfand. Es hing damit zusammen ... ich finde, Jennifer ist eine sehr attraktive Person, und ich weiß nicht genau, was das bedeutet, und, mhm, wo's lang geht, oder wie unser Verhältnis sein kann oder wie es nicht sein kann ... Ich weiß nicht, ob ich das so richtig gesagt habe, aber es ist schon in etwa so.

Es ist interessant, wie sich seine Gleichgültigkeit darin zeigt, daß er sich zur Bestätigung an Cindy wendet und sagt: »Ich weiß nicht, ob ich das so richtig gesagt habe, aber es ist schon in etwa so.« Daran wird deutlich, daß sie diese Situation zuvor schon viele Male durchexerziert haben und er inzwischen in die Rolle des naiven Jungen hineingeschlüpft ist, der sich dafür bei seiner Frau noch eine Bestätigung sucht.

Dr: Das fing etwas früher an?

Van: Ja, nun, das war, du liebe Zeit, vor mindestens etwa zwei Jahren, glaube ich. Ich kann mich nicht genau erinnern.

Es ist auch interessant, daß er sich über die zeitlichen Abläufe nicht im klaren ist.

Cindy: Vor drei Jahren.

Hier stellt sich die Frage, ob Cindy diejenige ist, die sich an die markanten Zeitpunkte in dieser Affäre erinnert und sozusagen die Datenbank für die Ereignisse ist, die ihre Ehe belasten.

Van: Ja, zu dem Zeitpunkt sagte Cindy: »Schau mal . . .«

Van scheint hinsichtlich des zeitlichen Beginns dieser Affäre oder Verwicklung mit Cindy übereinzustimmen und beginnt, sich auf ihre Aussagen zu beziehen.

Dr: Das war die Zeit, in der Cindy mit Brian schwanger war?

Ich unterbreche, schaue mir die Familienkarte an und bemerke, daß der Beginn der Affäre offensichtlich mit Cindys Schwangerschaft zusammenfiel. Die Fragen, die sich mir zu diesem Zeitpunkt stellen, sind u. a.: Wer wollte das Kind? Wie kam der Entschluß, ein Kind zu haben, zustande? Auf welchem Niveau spielte sich die sexuelle Befriedigung während der Schwangerschaft ab?

Cindy: Ja.

Van: Ja, das war die Zeit, als sie schwanger war.

Cindy: Und außerdem arbeitete er an seiner Doktorarbeit und war sieben Tage in der Woche von zu Hause weg.

Ich frage mich: Warum war es notwendig für ihn, von zu Hause weg zu sein, wenn sie schwanger war? Hatte er eine Aversion dagegen, daß sie schwanger war?

Dr: Worüber handelte Ihre Doktorarbeit?

Ich befasse mich näher mit dem, was für ihn wichtig ist und orientiere mich dabei an den vorangegangenen Bemerkungen seiner Frau über seine Doktorarbeit. Ich versuche, mein Interesse für sein berufliches Engagement zu zeigen.

Van: Oh! Ich weiß nicht einmal, ob ich mich noch an den Titel erinnern kann. »Grundzüge der Sublimierung elterlicher Normen in der Latenzzeit und ihr Verhältnis zur Ichentwicklung in der Adoleszenz.« Im wesentlichen die Überprüfung einer psychoanalytischen Hypothese über die Entwicklung in der Adoleszenz.

Er spricht ziemlich energisch von seiner Doktorarbeit, obwohl er sich zu diesem Zeitpunkt angeblich kaum noch an den Titel erinnern kann.

Das Thema der Doktorarbeit läßt vermuten, daß Van in seine Doktorarbeit vielleicht seine Besorgnis über seine eigene Fixierung auf die Adoleszenz hineinprojiziert hatte.

Dr: Fanden Sie irgend etwas Interessantes heraus?

Van: Ja, mhm.

Dr: Außer Jennifer?

Van (lacht): Einige der Ergebnisse bestätigten wohl die bereits vorhandenen Hypothesen ... ja, im wesentlichen das, was geschieht, wenn die Leute sich fortentwickeln oder glauben, sich von den Normen fortentwickelt zu haben, an die sich ihre Eltern gehalten haben. Die Art, wie sich Schuld ausdrückt, die Überichkontrolle hat sich verändert; wir maßen die abhängige Variable und wandten hauptsächlich Persönlichkeitstests an. Es war eine Art von ex-post-facto-Projekt. Mhm, nun, es ist schwer, das nochmals zusammenzukriegen, ich hab es eigentlich seit langer Zeit überhaupt nicht mehr angeschaut.

Er reagiert auf meine Bemerkung mit Humor und deutet an, daß er außer Jennifer vielleicht tatsächlich nichts anderes Interessantes entdeckt hatte. Van verrät damit, daß er ziemlich stark zur Intellektualisierung neigt, was meinen früheren Eindruck verstärkt, daß er Worte benutzt, um sich vor den wirklichen Problemen seines Lebens zu verstecken. Interessant ist außerdem, daß er seine Doktorarbeit hauptsächlich gemacht hatte, um den Dr. phil. zu erlangen, deutete er doch an, daß er sie seit geraumer Zeit nicht mehr angesehen habe. Den Rest der Sitzung über versuche ich, etwas Reales über seine jetzige berufliche Tätigkeit zu erfahren; nachdem er vorher zu erkennen gegeben hatte, daß er sich mit dem Therapeuten identifizierte, ist zu vermuten, daß dieses Tätigkeitsfeld von ziemlicher Bedeutung für ihn ist. Ich frage mich zu diesem Zeitpunkt, ob er sich beruflich vielleicht auch deshalb mit Ehe- und Familienproblemen auseinandersetzt, um eine gewisse Kontrolle über andere Menschen zu erlangen. Im Grunde bin ich neugierig, wie er sich seinen Klienten gegenüber verhält.

Dr: Und Sie tun heute was, Eheberatung?
Van: Ja. Mhm, der meiste Kram ist Ehe- und Familienarbeit. Ich mache auch etwas Beratung und außerdem Supervision bei einigen Leuten.
Dr: Das machen Sie an der Rhode Island University?
Van: Nein. Die Beratung läuft bei der Familien-Beratungsstelle in Hampden, die Supervision am Gemeinwesen-College in Millerville. Daneben unterhalte ich eine private Praxis und unterrichte an der Rhode Island University.
Dr: Mhm, Sie beide kamen vor dieser Sache wahrscheinlich nicht besonders gut miteinander aus, nehme ich an.

> Meine Annahme gründet sich auf die Erfahrung, daß solche Affären ihre Wurzeln meist in Unstimmigkeiten haben, die längst da waren, bevor die Affäre anfing, jedoch nicht als solche erkannt wurden.

Cindy: Ich dachte, wir wären ... ich dachte, wir hätten eine perfekte Ehe.
Van: Ja, das ist das Rätselhafte.
Dr (Zweifel in der Stimme): Die perfekte Ehe?
Cindy: Ja, das dachte ich.
Van: Ich weiß nicht, was das ist, aber ...

> Es ist bemerkenswert, wie unterschiedlich die beiden ihre Ehe wahrnehmen. Van ist sich über ihre Beziehung nicht so ganz im klaren und zeigt sich ziemlich unfähig, darüber nachzudenken. Sein häufiger Gebrauch der Worte »ich glaube« zeigt, wie abhängig er davon ist, daß die Entscheidungen für ihn die Familie trifft, so, als ob er der Kind-Ehemann wäre.

Cindy: Ich war nicht glücklich, aber wir waren wie ein perfektes amerikanisches Ehepaar.

> Ihre Bemerkung läßt vermuten, daß die beiden glauben, es sei der Anschein von Perfektion, der zähle. Von außen gesehen sah alles bestens aus. In gewissem Sinne ist dies vielleicht charakteristisch für das perfekte amerikanische Ehepaar wie für das perfekte amerikanische Auto: Außen Hochglanz und innen von zweifelhafter Güte.

Van: Unsere Beziehung klappte schon, glaub ich ... ich bin nicht sicher, ich versuchte viel darüber nachzudenken. Ich glaube, unsere Beziehung klappte wegen, mhm, der Tatsache, daß ich in etwa der Typ von Mann bin, der, mhm, irgendwie davon abhängig ist, daß Cindy die Entscheidungen trifft und zusieht, daß alles läuft, ich passe mich da irgendwie an. Solange es mit unserer Beziehung klappte, da war es, mhm, ich ließ sie einiges machen, was ich wahrscheinlich ▶▶▶* selbst hätte machen oder entscheiden sollen, aber wir hatten so eine Art von Gleichgewicht, und das klappte. Es gab keine Krisen in unserer Beziehung, es gab nur äußerliche Krisen. Wegen der Schwangerschaften und wegen der Eileiterschwangerschaft usw.

Er gibt noch einmal zu erkennen, daß ihm seine Passivität zum Teil bewußt ist, die seinem Bedürfnis entgegenkommt, sie die mehr dominante und expressive Rolle übernehmen zu lassen, und zugleich das Gefühl zu haben, daß die Dinge ganz gut liefen. Es ist interessant festzustellen, daß die Belastungen der Ehe, eine Schwangerschaft zum Beispiel, von ihm so gesehen werden, als ob sie sich nicht auf die Beziehung selbst, sondern auf Ereignisse außerhalb der Beziehung bezögen. Im allgemeinen betrachtet man Schwangerschaften durchaus als einen Bestandteil einer Ehe und nicht als externe Krisen. Offensichtlich wurde die Krise deshalb als ein externes Ereignis betrachtet, weil Cindy es war, die schwanger wurde. (Diese Distanzierung von den Schwangerschaften der Ehefrau ist bei werdenden Vätern oft zu beobachten.) Eine Schwangerschaft ist Ausdruck der ehelichen Beziehung. Gleichzeitig hat sie eine Auswirkung auf diese Beziehung.

Dr: Aber irgend etwas klappte nicht, das ist klar.
Van: Ja, ich glaub . . .
Dr: Wollten Sie Kinder haben?

Die Erfahrung zeigt, daß ein Baby für jede Ehe – auch wenn sich die Ehepartner in dem Wunsch, ein Kind zu haben, einig sind – eine Belastung ist. Die Zweierbeziehung zwischen Mann und Frau verwandelt sich in eine Dreierbeziehung; zu zweit geht's gut, drei sind zuviel.

Van: Wollte ich? Damit haben wir uns ein paar Jahre herumgeschlagen, mhm . . . ich war dagegen. Es war sieben Jahre, nachdem wir heirateten, glaube ich, und wir . . . auf Cindys Drängen hin, mhm, ja . . . vielleicht ist es wahr, immer, aber Cindy brachte die Angelegenheit eben zur Sprache und meinte: »Schau her, was sollen wir machen?« Ich hatte meine Doktorarbeit noch nicht fertig. Ich sagte ungefähr: »Laß uns ein biß-

---

* ▶▶▶ bedeutet den Anfang und ◀◀◀ bedeutet das Ende von Gesprächsteilen, die auf Videoband aufgezeichnet wurden.

chen länger warten«, abgesehen davon, daß, mhm, Cindy Schwierigkeiten hatte, schwanger zu werden, also einigten wir uns auf die Adoption. Das war wieder eine andere Entscheidung. Also betrieben wir die Adoption.

> Van zeigt, daß sein Widerstreben, Kinder zu haben, schließlich durch Cindys Wunsch überwunden wurde. Mir drängt sich die Frage auf, wie er sich auf die bevorstehende Vaterschaft einstellte. Dies stünde wohl im Zusammenhang mit der Art väterlichen Verhaltens, das er selbst erlebt hatte. Ich beginne zu überlegen, ob es nicht sinnvoll wäre, Van später mit seiner Beziehung zu seinem Vater zu konfrontieren. Seine Doktorarbeit hatte wohl die Funktion, ihn in gewisser Weise davon abzuhalten, sich konkret mit der Tatsache zu befassen, daß er ein Kind haben würde.
>
> Jetzt fange ich an, mich zu fragen, welche Gefühle Van Frauen gegenüber empfindet. Er hat zu verstehen gegeben, daß die Frau die stärkere, mächtigere Figur sei. Mich interessiert deshalb das Grundmuster der Beziehung zwischen seinem Vater und seiner Mutter. Das ist ein zentraler Punkt, denn Van identifiziert sich letztlich mit einem Mann, mit seinem Vater. Wenn er seinen Vater in der Beziehung zu seiner Mutter als passiv wahrgenommen hat, so wird er sich wahrscheinlich auch in seiner eigenen Ehe als der passive Teil betrachten. Seine Affäre könnte ein Mittel sein, sich dem wachsenden Gefühl seiner eigenen Passivität, seiner Besorgnis über seine fortdauernde Jungenhaftigkeit oder seine potentiell femininen Züge zu entziehen.

Dr: Woher wissen Sie, daß es die Schwierigkeiten Ihrer Frau waren?

> Ich spüre, daß Van die Verantwortung für eine Reihe von Fragen, auch für Entscheidungen, von sich schiebt. Ich frage mich, ob er nicht auch seine eigene Verantwortlichkeit für Cindys Schwierigkeit, schwanger zu werden, nicht auch wieder auf irgendeine Art von sich weist. Sehr oft wird die Diskussion um die Empfängnis als Kampfarena benutzt, um zu sehen, wer das Kind wirklich will und wer nicht. In vielen Fällen ist Unfruchtbarkeit ein Ausdruck ehelicher und sexueller Unstimmigkeiten, was sich an der Zahl von Schwangerschaften ablesen läßt, die zustande kommen, nachdem ein Kind adoptiert wurde, wie es auch bei Cindy und Van der Fall war. Es könnte sein, daß die Angst davor, Mutter oder Vater zu werden, zu den ehelichen Unstimmigkeiten beiträgt.

Van: Mhm, Tests.

Dr: Wo?

Van: Nun, in Vermillion, in South Dakota, und dann ein Gynäkologe in Providence.
Dr: Ja. Cindy, wie sehen Sie diese ganze Angelegenheit? Das, was zwischen Ihnen beiden vorgegangen ist?

> Ich versuche Cindy dazu zu bringen, die Art ihrer Beziehung zu beschreiben, wie sie vor der Affäre gewesen war.

Cindy: Mhm, ich hatte das Gefühl, daß mein Mann ein Doppelleben führte, und ich habe ihm seine andere Welt gelassen, denn ich dachte, jene Welt brauche er, um beruflich mitzukommen, und als er mir keine emotionale Zuwendung mehr gab, da wurde ich argwöhnisch gegenüber seiner ganzen beruflichen ...

> Sie macht sehr deutlich, daß sie diejenige war, die über das Tun und Lassen ihres Mannes in der Welt draußen zu befinden hatte. Ihr kontrollierendes Verhalten wurde im Grunde durch seinen Wunsch verstärkt, sich von ihr in seinem beruflichen Fortkommen stützen zu lassen. Wir haben bei solchen Ehen keine Anhaltspunkte dafür, welche Verschiebungen seit der Heirat stattgefunden haben. Seit wann war sie diejenige, die die Entscheidungen zu treffen hatte? Wieweit geht das auf das Konto von Vans Passivität?

Dr: Wie zeigt er Ihnen diese emotionale Zuwendung?
Cindy: Wie er dies zeigte?
Dr: Ja.
Cindy: Nun, durch den Geschlechtsverkehr, und dadurch, daß er bei mir sein wollte, und dann plötzlich kein Verkehr mehr, und wenn wir's machten, kam er nicht mehr zum Orgasmus, und dann gab es keinen ... jedes Mal, wenn er zu Hause war, geriet er schon beim geringsten Anlaß in Rage; den Kindern gegenüber war er furchtbar gereizt, und ich hatte einfach immer den Eindruck, wenn er zu Hause war, daß er im Grunde gar nicht da sein wollte. Er war so angespannt, und, mhm, ich war sowieso nur am Wochenende in seiner Nähe, und das war einfach zu anstrengend für ihn.◀◀◀

> Cindy ist mit Van ein Tauscharrangement eingegangen: Er sollte ihr, im Austausch gegen ihre Erlaubnis, seinen beruflichen Aktivitäten in der Außenwelt nachzugehen, emotionale Zuwendung geben. Cindy erlebte den Geschlechtsverkehr und etwas angenehme Geselligkeit als emotionale Zuwendung. Sie deutet an, daß Van einige Potenzprobleme hat. Gibt es hier einen Zusammenhang mit einem Todesfall? Unbewältigte Trauer kann nach mei-

ner Erfahrung Veränderungen im sexuellen Verhalten, einschließlich Impotenz, vorzeitige Ejakulation und Abstinenz zur Folge haben. Dies könnte auch eine Erklärung für sein Bedürfnis nach einer Affäre sein, denn seine Unfähigkeit, einen Orgasmus zu erreichen, würde seine Zweifel an seiner Männlichkeit verstärken und eine Affäre mit einer anderen Frau notwendig machen. Indem Cindy seine Reizbarkeit gegenüber den Kindern und seinen Potenzmangel im gleichen Atemzug nennt, wird deutlich, wie sehr seine Schwierigkeiten beim Geschlechtsverkehr mit ihr ihm zu schaffen machten.

(Es klopft an der Tür.)
Dr: Einen Augenblick. Ich glaube, der Techniker ist eben gekommen ...
(Er verläßt das Zimmer.)
Cindy: Wenn du so dasitzt und uns reden hörst, kannst du glauben, daß wir das sind?
Van: Ah, nein, es ist ein komisches Gefühl, wirklich. Ich habe das alles so oft gehört.
Cindy: O Gott, Van ... war es das wirklich wert?
Van: Ich bin heute morgen wirklich müde. Und du?

Es hatte in der Nacht eine Krise gegeben, während der Cindy ein Gefühl gehabt hatte, als sei sie gestorben. (Siehe dazu die folgenden Seiten.)

Cindy: Ich fühle mich so krank und so erstarrt. Ich weiß nicht, was zum Teufel gestern abend passiert ist, aber ...

Ihre Bemerkung, sie fühle sich krank und erstarrt, weist darauf hin, daß sie sich seelisch immer noch wie abgestorben fühlt.

Van: Nun, ich weiß es auch nicht.
Cindy: Ich dachte, ich sei gestorben. Ich dachte, ich, ich, ich bin heute nacht fast gestorben. Ich habe solche Angst vor dem Sterben. Ich bin heute so schwach, wenn ich daran denke, wie nah ich heute nacht dem Sterben war. War es ein Traum oder bin ich tatsächlich heute nacht fast gestorben?
Van: Ich weiß nicht, was mit dir noch geschehen wird.
Cindy: Ich wachte heute auf und dachte, ich wäre gestorben. Das einzige Mal in meinem ganzen Leben, wo ich mich so fühlte, war, als ich auf dem Operationstisch im Sterben lag, und heute nacht war es mir genauso zumute. *(Sie seufzt.)*

Sie bringt diese Krise mit der Zeit ihrer Eileiterschwangerschaft im Herbst 1965 in Verbindung, die sie offensichtlich ganz aus der

Fassung gebracht hatte. Einige ihrer Empfindungen vom Tod und vom Sterben sind in der vergangenen Nacht reaktiviert worden.

Van: Es ist die irrste Sache.
(Dr. Paul kehrt ins Zimmer zurück.)
Van: Wir sind heute beide erschöpft; es war eine sehr schwierige Nacht.

Van gibt als erster einen Hinweis auf die schwierige Nacht. Die Einzelheiten werden nach und nach deutlicher.

Dr: Was passierte heute nacht?
Cindy: ►►►Ich glaube, ich versuchte, mich umzubringen.
Dr: Wie?
Cindy: Und ich glaube, ich bin tatsächlich fast gestorben.

Cindy macht sehr deutlich, daß sie in der vergangenen Nacht von der Vorstellung zu sterben erfüllt war. Ihr ist noch unklar, ob sie versucht hat, Selbstmord zu begehen oder nicht.

Dr: Wie?
Cindy: Nun, ich erinnere mich nicht mehr.
Van: Du hast dich darüber nie klar ausgedrückt.
Cindy: Ich konnte mich nicht richtig erinnern. Ich weiß nur, daß ich so widerwillig gegessen habe wie eine Stopfgans, bis zwölf Uhr gestern mittag. Und ich wurde gegen fünf Uhr so nervös, weil ich zu einer Gruppe wollte, und ich nahm ein Librium.
Dr: Zu welcher Gruppe?
Cindy: Mhm, Kollegenfrauen. Und er hatte einen Klienten, und die Kinder, die Kinder schrien, und ich wußte, als ich gestern abend wegging, da würde er Jennifer entweder anrufen oder sie aufsuchen, und ich dachte: Ich muß weg, aber ich will eigentlich nicht weg, denn dann hat er wieder eine Gelegenheit, bei ihr zu sein, also nahm ich ein Librium, und ich habe ... ah ... starke Menstruationskrämpfe und -blutungen die letzten drei Tage gehabt. Ich habe eine Spirale, und ich reagiere wirklich schrecklich darauf. Und so überlegte ich hin und her, gegen sieben Uhr, ich hatte diese starken Krämpfe und Blutungen.

Ihre Angst, als sie sich die Ereignisse des vorangegangenen Tages wieder in Erinnerung ruft, bezieht sich insbesondere darauf, daß Van Gelegenheit hatte, Jennifer zu sehen und sich mit ihr zu unterhalten. Damit war auch die Möglichkeit einer sexuellen Begegnung verbunden.

Cindy reagiert körperlich sehr intensiv auf Frustration und Verzweiflung, zum Beispiel mit starken Menstruationskrämpfen und

-blutungen bzw. mit einer Unverträglichkeitsreaktion auf die Spirale.

Dr: Waren Sie schwanger?
Cindy: Nun, ich fühlte mich, als hätte ich eine Fehlgeburt. Jedenfalls nahm ich zwei Aspirin oder so etwas . . .
Van: War es das?
Cindy: . . . was ich mir in der Drogerie kaufte.
Dr: Ja.
Van: Du hast mir nicht gesagt, wieviel Alkohol du getrunken hattest.
Cindy: Und dann, als ich dahin . . . ich versuchte, den Abend bei der Modenschau durchzuhalten, und der Ansager sagte immer wieder, blaue Augen und blondes Haar sind dieses Jahr modern. Und dieses kleine Modell sah genauso aus wie Jennifer. Und ich schaute hinauf, und ich saß da, und ich begann zu zittern, und ich dachte: »Gerade jetzt ist er bei ihr, gerade jetzt ist er bei ihr«, und ich mußte sechs andere Frauen im Auto mitnehmen, und ich sagte immerfort zu mir selbst: »Wie kann ich diese sechs Frauen loswerden und nach Hause kommen? Ich will nach Hause. Ich werde ihn mit ihr erwischen.« Und ich ging ins Haus hinein, und er hatte die Lampen im oberen Stock angelassen, und ich gehe hoch, und ich sehe, daß das Telefon in seinem Sessel steht. Und ich sagte: »Du hast eben mit ihr gesprochen, nicht wahr?« Und ich schenkte mir ein Glas Whisky pur ein. Und das ist das letzte, woran ich mich erinnere. Ich dachte immerzu: »Das ist so schön, ich will einfach nie wieder aufwachen. Ich will . . .« Ich kann mich an das stechende Gefühl in den Armen erinnern, und das einzige Mal, als ich mich so fühlte, war, als ich auf dem Operationstisch lag und wußte, daß ich sterben würde.

Sie ist von den blauen Augen und dem blonden Haar ganz besessen, ein Zeichen ihrer Angst, Van an Jennifer zu verlieren. Sie glaubt nichts anderes dagegen unternehmen zu können, als das schmerzliche Bild von Van und Jennifer mittels Drogen und Alkohol auszulöschen. Es ist interessant, daß viele Selbstmordkandidaten in ihren körperlichen und emotionalen Reaktionen zu erkennen geben, daß sie eher darauf aus sind, die Schmerzen intensiver Verzweiflung zu beseitigen, als sich tatsächlich selbst zu töten. Es ist ein Stück Besessenheit in Cindys Bedürfnis, Van mit Jennifer zu erwischen. Die entscheidende Frage ist: Welche Elemente bestimmen ihre exzessive Beschäftigung mit der anderen Frau? Warum sollte eine attraktive Frau wie Cindy bei dem Gedanken, sie könnte ihren Mann an eine andere Frau verlieren, an ihrem eigenen Dasein so sehr verzweifeln? Heißt das, daß sie den einzigen Wert ihrer Existenz darin erblickt, Vans Frau zu sein? Was bedeutet es außerdem für das Empfinden ihrer Weiblichkeit, wenn sie Van verliert?

Dr: Sterben? Woran?
Cindy: Ich hatte eine Eileiterschwangerschaft, die ... und ich hatte einen Blutsturz von ...

Wir erfahren, daß für sie ein direkter Zusammenhang zwischen den Ereignissen der vergangenen Nacht und der Eileiterschwangerschaft besteht, die eine akute Notfallsituation darstellt, in der eine Frau ohne sofortige ärztliche Hilfe sterben kann.

Dr: In welchem Krankenhaus lagen Sie?
Van: Im Roger Williams Hospital.
Dr: In Providence?
Van: Ja.
Cindy: Das ist das letzte, woran ich mich erinnere; ich sagte gerade: »Oh, das ist so schön, ich will einfach sterben.«
Van: Ich hörte, wie du aus dem Haus gingst, und als ich dich fand, standest du mitten im Garten und hast gekotzt.
Cindy: Ich kann mich nicht daran erinnern ...

Nachdem sie das Bewußtsein verloren hatte, konnte Cindy sich an nichts mehr erinnern; das letzte, woran sie sich erinnerte, war der Satz: »Das ist so schön, ich will einfach sterben«. Dies war nach der Eileiterschwangerschaft vor sieben Jahren genauso gewesen wie gestern nacht.

Van: Ich hob dich auf und trug dich wieder hinein, und dann bin ich mit dir hin und her gegangen und habe Kaffee in dich hineingegossen und versucht, herauszufinden wieviel du getrunken hattest. Ich hätte nicht geglaubt, daß du in so kurzer Zeit soviel saufen könntest. Du hattest überhaupt keine motorische Kontrolle mehr. Du konntest nicht mehr aufstehen, du konntest dich überhaupt nicht mehr kontrollieren.

Ihr Verhalten, wie Van es beschreibt, ist ein Indiz für ihre völlige Verwirrung und ihr Gefühl, für sich selbst gestorben zu sein. Sie war zu jenem Zeitpunkt wohl völlig betrunken, ohne, wie Van sich ausdrückte, »jede motorische Kontrolle«.

Dr: Haben Sie früher schon einmal einen Selbstmordversuch unternommen? *(Ich frage geradeheraus.)*
Cindy: O nein, nein. Ich weiß, daß ich gestern abend nicht daran dachte, ich war eben nervös ...

Es ist interessant, daß sie nun, nach der Beschreibung von allem, was in der vergangenen Nacht passiert ist und allem Anschein nach auf einen unbewußten Selbstmordversuch hinweist, den offensichtlichen Tatbestand verleugnet und sagt, sie sei nur »nervös« gewesen.

Van: Das war meine Sorge, daß du etwas Dummes gemacht hättest...
Cindy: O Gott, nein, ich hätte nichts Dummes gemacht. Aber ich bin zu Tode darüber erschrocken, wie dicht daran ich mich heute nacht gefühlt habe. Am Sterben.

Nach einiger Überlegung leugnet Cindy eine bewußte Selbstmordabsicht, läßt jedoch gleichzeitig erkennen, sich in einem unkontrollierten Zustand befunden zu haben, in dem ihr das Leben entglitt.

Dr (an Van gerichtet): Hatten Sie sich gestern abend mit Jennifer unterhalten?
Van: Ja. Ich rief sie an. Nun, und ich sagte es Cindy, als sie nach Hause kam.

Van läßt keinen Zweifel daran, daß Cindy genügend Grund hatte zu glauben, ihre Ehe käme noch weiter ins Rutschen. Dies führte, zusammen mit ihren Menstruationsschwierigkeiten und den Sorgen mit der Spirale zu ihrem selbstmörderischen Verhalten. Ihr Verdacht war eben doch nicht bloß ein Hirngespinst. Dies wurde von Van offen bestätigt, als ob es das Natürlichste von der Welt wäre, daß er Cindy von seinem Gespräch mit Jennifer erzählte. Das läßt vermuten, daß die beiden im Hinblick auf Jennifer bis gestern nacht irgendeine Art von Gleichgewicht erreicht hatten, wobei Cindy es ihm erlaubte, einen gewissen Kontakt mit ihr zu haben. Vielleicht stiegen kurz vor dem Termin bei mir die Ängste in Cindy so hoch, daß sie versuchte, die Affäre zu stoppen. Und so entwickelte sich unmittelbar vor dem Termin bei mir eine Krise. Die Tatsache, daß sie in meine Praxis gekommen ist, legt die Vermutung nahe, daß sie doch noch ein bißchen Hoffnung hat, um dieser Therapie den Hauch einer Chance zu geben.

Dr: Ja. Cindy, wie kommen Sie mit Ihrer Mutter aus?

Gerade in diesem Augenblick, nachdem Cindy ihr Gefühl der Nutzlosigkeit und ihres Versagens als Frau beschrieben hat, beginne ich mich zu fragen, welches Vorbild sie für ihr Dasein als

Ehefrau, als erwachsene Frau und Mutter besaß. Deshalb stelle ich die Frage nach Cindys Mutter.
Außerdem versuche ich die Intensität ihrer gegenwärtigen Angst und Sorge um ihre Ehe zu mildern, indem ich eine persönliche historische Perspektive einblende. Dies ist der erste Schritt bei dem Versuch, jeden der beiden dazu zu bringen, sich mit den Einflüssen des jeweiligen Elternhauses in der gegenwärtigen Krise zu befassen.
Warum befasse ich mich mit Cindy und ihrer Mutter, statt mit Van und seinem Vater? Es erschiene logisch, sich auf Van zu konzentrieren, der seit drei Jahren in eine Affäre verstrickt ist. Ich beabsichtige aber, mich zunächst auf einige Hintergrundfiguren zu konzentrieren, die die gegenwärtige Affäre beeinflußt haben, und das hat etwas mit Cindy und ihrer Mutter zu tun. Ich will herausfinden, wie Cindys Frausein von ihrer Mutter gesehen wird.

Cindy: Ich war erst vor kurzem zu Hause, und ich dachte immer, ich käme wirklich gut mit ihr aus. Es ist eine Art von ... ich kann wirklich nicht mit Gefühlen umgehen, aber ich glaube, ich komme ganz gut mit ihr aus.

Es ist interessant zu sehen, wie leicht es Cindy fällt, von dem Gespräch über die Krise der letzten Nacht auf die Probleme mit ihrer Mutter umzuschalten. Es zeigt sich wieder, wie schon in der vergangenen Nacht, daß sie mit starken Gefühlen nicht umgehen kann.

Dr: Was meinen Sie damit, Sie könnten mit Gefühlen nicht umgehen?
Cindy: Ich kann ihr nicht sagen, an welchem Punkt ich angelangt bin, was meine Ansichten über Religion betrifft, und ich ...

Damit sagt sie, daß sie ihrer Mutter gegenüber auch ihre Gefühle wegen ihrer unterschiedlichen Auffassungen in religiösen Dingen nicht zum Ausdruck bringen könne.

Dr: Wie denken Sie darüber, und wie denkt Ihre Mutter darüber?
Cindy: Gott verdammt mich für das Leben, das ich führe. Irgendwie ...
Dr: Gott tut was?
Cindy: Er verdammt mich.
Dr: Sie? Für welches Leben?
Cindy: Dafür, daß mein Mann eine Affäre hat.
Dr: Von der sie Kenntnis hat?
Cindy: Ich konnte keine Kinder haben; das war Gottes Strafe. Gott weiß etwas über mich, was ich nicht weiß.

Aus alledem geht hervor, daß sie nicht fähig ist, sich gegenüber ihrer Mutter zu behaupten, und daß deren Urteil, sie sei in alle Ewigkeit verdammt, deshalb unangefochten bestehenbleibt. Damit ist die Vorstellung verbunden, daß Cindy vom Standpunkt ihrer Mutter aus gesehen einen grundsätzlichen Defekt aufweise, so, als sei sie ein Werkzeug des Teufels. Cindys frühere Unfähigkeit, schwanger zu werden, und Vans Affäre sind der Beweis für die Strafe Gottes. Und Cindys grundlegender Makel ist nur Gott bekannt. Sie gibt zu erkennen, daß sie selbst glaubt, ein sündhafter Mensch zu sein; wegen der Intensität der Verdammnis und ihrer tiefen Überzeugung davon kann sie nicht einmal ahnen, worin ihre Verfehlung bestand. Im Inneren wehrt sie sich gegen die Anklage und scheint sie dennoch akzeptiert zu haben. Sonst, so müßte man meinen, hätte sie Van viel früher wegen der Affäre zur Rede gestellt.

Van: Als wir am Cape waren, und die Sache zur Sprache kam, rief Cindy ihre Eltern an und erzählte ihnen davon.

Ich frage mich, weshalb Cindy ihre Eltern damals anrief und ihnen erzählte, was passiert war, wenn ihre Mutter sie doch als eine Verdammte betrachtet. Glaubte Cindy, daß ihre Eltern kommen und sie retten würden? Oder zeigte sie damit, daß sie bereit war, die Anklage in vollem Umfang zu akzeptieren?

Dr: Sie wohnen jetzt wo?
Cindy und Van: In South Dakota.
Van: Und daraufhin, nach einer Woche, ging sie nach Hause, um eine Woche bei ihnen zu bleiben. Sie sind sehr konservativ, und sie dachten einige Jahre lang, daß wir uns von der Kirche entfernt hätten, und deshalb ist alles, was passiert ...

Cindy empfindet immer noch das Bedürfnis, nach Hause zu gehen, obwohl sie weiß, daß die Eltern konservativ sind und die Meinung vertreten, ihr Verhalten sei verwerflich und unselig, seitdem sie sich von der Kirche entfernt hat.

Dr: War sie mit Ihnen schwanger, als sie heiratete?

Ich stelle diese Frage, die anscheinend wieder in keinem direkten Zusammenhang zu dem steht, was gerade gesprochen wird. Ich versuche, einen Teil des Drucks von ihr zu nehmen, weil ich weiß, daß sie heute nacht versucht hat, Selbstmord zu begehen; dies könnte man als die strengste Form der Verdammung, die Auslöschung des Selbst, betrachten. Ich fragte mich, weshalb Cindy so stark dafür verdammt werden sollte, daß sie keine Kinder bekam, und intuitiv kam ich auf den Gedanken, ob ihre Mutter nicht im Grunde ihre eigenen Schuldgefühle hinsichtlich ihres Schwangerseins mit Cindy auf die Tochter projizierte.

Cindy: Ob ich schwanger war?

Interessant ist, daß Cindys spontane Antwort auf meine Frage, die mir recht eindeutig erschien, die Frage war: »Ob ich schwanger war?« – ganz so, als sei sie in diesem Augenblick ihre eigene Mutter.

Van: Nein, war deine Mutter mit *dir* schwanger? Die Betonung liegt auf *dir*. Sie sagt nein, aber ...

Vans Antwort zeigt, daß er sofort verstanden hatte, daß die Frage an Cindy gerichtet war, wahrscheinlich weil nur sie genau über das Leben ihrer Mutter Bescheid wußte.

Cindy: Ich glaube, ja.

Cindy gibt eine klare Auskunft: Sie glaubt, daß ihre Mutter bereits vor der Ehe mit ihr schwanger war, da sie das erste von vier Kindern ist. Cindy wird lebhafter, als sie eine Begegnung mit ihrer Mutter im Jahre 1966 beschreibt. Sie und Van planten damals, ein Kind zu adoptieren; Cindy war damals fünfundzwanzig.

Dr: Deshalb sind Sie verdammt.
Cindy: Aber ich habe sie gefragt, und ich sagte ihr, als wir dabei waren, ein Kind zu adoptieren, da sagte ich: »Mutter, die Geburtsurkunde, als ich meine Geburtsurkunde bekam ...«
Dr: Ja?
Cindy: Ich sagte: »Mutter, du warst schwanger, nicht wahr?«
Dr: Ja.
Cindy: Und die Art, wie sie Hals über Kopf heimlich heirateten, war auch recht komisch, und sie schaute mich an, sie hätte mich beinah geohrfeigt, und sie sagte: »Wie kannst du es wagen, zu glauben, ich sei so eine?« Sie sagte: »Denk so etwas nie von mir!«, und ich sagte: »Ach, Mutter, ich wollte dir nur sagen, daß ich bei dir immer Liebe und Sicherheit empfunden habe, und hätte ich ...«

Die Tatsache, daß Cindy sich an ihre Frage erinnerte, ob ihre Mutter schon vor der Ehe mit ihr schwanger gewesen sei, scheint ein Versuch zu sein, zum Ausdruck zu bringen, daß sie es akzeptieren würde, wenn ihre Mutter sie schon vor der Ehe empfangen hätte.

Dr: Ja.
Cindy: Nun, auf jeden Fall . . . sie sagte: »Du darfst nie wieder so etwas von mir denken. Ich hätte nie eine solche . . .«

> Die Mutter hat ihre eigenen Schuldgefühle immer noch nicht überwunden; sie reagiert Cindy gegenüber aggressiv. Es sieht so aus, als ob Cindys liebevolle Antwort für die Mutter wegen ihrer anhaltenden Angst und Selbstverdammung unannehmbar gewesen sei. Man kann aus der Tatsache, daß Cindys Mutter ihre Tochter verdammt, schließen, das Cindy damit die Selbstverdammung ihrer Mutter teilen muß.

Dr: Hat Ihr Vater es Ihnen gesagt, oder konnten Sie überhaupt mit ihm darüber reden oder wie?

> Ich versuche herauszubekommen, was für einen Vater sie hat, ob sie mit ihm sprechen konnte. Es wird bald klar, daß er sie noch weniger akzeptiert als ihre Mutter. Ihre Mutter kann sie zumindest herausfordern oder sich mit ihr unterhalten, während ihr Vater nach wie vor überhaupt keinen Kontakt zu ihr hat. Cindy ist offensichtlich in einer Umgebung aufgewachsen, in der sie, obwohl sie Eltern hatte, emotional ein Waisenkind war. Es wird jetzt offenkundig, daß ihre Schwierigkeit, nicht »mit Gefühlen umgehen« zu können, ihr ganzes Leben durchzogen hat. Keiner in ihrem Elternhaus konnte ihr zeigen, gewisse quälende oder bedrückende Gefühle, die immer wieder entstehen, nicht nur bei Cindy, sondern bei allen Kindern, zu akzeptieren.

Cindy: Oh, um Gottes willen, nein!
Van: Ihr Vater ist nicht der Typ, mit dem man gut zurechtkommen kann.
Dr: Warum, welche Art von Mensch ist er?
Van: Mhm, seine Kollegen nennen ihn, liebevoll und manchmal ängstlich, . . .
Dr (unterbricht wegen eines Telefongesprächs): Es tut mir leid. Machen Sie weiter. *(An Cindy gerichtet):* Was ist Ihr Papa?
Van: Er ist im Ölgeschäft.
Cindy: Oh, er ist Präsident einer Ölgesellschaft.
Dr: Wo? In South Dakota?
Cindy: Ja.
Dr: Ah, der Typ des starken Mannes?
Van: Ja, ja, er ist der große Boß.
Cindy: Ja.

Van: Er ist körperlich groß und unheimlich stark, und er liebt die Macht über alles.
Cindy: Er ist Politiker und gibt sich als ...
Van: Er benutzt seine Ellenbogen.
Dr: Sie haben eine Heidenangst vor ihm?
Cindy: Ja.

Jetzt erhalten wir eine Vorstellung von Cindys Vater. Es ist interessant, daß Cindy sich auf seine beruflichen und gesellschaftlichen Tätigkeiten konzentriert. Van fügt eine Beschreibung seines interpersonalen Verhaltens hinzu und betont dabei besonders, daß er ein Machtmensch sei und seine Ellenbogen benutze. Hat Cindy Angst vor ihrem Vater, so wie ihre Mutter Angst vor ihm hat? Zwischen Cindy und ihrem Vater bestanden offenbar sehr wenig Kommunikationsmöglichkeiten, und wenn sie sich mit ihrer Mutter unterhielt, stand sie wahrscheinlich Einstellungen gegenüber, die zwar von ihrer Mutter zum Ausdruck gebracht wurden, aber diejenigen ihres Vaters widerspiegelten.

Dr: Ist es so, daß Sie nicht wissen, wie Sie mit Gefühlen umgehen sollen, oder haben Sie überhaupt keine Gefühle?
Cindy: Oh, ich habe schon Gefühle.
Dr: Ja.
Cindy: Aber ich konnte nie ... zu Hause, einmal sagte ich zu meiner Mutter, daß ich sie haßte, und ich wurde zwei Wochen lang dafür bestraft. Ich durfte zu Hause keine Gefühle haben, und Van läßt nicht zu, daß ich mich gehenlasse. Jedesmal, wenn ich mich gehenlassen möchte, sagt er *(sie schnippt mit den Fingern):* »Verdammt! Mein ganzes Leben lang habe ich mit Eltern zu tun gehabt, die sich gehenließen. Sei du stark. Laß du dich nicht gehen«, aber ... ich weiß gar nicht, wie man sich gehenläßt.◄◄◄

Als Cindy erzählt, daß sie das einzige Mal, als sie zu ihrer Mutter sagte, sie hasse sie, zwei Wochen lang dafür bestraft worden sei, wird mir klar, daß sie den Ausdruck von Kummer, Schmerz und Haß meint, wenn sie sagt, sie könne ihre Gefühle kaum irgendwo zeigen. Diese Gefühle sind weder für ihre Eltern noch für Van annehmbar. Das läßt vermuten, daß weder ihre Eltern noch Van solche Gefühle bei sich selbst ertragen können. Ich frage mich, ob das der Grund dafür gewesen sei, daß sie versucht hatte, sich zu töten: weil sie wußte, daß ihr Ärger über Van von ihm nicht akzeptiert werden würde. Vans früher gezeigte Milde scheint darauf hinzuweisen, daß der Versuch, ihren Ärger auszudrücken, ihn nur noch mehr auf Distanz gebracht und damit beide noch stärker frustriert hätte.

Es wird außerdem klar, daß »Sichgehenlassen« für Cindy bedeutet: anfangen zu weinen. Dadurch wird das Bild von jemandem hervorgerufen, der Schmerzen hat. Sie hat das Gefühl, daß der Versuch, ihren Schmerz auszudrücken, von Van erstickt wird (sowohl im Bett als auch sonst), der mit ihr umzugehen scheint wie ihre Eltern. Sie sollte stark sein und den Eindruck der Robustheit erwecken; sie sollte nach außen lächeln, gut aussehen und aufgeräumt sein, denn es gab niemanden in ihrem Lebenskreis, der die Gefühle ertragen konnte, die die Konfrontation mit dem eigenen Schmerz hervorrief. An dieser Stelle beginnt Cindy auch, eine Einsicht in Vans Psyche zu gewinnen. Offensichtlich hatte er das Empfinden, daß er es in seinem früheren Leben mit Menschen – seinen Eltern – zu tun gehabt hatte, die so viel klagten, weinten, jammerten oder Schuldgefühle hervorriefen, daß er damit nicht fertigwerden konnte. Deshalb wollte er mit jemandem verheiratet sein, der in dieser Hinsicht anders sein würde, jemand, der sich nicht »gehenlassen« würde.

Dr: Sie wissen nicht, wie Sie sich gehenlassen sollen? Innerlich lassen Sie sich ständig gehen.
Cindy: Ja. Wenn ich allein bin, weine ich, und das ist so schön.

Cindy kann ihren Schmerz nur dann herauslassen, wenn sie allein ist; das verstärkt jedoch ihr Gefühl der Einsamkeit in der Ehe.

Dr: Wie geht es eigentlich den Kindern in diesem Zoo?

Ich bin neugierig, wie sie die Auswirkung dieser ehelichen Unstimmigkeiten auf ihre Kinder beurteilen. Indem ich nach den Kindern frage, versuche ich, die transgenerative Perspektive ins Spiel zu bringen.

Van: Hmmmm.
Cindy: Nicht gut, aber Van kann's nicht sehen. Das heißt, man sieht schon einiges, so wie damals, als ich in South Dakota war, da malten sie einige Bilder, und in einem Bild, da hielten sich Mama und Papa an den Händen und spielten miteinander und waren vergnügt, und eins war ein Bild mit Löwen, da stritten sich Mama und Papa.

Interessant ist, daß die Bilder der Kinder Mama und Papa zuerst vergnügt und beim Spielen zeigten und später dann ein zerstrittenes Paar. Diese Bilder lassen vermuten, daß die Kinder eine Veränderung in der Beziehung zwischen Van und Cindy gespürt hatten. Es ist sehr wichtig, die transgenerative Perspektive zu beachten. In diesem Fall wird klar, daß Cindy, deren Eltern ihre Schmerzgefühle nicht akzeptieren konnten, ganz natürlich den Wunsch entwickelte, ihr Mann möge diesen Mangel ausgleichen. Ich frage mich deshalb, ob sie glaubte, sie erwarte zu viel von Van.

Van: Ich verstehe nicht, warum du sagtest, ich könne das nicht sehen.
Cindy: O, ich meine, daß ... du hast die Kinder nicht um dich herum, also weißt du nicht, wie sie so reagieren ... wir, die Kinder und ich, haben uns um Van gestritten, und wenn er hereinkommt, will ihn jeder für sich haben.
Dr: Glauben Sie, Sie erwarten vielleicht zu viel von Van?
Cindy: M-hm. Jetzt schon.
Dr: Ich meine, vorher.
Cindy: Ja, schon.
Dr: Ich sage Ihnen, was ich jetzt machen möchte. Was ich mache, ist, ich spiele oft Bänder von anderen Familien, entweder Ton- oder Videobänder ab. Alles, was ich abspiele, ist von den Familien freigegeben; die Anonymität der Menschen, deren Gespräche ich aufgenommen habe, ist also gewahrt. Das Band, das Sie hören werden, kann auf Ihr Band aufgenommen werden. Sinn der Sache ist es, daß Sie die wichtigen Gesprächsteile auf dem Band festhalten können, Teile eines Prozesses, in den Sie sich einfühlen können; dadurch bekomme ich rascher einen Überblick darüber, wer welche Art von Problemen hat. Und das ist meine Arbeit: Ich muß versuchen herauszufinden, wer welches Problem hat.

Ich beschließe, das Haas-Band abzuspielen, um ihr Gefühl, ihre Erfahrungen mit ihren Elternhäusern seien absolut einzigartig, zu relativieren. Ich wähle dieses besondere Band aus, weil es lebendig und anschaulich demonstriert, wie die ehelichen Unstimmigkeiten einer jungen Frau in Zusammenhang stehen können mit dem lebenslangen Gefühl, daß Äußerungen von Schmerz und Ärger ihrer Mutter gegenüber immer erstickt und unterdrückt worden sind. Diese Technik ermöglicht es Cindy und Van, von dem unmittelbaren Eindruck des aktuellen Zwists und der Krise der vorangegangenen Nacht Abstand zu gewinnen.

Das Band wird jetzt abgespielt, um Cindy ein Stück weit die Erfahrung zu vermitteln, daß ihre Neigung, zu viel von Van zu verlangen, in den Erfahrungen, die sie vor ihrer Eheschließung mit ihren Eltern gemacht hatte, wurzeln könnte. Ich will außerdem sehen, ob die auf dem Band zum Ausdruck gebrachten Gefühle bei Van einige Erfahrungen, die er mit seinen eigenen Eltern gemacht hat, aktualisieren würden.

Abgesehen davon ist die Verwendung eines solchen Bandes schon deswegen recht sinnvoll, weil beide aufgrund ihrer Reaktionen auf dieses Band ähnliche Erfahrungen aus ihrem eigenen Leben feststellen können, die sie bisher nie zum Ausdruck gebracht haben. Wenn sie mir dann später mitteilen, was sie gehört und gefühlt haben, werde ich unterscheiden können, wer welche Schwierigkeiten hat, bestimmte unangenehme Gefühle hinsichtlich seines eigenen räumlich-zeitlichen Daseins zu äußern.

Cindy: Richtig.

Dr: Okay. Nun also, dieses Band, eine Aufnahme von einer Mutter und einer Tochter. Es bezieht sich nicht unbedingt auf Sie und Ihre Mutter, Cindy, es ist jedoch ein Modell einer Zweierbeziehung. Das könnten Sie und Van oder auch Van und sein Vater sein. Während Sie sich das Band anhören, interessiere ich mich dafür, welche wichtigen Erfahrungen aus Ihrem eigenen Leben durch das Anhören des Bandes bei Ihnen reaktiviert werden. Denn die Ursachen für das, was sich zwischen Ihnen beiden abspielt, liegen nach meiner Meinung – obwohl es für Sie beide in der gegenwärtigen Situation ganz real ist – in Ihrer vorehelichen Lebenswelt. Und ich bin daran interessiert, eine Beziehung zwischen dem, was früher passierte, und dem, was heute los ist, herzustellen. Eine kurze Erklärung zu dem Band, das Sie jetzt hören werden. Es handelt sich um eine einundvierzigjährige Frau, ihre Mutter ist vierundsechzig. Die Einundvierzigjährige, die Tochter, ist seit etwa zwanzig Jahren verheiratet und hat vier Kinder, von denen drei schon seit längerer Zeit immer wieder einmal den Kinderpsychiater aufsuchen. Die Ehe ist im Eimer. Und sie geht zu einem Freund von mir, das ist die dritte Stimme auf dem Band. Er schickte mir dieses Band. Es dauerte etwa neun Monate, sie dazu zu überreden, ihre Mutter mitzubringen. Sie hatte ganz fürchterliche Angst. Ihre Mutter würde tot umfallen, oder ihre Mutter würde sie einfach glatt zurückweisen; sie hatte eine Todesangst. Sie hören also Ausschnitte aus jener ersten Sitzung. Es dauert im ganzen etwa zehn Minuten, aber ich lasse Sie nur zwei Ausschnitte davon hören, und dann können wir die Dinge aufgreifen, die für Sie, für Sie beide, nicht nur für Sie (zu Cindy) wichtig sind. Was ist für Sie am schmerzlichsten? Das heißt, alles, was Sie sagen, alles, was Sie betroffen macht, ist für mich von Bedeutung, weil ich dann besser verstehen kann, was los ist bei Ihnen. Nun, ich habe die Erfahrung gemacht, daß die meisten Leute, während diese Bänder

abgespielt werden, mich anschauen – das konnte ich an ihren Augenbewegungen beobachten, da ich sie anschaue, während sie die Bänder abhören. Und in dem Maße, wie sie beobachten, daß ich sie beobachte, können sie sich nicht richtig auf das Band konzentrieren. Ich mache also folgendes: Ich verlasse das Zimmer und stelle einen Wecker, oder ich höre es durch die Tür, wann das Band fertig ist; dann komme ich wieder herein. Ich bin mehr an Ihren Reaktionen interessiert als an Ihren Versuchen, herauszufinden, was ich wohl möchte, daß Sie sich anhören sollen.
Cindy: Mhm.
Van: Ja.
Dr: Okay. Der Ton ist etwa fünf Sekunden lang etwas schwach. Haben Sie noch ein Band?
Van: Nein.
Dr: Die andere Seite [des Tonbandes] kann benutzt werden?
Van: Ja.
Dr: Okay.
Van: Sie interessieren sich für ... alles, worauf wir besonders reagieren?
Dr: Ja. Für alles, was ähnlich ist wie das, was Sie hier hören. Oder vielleicht kommen Ihnen irgendwelche verrückten Ideen, irgend etwas.
Van: Okay.
(Dr. Paul schaltet das Haas-Band ein und verläßt den Raum.)

Aufzeichnung des Haas-Bandes*

Ausschnitt 1, gegen Anfang der Sitzung. Dauer: 4 Minuten

Therapeut: Nun, sehen wir zu, ob wir uns über diese Gefühle unterhalten können. Und, hm, wo Sie beide aneinander vorbeileben, und welche Gefühle Ihre Tochter Ihnen gegenüber nicht frei hat äußern können. Also, hm, mit dieser Art kurzer Einführung ...
Tochter: Ja. (*Lacht nervös*)
Mutter (*hustet nervös*)
Therapeut: Schauen wir, was es ist, daß, hm ...
Tochter (*mit sehr leiser, schneller Stimme*): Nun, ich glaube, meine Mutter sagte, daß ich, hm, einige Jahre lang, viele Jahre meinte sie, daß ich, wahrscheinlich länger, als mir klar war, denn, hm, seit langem, fast so

* Aus Walter Haas u. a.: *Exploring Therapeutic Encounter.* Zur Information über die Aufnahme und die fachliche Kommentierung dieser Sitzung siehe Literaturhinweise, S. 289 f.

lange, wie ich mich überhaupt erinnern kann, bin ich, hm – hab ich Angst gehabt, meine Gefühle zu äußern.
Mutter (brummend, mit einer harten Altfrauenstimme): Ich weiß nicht, warum; ich kann nicht glauben ... ich meine, ich hab's nicht so empfunden. Ich selbst spürte es ... hm, nun sagen wir, hm, kurz, nachdem du geheiratet hattest. Damals, hm, begann ich, hm, hm, es zu spüren. Davor hab ich's nicht gemerkt, auch wenn's so war, aber ich hab's auf keinen Fall gespürt.
Therapeut: Nun Frau –, sie, hm, sagt, daß sie es schon immer so empfunden hat.
Mutter: Ich sage ja, ich habe es nicht gemerkt.
Therapeut: Warum fragen Sie sie nicht danach ...
Tochter (*lacht nervös*): Haha ... hahaha ...
Therapeut: ... anstatt zu sagen: Das wußte ich nicht.
Mutter (*lacht*): Ich weiß nicht, wie ich anfangen soll. Ich meine, mir ist die Sache so neu, und ich, hm, hab das nicht so empfunden. Eigentlich habe ich immer geglaubt, daß wir eine enge Beziehung hatten. Verstehen Sie? Weil ich immer meinte, hm, ich weiß nicht, wie sie das empfunden hat ...
Therapeut: Also, was macht sie ...
Mutter (*schneidet ihm das Wort ab*): Aber ich habe immer das Gefühl gehabt, ich könnte frei heraus mit ihr sprechen ...
Therapeut: Oh, das will ich nicht bezweifeln, aber was passiert jetzt?
Tochter: Was meinen Sie, meinen Sie in diesem Augenblick?
Therapeut: Ja.
Tochter: Nun, jetzt spricht meine Mutter, meine ich, und ich bin still.
Mutter: Ich sage Ihnen ...
Therapeut: Hat sie, hm, hat sie Ihre Gefühle wahrgenommen?
Tochter: Als ich sagte, daß ich immer das Gefühl ...
Therapeut: Ja.
Tochter: Nun, sie nahm sie zur Kenntnis, wenn sie es wollte.
Therapeut: Was machte sie?
Tochter: Sie, hm, ... jetzt ist Schluß. Ich weiß, was sie empfindet.
Mutter: Ich weiß nichts davon. Sag mir, ich glaube ...
Tochter (etwas kraftvoller): Nein, dann hast du weitergemacht und hast nicht gesagt: Warum hast du es so empfunden, oder wie hast du das so empfunden oder was ... du wolltest darüber sprechen, wie du dich fühltest, daß du immer geglaubt hättest, eine enge Beziehung (*ihre Stimme wird immer leiser*) ... das ist typisch, das ist, hm ...
Mutter (*überrollt sie wieder wie eine Dampfwalze*): Ja, nun ich ...
Therapeut: Warum lächeln Sie, wenn Sie ihr das sagen?

Mutter (*lacht*): Weil es ihr wohl schwerfällt, meine ich, das zu sagen.
Therapeut (*zur Tochter gewandt*): Sehen Sie, Sie haben ein breites Grinsen im Gesicht, während Sie ihr das sagen.
Tochter: Ich weiß, tja, ich glaub, es ist einfacher als (*unhörbar*) ...
Therapeut: Nun, sagen Sie ihr, mhm, was Sie dabei empfinden ...
Tochter: Ich verberge damit, daß ich mich verwirrt fühle, deshalb.
Mutter: Ich meine [*unklar*]; sag, was du willst ...
Tochter: Nein, ich ...
Therapeut: Gerade jetzt sagen Sie Ihrer Mutter, mhm, du hast meine Gefühle nicht wahrgenommen, du sprichst immer von deinen Gefühlen statt von meinen, und während Sie das sagen, mhm ...
Tochter: Tja, ich glaube, ich mache das, weil ich so starke Gefühle habe, und ich ... es fällt mir leichter zu lächeln, als meine starken Gefühle zu zeigen.
Therapeut: Nun, sehen wir zu, ob Sie's jetzt können.
Tochter: Tja, aber auf jeden Fall (*redet um den heißen Brei herum*) ... Ich dachte, wenn, wenn, mhm, jetzt bin ich eine Frau von einundvierzig Jahren, und ich bin immer noch, irgendwie, dein ... nicht Kind, ich bin immer noch dein Kind ... Ich bin noch ein Baby. Daß ich mit so vielen Gefühlen nicht fertig geworden bin, die ich mein ganzes Leben lang hatte, und deshalb bin ich zu Herrn Haas gegangen und deswegen haben meine Kinder viele Störungen und deswegen ist meine zweite Ehe, von der du nicht einmal gewußt hast, nicht so einfach gewesen. Mhm, wegen Sachen, die mir, mhm, als Kind passierten. Das ist eindeutig. Hauptsächlich, glaube ich, habe ich immer das Gefühl gehabt, keine Mutter zu haben, ich fühlte mich wie ein Waisenkind. Und, mhm, ich habe mich deshalb immer sehr einsam und verwirrt gefühlt, und, weißt du, mhm ... also war ich eben ein braves Mädchen, und ich war ein süßes Mädchen, ein stilles Mädchen, und ich machte alles, weil ich sicher sein wollte, daß ich eine Mutter hatte. Und ich sagte dir nie wirklich, wie ich mich fühlte, oder wenn ich böse auf dich war oder so was; ich sagte dir das nie, weil ich Angst hatte, ich würde dich verlieren. Ich meine gefühlsmäßig.
Mutter: Ja, ich weiß, was du meinst (*immer noch barsch*).
Tochter: Daß du das nicht würdest vertragen können, und das, das wollte ich nie, nie haben. Und natürlich, wenn man eine solche Angst vor jemandem hat, eine solche Angst hat, ihn zu verlieren, dann fängt man langsam an, ihn zu hassen. Es ist wie ... weißt du. Also viel von meinem Gefühl ist Liebe, und viel davon ist eine Menge Haß, gegen dich, wegen alldem, mhm, dieses Gefühl, allein zu sein, und eine Waise mein Leben lang. Deshalb bist du gebeten worden, hierherzukommen, damit ich endlich, im Alter von einundvierzig Jahren, dieses schreckliche Gefühl los-

werden kann, damit du und ich eine bessere Beziehung bekommen – hoffentlich – wenn's nicht sein kann, dann ist es halt so, aber wenigstens kann ich dann als richtiger Mensch und in gesunder Weise mit meinen Kindern und meinem Mann zusammenleben.
Mutter: Ich meine, mir ist das ganz neu, das alles. Ich wußte, daß sie irgendeinen Groll hatte, in, mhm, in sich, mhm, ich weiß nicht, ich kann nicht sagen, wie viele Jahre schon. (*Ihr geht langsam ein Licht auf; sie ist etwas milder.*)

AUSSCHNITT 2, NACH 45 MINUTEN. DAUER: 5 MINUTEN

Mutter: Das ist eine Sache, da würde ich nicht, du kannst alles andere sagen, und du hast vielleicht recht . . .
Therapeut: Lassen Sie uns, mhm, lassen Sie. Ich sehe, was Sie sagen.
Mutter: Ich will die Schuld nicht haben. Und dann sagte sie, ich hätte ihr damals einen Brief geschrieben, und ich habe *niemals*, außer einmal . . .
Tochter (*unterbricht, unverständlich*)
Mutter: Du warst in Columbus, das einzige Mal, daß ich dir einen Brief schrieb.
Therapeut: Okay. Es ist jetzt dreiviertel, wir haben noch etwa zehn oder fünfzehn Minuten. Mhm, wir können diese einmalige Gelegenheit nicht verstreichen lassen – oder? Nun, wenn wir an diesem Punkt aufhören, da müßten wir sagen, es ist ein Patt.
Tochter: Nun, sie unterdrückt mich, schon mein ganzes Leben lang!
Mutter: O, nein . . .
Tochter: O, Mutter, ich bin von dir so unterdrückt worden (*lacht hysterisch*), daß es . . .
Therapeut: Aber sehen Sie, hier lassen Sie das schon wieder zu. Sehen Sie, Sie haben gesagt . . . Sie haben versucht, es zu sagen; aber Sie haben's nicht wirklich ausgesprochen . . . Mutter, mhm, du . . .
Mutter (*hustet nervös*)
Therapeut: . . . du hast dich nie genug um mich gekümmert; du hast mich vernachlässigt. Und Sie bringen das überhaupt nicht richtig deutlich vor. Sie haben dieses Gefühl, aber Sie tragen es ihr nicht direkt vor. Nun, schauen Sie, was passiert ist. Sie hat es völlig umgedreht; Sie kümmern sich nicht genug um sie, Sie vernachlässigen auch Ihre Kinder. Also, sage ich, in Ordnung, Sie sind quitt; Sie haben sich beide Vorwürfe gemacht. Sie haben ihr vorgeworfen, Sie vernachlässigt zu haben, und sie dreht es um und sagt, du hast mich vernachlässigt und du vernachlässigst sogar deine Kinder. Wollen Sie das so stehen lassen?
Tochter: Herr Haas, ich kann nicht mehr sagen, als ich gesagt habe, weil dieses . . . natürlich, das Grundmuster zeigt sich ganz, ganz deutlich,

Mutter, denn das ist, natürlich ist das klar, das heißt, mhm, genau das, was sich hier abspielte, in diesem kleinen ... es ist genau das gleiche, was sich immer abgespielt hat, seit ich ein Baby war. Daß ich *nie* ... du ... ich war immer diejenige, die unrecht hatte, ich war immer deine Mutter, ich war im ... immer habe ich alles abgekriegt, nicht ... und ich mußte immer nach *deiner* Pfeife tanzen. Immer! Immer und in alle Ewigkeit (*weint*). Und heute geht es genauso weiter.

Mutter (*ungläubig*): Daß du selbst *heute* noch nach meiner Pfeife tanzt? Wovon redest du?

Tochter: Ja, gefühlsmäßig. Gefühlsmäßig! Jetzt, im Augenblick!

Therapeut: Es muß nicht sein. Früher, ja. Aber warum lassen Sie das jetzt immer noch zu?

Tochter: Ich habe Angst vor ihr ...

Mutter: Oh, das ist ...

Tochter: Daß dies das Ende ist, deswegen.

Mutter: Es wird nicht das Ende sein. Das gibt es nicht bei mir. Nicht, soweit es mich betrifft.

Tochter: Ich empfinde es nicht so, Mutter.

Mutter: Nun, ich kann nicht ...

Tochter: Weil ...

Mutter: Was kann ich tun, damit du es anders empfindest? Bring's mir bei. Ich werde es tun. Nur darum bitte ich.

Tochter: Dieses Gefühl habe ich nicht.

Therapeut (an die Tochter gewendet): Ihre Mutter machte all diese Fehler, und sie ist eine schwierige und unerreichbare Mutter gewesen, aber das heißt nicht, daß Sie sich nicht jetzt noch mehr darüber beklagen können, um herauszufinden, ob sie dann morgen immer noch da ist.

Tochter: Nun ...

Therapeut: Sie sagt, daß, hm, sie hat nicht vor, sich aus dem Staub zu machen.

Tochter: Gefühlsmäßig, meine ich, daß du das machen würdest. Ich habe das Gefühl, daß du dich immer aus dem Staub gemacht hast ...

Mutter: Aber, aber, ich war immer da, für alles, was du wolltest.

Tochter: Ja, aber immer irgendwie verärgert, du warst nie, es ist immer ... es ist immer ... du bist schon da, klar, du bist schon da, aber immer verärgert, nie sanft oder herzlich. Ich kann mich kaum erinnern ... Weißt du, an all das Gute, daß ... ich kann mich an keine Wärme erinnern, oder daß mich jemand umarmt hätte.

Mutter: Das kann doch nicht dein Ernst sein?

Tochter: Ich kann mich halt nicht daran erinnern. Ich weiß nur noch, daß ich solche Angst vor dir hatte, daß ich nichts tun konnte.

Mutter: Dann erinnerst du dich nur an *(langsam, nachdenklich)* die ...
Tochter: Ich erinnere mich an meine Angst!
Mutter: Du erinnerst dich nur an die schlimmen Dinge.
Tochter: Ich erinnere mich an meine ständige Angst!
Mutter: Mein Gott! Früher waren wir einander so *nahe*!
Tochter: Das waren wir nie, Mutter. Das ist ein Märchen. Das ist ein Märchen. Glaub bloß das nicht.
Mutter: Nun, dann weiß ich nicht.
Tochter: Das ist ein großes Märchen, denn ich hatte solche Angst vor dir. Das einzige, was ich machen konnte, war, dir aus dem Wege gehen und die ganze Zeit lieb sein, denn ich hatte solche Angst!
Therapeut: Was hätten Sie statt dessen lieber gemacht, gegen sie oder mit ihr?
Tochter: Ein paar Mal hätte ich sie am liebsten getötet!
Therapeut: Sagen Sie ihr, wie wütend Sie waren.
Tochter: Ich hatte einen solchen Haß, daß ich Angst hatte, wenn ich meinen Gefühlen jemals freien Lauf lassen würde, würde ich dich ermorden, weil ich dich haßte ...
Mutter: Nun, das tut mir leid, weil ich, ich verstehe das Ganze einfach nicht. Dies ist etwas ... aber mein Gott ... ich weiß nicht, was du Vernachlässigung nennst ... mhm ...
Tochter: Emotionale Vernachlässigung.
Mutter: Emotionale Vernachlässigung?
Tochter: Ach, du hast dich immer um mich gekümmert. Ich hatte Schuhe, und ...
Mutter: Oh, du hattest viel mehr als nur das.
Tochter: Ich spürte immer, daß ...
Mutter: Viel mehr als das. Viel mehr.
Tochter: Ja, ich wurde zu anderen Menschen abgeschoben.
Mutter: Wer?
Therapeut (an die Tochter gewendet): Sie meint, Sie hätten dieses Gefühl nicht haben dürfen.
Tochter: Nun, ob ich es haben soll oder nicht, es ist da.
Mutter: Wann hätte ich dich je abgeschoben? (*aggressiv*)
Tochter: Nun, vergiß es ...
Mutter: Nein, nein ...
Tochter: Ich muß darüber reden ...
Mutter: Mach schon (*anstachelnd*).
Tochter: Denn meine Gefühle sind da, denn sonst hätte ich nicht Kinder, die alle möglichen Probleme haben. Wo meinst du, daß sie sie her haben, vom Himmel herunter? Weil ich so verkorkst bin!

Mutter (wirft irgend etwas ein)
Tochter: Weißt du, daß ich verkorkst bin, Mama?

Noch während das Band abläuft, reagieren Van und Cindy auf die Stimme der Mutter wie folgt:
Van: Das ist der Große Papa.
Cindy: Kann man wohl sagen.

> Diese spontanen Reaktionen erfolgen, solange Dr. Paul noch nicht im Raum ist.

Nachdem das Band abgelaufen ist, kommt Dr. Paul wieder herein.
Dr: Was hielten Sie davon? Was meinen Sie dazu?
Cindy (*sichtlich betroffen*): Ich hab mich so stark mit ihr identifiziert. Ich war ... Aber das ist mein Vater.
Dr: ►►►Das ist Ihr Vater?
Cindy: Das ist nicht meine Mutter, das ist mein Vater. Und genau das empfinde und sage ich auch. Das war ich auf dem Band, mit meinem Vater, und das war ... das war zu viel ... Ich bin, ich bin sehr ... (*tränenerstickt*)
Dr: Was?
Cindy: Ich weiß wirklich, was sie empfindet.

> Cindys Reaktionen auf das Band machen ganz deutlich, daß sie sich vollständig mit der Tochter identifizierte, wobei die Frau für ihren Vater stand. Aus der starken Identifizierung Cindys mit der Tochter kann man schließen, daß ihr Vater Cindy nicht bestätigen konnte, weil er die lange Reihe intensiver Enttäuschungserlebnisse, die sie gehabt hatte, nicht akzeptierte. Cindys Wunsch, Van möge ihr das geben, was sie von ihrem Vater nicht bekam, wird von daher verständlich.

Dr: Van, was hielten Sie davon? Was meinen Sie dazu?
Van: Es fiel mir schwer, mich mit der Tochter zu identifizieren. Ich glaube, ich identifizierte mich zum Schluß mit dem Therapeuten. Ich hielt einen Augenblick inne und dachte darüber nach. Weder mein Vater noch meine Mutter verhielten sich so. Keiner von ihnen trat wie ein Feldwebel auf; sie waren beide viel sanfter in ihrer Art. Mhm. Mein Vater setzte sich mit den Dingen auseinander, indem er sich in sich zurückzog, nicht, indem er die Menschen um sich herum niederwalzte. Er war in vielerlei Hinsicht ein sehr passiver Mann, der, mhm, mit Gefühlen nicht umgehen

konnte, genau wie diese Frau nicht mit Gefühlen umgehen konnte, die Mutter.

Ich wende mich Van abrupt zu, da ich befürchte, Cindys wortreiche Reaktion könnte Vans distanzierte Haltung noch verstärken. Diese Befürchtung wird durch Vans Antwort bestätigt, der sich durch die Identifizierung mit dem Therapeuten von dem Bandmaterial distanziert. Seine Beziehung zu Cindy ist nicht sehr persönlich; er äußert sich oft zu förmlich und intellektuell. Trotzdem läßt sich Van auf eine kurze Beschreibung seiner Eltern ein. Sein Vater bleibt als ein in sich zurückgezogener Mensch, zu dem er kaum eine Beziehung hatte, in gewisser Weise so schattenhaft wie Van selbst. Der Stil dieser Beziehung steht in einem starken Kontrast zu Cindy, deren intensiver Kontakt mit ihrem Vater wirklicher erscheint und zu einer stärkeren inneren Auseinandersetzung mit ihm führte. Van zeigt eine Art Widerstand: Obwohl sein Vater ein sehr passiver Mann war, der, wie die Mutter auf dem Tonband, mit seinen Gefühlen nicht umgehen konnte, entstand offensichtlich gerade wegen dieser Passivität eine Mauer zwischen ihnen. Van beschreibt dann das Leben seines Vaters noch weiter, der als Waisenkind aufgewachsen war, was seine Unfähigkeit, eine Beziehung zu Van herzustellen, erklärt.

Dr: Was arbeitete Ihr Vater?
Van: Er arbeitete auf einem Fischmarkt. Er ist sehr früh Waise geworden.
Dr: In welchem Alter?
Van: Wahrscheinlich mit sechs. Er wohnte bei einer Tante, die, mhm, ich glaube, sie war ziemlich brutal zu ihm; er verließ die Schule zum frühestmöglichen Termin und arbeitete den Rest seines Lebens.
Dr: Und was für ein Mensch war Ihre Mutter?
Van: Mhm, meine Mutter war eine warme, irgendwie begeisterungsfähige Frau, die genügend Schwierigkeiten mit ihrer eigenen Familie hatte, deshalb hat sie sich wahrscheinlich auch zu einem viel älteren Mann, wie meinem Vater, hingezogen gefühlt, der solide und kontrolliert zu sein schien. Ihr Vater war ein Typ, der überall hinlief und das goldene Schüsselchen am Ende des Regenbogens suchte und es nie fand; so ist er heute noch.

Ich frage Van nach seiner Mutter und erfahre, daß der Altersunterschied zwischen seinen Eltern 16 Jahre beträgt im Unterschied zu ihm und Cindy, die etwas mehr als ein Jahr jünger ist als er. So wie er seine Mutter beschreibt, erinnert sie an Cindy: eine warme, begeisterungsfähige Frau, die Schwierigkeiten mit ihrem Elternhaus hatte.

Dr: Wo wohnen sie?
Van: Sie sind beide tot.
Dr: Oh, das haben Sie nicht angegeben.

Ich konfrontiere Van mit der Tatsache, daß er – entgegen den telefonischen Anweisungen vor Beginn dieser Sitzung – nicht angegeben hatte, daß seine Eltern tot waren. Das läßt vermuten, daß er sie in seinen Gedanken und seinem Herzen noch für lebendig hält.

Van: Das habe ich nicht geschrieben? Nein?
Dr: O ...
Van: O Jammer ...
Dr: Mhm. Wann starb Ihr Vater?
Van: Mein Vater starb 1959. Oder war es 1960?
Cindy: Nein, 1959.
Van: 1959.
Dr: An welchem Tag?
Van: Ich weiß nicht.
Cindy: Am 7. März, nicht wahr?
Dr: In welchem Jahr?
Van: 59.
Cindy: Ja. Im März ... irgendwann im März.

Es ist interessant, daß Cindy diejenige ist, die sich an den genauen Todestag von Vans Vater erinnert. Ich frage deswegen nach genauen Daten, damit jeder seine Aufmerksamkeit auf das konzentriert, was er zu einem ganz bestimmten Zeitpunkt erlebt hat. Der Menschen leben von Minute zu Minute, sie leben in einem zeitlichen Rahmen und nach realen Daten. Hier ist es Cindy, die genauere Angaben über die Todestage von Vans Eltern machen kann. Die anfängliche Unsicherheit, mit der die Leute den Todestag naher Angehöriger angeben, hängt meistens mit dem Schock und der Verwirrung zusammen, in denen sie sich zu jenem Zeitpunkt befanden. Dieser Schock angesichts des Todes eines Menschen, an dem man sehr gehangen hatte, wird durch die Erinnerung kurzfristig wiedererlebt.

Dr: Woran starb er?
Van: An einer Herzattacke.

Dr: Sie wohnten damals wo?
Van: In Mobile, Alabama. Dort bin ich aufgewachsen.
Dr: Und Ihre Mutter starb wann?
Van: Meine Mutter starb 1965. Im Februar.
Dr: Am wievielten Februar?
Van: Weiß ich nicht.
Cindy: Gleich zu Anfang, am ersten oder zweiten.
Dr: Und Sie beide haben wann geheiratet?
Van: 1962. Wir zogen 1964 nach Boston, als ich mein Theologiestudium beendet hatte, und ...
Dr: Wann im Jahre 1962?
Van: 1964 zogen wir hierher ...
Dr: Ja, aber wann haben Sie geheiratet?
Van: Im Juni, am 4. Juni.
Dr: Am 4. Juni.
Van: 1962.

> Die Tatsache, daß Van sich an den Heiratstag genau erinnert, steht in scharfem Gegensatz zu seiner Unsicherheit hinsichtlich des Todestages seines Vaters.

Dr: Wie fühlen Sie sich im Augenblick hier drin?

> Ich versuche festzustellen, wie wohl sie sich hier drin fühlen, ehe ich ihnen das Videoband vorspiele.

Van: Ich ... ich fand Ihre Beschreibung unseres Hauses als einen »Zoo« interessant. Ich glaube, ich sagte, dies hier [er bezieht sich auf die Praxis] sähe ein bißchen ... ähnlich aus, etwas beunruhigend, aber mir ist das technische Drumherum ganz angenehm.
Dr: Wie steht's mit Ihnen, Cindy?
Cindy: Ich bin so aufgeregt, daß jemand da ist, der uns zuhört, daß ich den Raum überhaupt nicht sehe. Ich bin einfach, ich bin einfach so aufgeregt, daß ich meinen Mann dazu brachte, zu Ihnen zu kommen.

> Es ist interessant, den Unterschied zwischen Van und Cindy festzustellen. Van beschäftigt sich eher mit seiner Reaktion auf die unmittelbare äußere Umgebung. Cindy freut sich einfach, irgendwo mit ihrem Mann und einem Dritten sein zu können, der sie anhört; ich schließe daraus, daß sie irgendwie geglaubt hatte, diese Art von Begegnung würde nie zustande kommen. Vans Reaktion auf die Beschreibung seines Hauses als eines Zoos zeigt, daß seine Wahrnehmung auf äußere Gegebenheiten gerichtet ist, denn ich hatte die »Zoohaftigkeit« ja auf ihr emotionales Chaos bezogen.

Dr: Wie haben Sie das geschafft?

> Mich beschäftigt Cindys Meinung, sie sei dafür verantwortlich, daß sie beide hierher gekommen sind. Das weist darauf hin, daß Van entweder als passiver Teilnehmer erschienen ist, oder daß er überhaupt unfähig ist, über sein Dasein selbst zu entscheiden.

Cindy: Ich weiß es nicht.
Van: Ich dachte, das sei mein Entschluß gewesen (*lacht*).
Cindy (*lacht*): Oh, ich hoffe, das stimmt. Ich hoffe, es war dein Entschluß.◀◀◀
Van: Wir hatten mit der Idee gespielt, ich hatte mir die Sache so überlegt, daß es, mhm, mein Problem ist. Wenn ich meinen Kopf wieder klar kriegen kann, würde das unserer Beziehung gut tun. Also hab ich mir die Möglichkeiten hin und her überlegt, mhm, wieder in die Therapie einzusteigen oder auch nicht. Cindy wollte das, glaube ich, und auch etwas für uns beide.

> Es ist für mich interessant zu sehen, wie Van die Vorstellung entwickelt, es sei sein Problem und er brauche eine individuelle Psychotherapie. Er gibt zu erkennen, daß der Grund dafür, daß ihre Ehe nicht klappt, seiner Meinung nach darin liegt, daß er nicht klar denken kann. (In Wirklichkeit ist jeder von ihnen an der augenblicklichen ehelichen Unstimmigkeit beteiligt. Wichtig ist, daß sich jeder von ihnen bewußt wird, welche Rolle er bei der momentanen Spaltung spielt. Welche Rolle der einzelne auch annimmt, sie hat immer ihre historischen Wurzeln. Diese Rollen sind im Unbewußten programmiert und basieren auf Interaktionsmustern des ursprünglichen Familiensystems.) Es scheint, daß Vans Wunsch, »wieder einen klaren Kopf zu kriegen«, zum Teil mit den Schuldgefühlen wegen seiner Affäre mit Jennifer in Zusammenhang steht. Van war zwei Jahre lang (1965–1967) in einer individualtherapeutischen Behandlung, und er glaubt nun, eine Fortsetzung der Therapie würde die Lage wieder bereinigen. Seine Bereitschaft, gemeinsam mit Cindy eine Therapie zu machen, stellt ein Entgegenkommen ihr gegenüber dar, da offensichtlich sie diejenige war, die sich eine »Ehetherapie« gewünscht hatte. (Ich selbst sage lieber »eheliche Weiterbildung«.)

Cindy: Nein, ich wollte nicht, daß du … Nein, auf keinen Fall wollte ich, daß du deinen eigenen Analytiker hast. Ich hatte Angst, daß sich dann ein noch größerer Teil von dir aus der Ehe davonmachen und sich mir entziehen würde, anstatt sich mit *mir* auseinanderzusetzen und mit *mir* zu arbeiten. Ich wollte eine Ehetherapie, ich wollte, daß jemand mich zur gleichen Zeit hört wie dich, und ich wollte, daß wir zusammenarbeiten. Ich wollte nicht, daß du weiterhin deinen eigenen Weg gehst.

Cindy gibt hier sehr deutlich zu verstehen, daß sie eine Fortsetzung der Einzeltherapie zum einen als eine Möglichkeit für Van betrachtet, die Ehe verlassen zu können, und zum anderen als eine Legitimation, der Auseinandersetzung und der Zusammenarbeit mit ihr aus dem Wege zu gehen.

Dr: Nun, ich werde Sie jetzt sich selbst sehen lassen und feststellen, wie Sie darauf reagieren, und dann werden wir überlegen, was wir machen können.

Ich konfrontiere sie mit der Tatsache, daß ich nun Teile dessen, was zuvor in dieser Sitzung abgelaufen ist, abspielen möchte.

Cindy: Das verstehe ich nicht.
Dr: Was?

Ich hatte vor dieser Sitzung am Telefon nur mit Van gesprochen, wobei ich ihn über die Verwendung des Videorecorders und darüber, daß ich später Teile der aufgezeichneten Sitzung wieder abspielen würde, informiert hatte. Ich hatte angenommen, er würde Cindy davon erzählen.

Cindy: Ich wußte nicht, daß Sie Aufnahmen von uns machten. Wußtest du das?
Van: Ja.
Cindy: Wo ist die Kamera?
Van: Die Kamera ist genau da.

Ich glaube, Cindys Aufregung, hier zu sein, steht in Zusammenhang damit, daß sie nicht wußte, daß ich sie auf Videoband aufnahm. Van war sich völlig bewußt, daß sie aufgenommen wurden, und die Kamera war für beide gut sichtbar postiert.

Dr. Nun, ja das, womit Sie es hier zu tun haben, wie ich Van schon erzählte, ist, was ich die Glaubhaftigkeitslücke eines jeden von uns nenne, das heißt der Unterschied zwischen dem, wie Sie sich selbst wahrnehmen, und dem, wie Sie von anderen wahrgenommen werden. Es gibt verschiedene Möglichkeiten, diese Art Information zu benutzen. Sie können bestimmte Teile anderer Menschen bei sich selbst erkennen.
Van: M-hm.

Dr: Sie bekommen ein Gefühl für die Taktiken, die jeder von Ihnen benutzt, um den anderen für sich zu gewinnen oder ihn sich vom Leibe zu halten. Der Sinn dieser ganzen Operation, mit all den Bändern und so weiter, liegt darin, daß ich daran interessiert bin, jeden von Ihnen zu einer Art Experte dafür zu machen, was in Ihrem Kopf vorgeht; anstatt sich den anderen zum Gegenstand zu machen, denn ich glaube nicht, daß das klappt; ich habe es noch nie erlebt, daß es klappt.

> Da der psychosensorische Apparat des Menschen, vor allem die Augen und Ohren, auf den anderen Menschen eingestellt sind, ist es viel einfacher, sich auszudenken, wie man den anderen zurechtbiegen könnte, als sich selbst. Aufgrund dieser natürlichen menschlichen Schwäche läßt sich leicht die Tatsache ignorieren, daß das eigene Verhalten, das einem unbewußt ist, viel damit zu tun hat, wie der andere einen selbst wahrnimmt bzw. auf das eigene Verhalten reagiert.

Van: Nein, es klappt auch nicht.
Dr: Die eine Sache, die mir aufgefallen ist, als Sie das Haas-Band anhörten, war, daß Sie sich mit dem Therapeuten identifizierten, und ich frage mich einfach, ob das Ihre bisherige Rolle im Verhältnis zu Cindy gewesen ist.

> Ich steige in die erste direkte Interpretation Van gegenüber ein.

Van: Ja, das ist so gewesen. Und wir haben uns schon verschiedentlich darüber unterhalten. Ja, genau wie gestern abend: Ich befand mich irgendwie wieder in der Situation, dich (*zu Cindy*) hochzuziehen, nachdem du zusammengeklappt warst, und es ärgert und frustriert mich, daß ich das machen muß.
Dr: Aber vielleicht ist das ihre einzige Möglichkeit, Sie zu erreichen ...
Van: Ich weiß. Ich glaube, das ist wohl wahr.

> Es wird hier etwas deutlicher, daß Cindys einzige Möglichkeit, mit Van einen emotionalen Kontakt herzustellen, sehr wohl darin bestehen könnte, sich in die Rolle seines Patienten zu begeben; wenn ihn das auch irritiert, so ist es doch ein Zeichen dafür, daß er gebraucht wird. Es ärgert ihn vielleicht deshalb, weil er eine Abneigung dagegen hat, wenn man »sich gehen läßt«.

Dr: Okay, ich möchte, daß Sie sich jetzt selbst einmal sehen, und dann können wir überlegen, was wir machen. Ich werde Sie einige Minuten sich selbst überlassen. (*Er verläßt das Zimmer.*)
(Es folgt das Videorückspiel der Seiten 42–44, 46–54 und 64–68.)

Es werden bestimmte Teile aufgezeichnet, um emotional besonders geladene Reaktionen festzuhalten.

(*Nachdem das Rückspiel beendet ist, kehrt Dr. Paul ins Zimmer zurück.*)
Dr: Was meinen Sie zu diesen Leuten? Was halten Sie von ihnen?

Warum stelle ich diese Fragen? Zunächst einmal gibt das Monitorbild das wahre, beobachtbare Selbst beider Individuen wieder. Ich möchte, daß sie mit dem beobachtbaren Selbst anfangen, damit sich jeder mit seiner eigenen Glaubhaftigkeitslücke befassen kann.

Cindy: Sie sind irgendwie interessant –
Van: Der Typ sah kaputt aus. Ooooo . . . (*gähnt*).
Dr: Inwiefern?
Van: Physisch erschöpft. Er hat dunkle Ringe unter den Augen und so weiter *(gähnt wieder)*. Er ist außerdem *(lacht)*, wie du *(zu Cindy)* so sagst, enorm abgeklärt.
Cindy: Superintellektuell.
Dr: Gleichgültig.
Cindy: Ja.
Van: Wissen Sie, das tut etwas weh, aber vielleicht ist's wahr.

Es hat bei Van offensichtlich große Überraschung ausgelöst, sich selbst zu sehen, man kann das daran beobachten, wie er das Gesehene beschreibt. Er sieht sich physisch so erschöpft, wie er sich aufgrund der Ereignisse der letzten Nacht tatsächlich fühlt. Er ist überrascht, daß Cindy ihn als »enorm abgeklärt« bezeichnet, obwohl er zugibt, daß das eine treffende Beobachtung ist. Als ich sein Auftreten jedoch als »gleichgültig« beschreibe (was mir gleichbedeutend zu sein scheint mit »enorm abgeklärt«), fällt es ihm schwerer, das zu akzeptieren. Die Frage ist, ob er meinen Eindruck von ihm als Anklage empfindet. Vielleicht ist »enorm abgeklärt« angesichts seiner therapeutischen Haltung gegenüber Cindy ein Ausdruck, den er eher akzeptieren kann, während »gleichgültig« eine gewisse Teilnahmslosigkeit zum Ausdruck bringt.

Dr (zu Cindy): Was halten Sie von ihr?
Cindy: Sie sieht aus, als ob sie unwahrscheinlich deprimiert wäre. Sie hat nicht viel, worüber sie sich freuen kann. Sie sieht aus, als ob sie gleich zusammenklappen würde.

Cindy bezieht sich mehr auf ihren emotionalen Zustand. Das steht in starkem Gegensatz zu Vans Konzentration auf die äußere Erscheinung; seine Aufmerksamkeit richtet sich offensichtlich mehr auf den optischen Eindruck.

Dr: Das ist ihr ganzes Leben lang so gewesen? Immer kurz vorm Durchdrehen?
Cindy: M-hm.
Dr: Ich denke an die Zeit vor Van.
Van: Es tut mir leid. War diese Frage an mich gerichtet?
Dr: Nein, ich spreche mit Cindy. Was für eine, mhm, religiöse Überzeugung haben Sie eigentlich? Im Augenblick?

Weil Cindy vom Zusammenklappen spricht und auch zuvor schon darauf hingewiesen hat, daß sie im Hinblick auf die Religion und auch wegen ihres Gefühls, verdammt zu sein, Probleme mit ihrer Mutter hat, finde ich, daß es wichtig wäre, etwas über ihre augenblickliche religiöse Haltung zu erfahren.

Cindy: Eigentlich gar keine. Ich bin eigentlich schon fast so weit, daß ich behaupten würde, es gibt keinen Gott.
Dr: Und wie ist's mit Ihnen, Van?
Van: Ich habe mich von einer ziemlich konservativen zu einer eher desinteressierten Position hin entwickelt.
Dr: Sie würden sich wie einordnen?
Van: Tja, ich bin in der Kirche der Disciples of Christ aufgewachsen. Ein paar wenige davon gibt es in Neuengland, und so . . .
Dr: Ja.
Van: Und, nun, ich habe ja Theologie studiert.
Cindy: Er ist ja ordinierter Pfarrer; hast du ihm das erzählt?
Van: Nein, hab ich nicht.
Dr: In welcher Kirche?
Van: Bei den Disciples of Christ.
Dr: Ja. Und was sind Sie jetzt?
Van: Ein Agnostiker, würde ich sagen. Wir besuchen die Kirche der Unitarier.
Dr: Der Kinder wegen?
Cindy: M-hm.

Was die Einstellung zu religiösen Dingen betrifft, ist Van eher der Rebellierende, denn er ist selber Pfarrer gewesen, und er hat dies aufgegeben und ist Agnostiker geworden. Cindys Einstellung der Religion gegenüber scheint nichts mit einer Reihe von verinnerlichten Glaubenssätzen zu tun zu haben; sie ist eher eine Reaktion auf das religiöse Glaubenssystem ihrer Eltern.

Dr: Okay. Nun sage ich Ihnen, was ich vorschlagen würde, wenn Sie hier weitermachen wollen. Ich möchte, daß jeder von Ihnen einmal allein zu mir kommt. Ich möchte meine Rolle Ihnen gegenüber klären, je nachdem was jeder von Ihnen mir erzählt. Mhm, es gibt Menschen, die die Bänder miteinander anhören. Mhm, ich werde nichts von dem preisgeben, was mir einer von Ihnen im Vertrauen erzählt, es sei denn, ich hätte den Eindruck, daß eine unmittelbare Mord- oder Selbstmordgefahr bestünde; in diesem Falle informiere ich den Ehepartner oder die Eltern des Betreffenden. Ich glaube nicht, daß ich das Recht hätte, Informationen dieser Art für mich zu behalten. Mhm, ich habe etwas Lesematerial, das Ihnen helfen könnte, sich auf meine Wellenlänge einzustellen, und Ihnen einen Ansatzpunkt dafür gibt, wo Sie sich selbst befinden, wie ich Sie sehe. Es gibt einen Aufsatz von mir, mit dem Titel »Parental Empathy« (»Elterliche Empathie«), ich weiß nicht, ob ihn einer von Ihnen kennt. Kennen Sie ihn?

> Mir schwebt vor, die jeweilige Rolle, die jeder in der augenblicklichen Ehekrise spielt, etwas genauer zu untersuchen. Ich will deshalb jeden erst mal allein sprechen, bevor sie wieder gemeinsam bei mir sind. Es wäre nicht möglich, Van allein zu sprechen, ohne auch Cindy irgendwann einmal allein zu sehen, denn Van könnte dann meinen, ich würde mich auf ihn als das Hauptproblem konzentrieren. Cindy allein zu sehen ist notwendig, um ihr angesichts dessen, was sich in der letzten Nacht ereignet hat, die nötige Unterstützung zu geben. Ich habe den Eindruck, ich könne nur dann erfahren, wie Van selbst über sein Verhältnis zu Jennifer denkt, wenn ich ihn allein bei mir habe. Außerdem beschäftigt mich die Frage, welche verfehlte Trauerreaktion der Verwirrung in seiner Beziehung zu Cindy zugrundeliegen könnte. Ich will Cindy allein sehen, um herauszubekommen, welche anderen Probleme und Konflikte, außer den bereits erwähnten, sie möglicherweise noch hat, und inwiefern sie ihre Ehe in eine Sackgasse gebracht haben könnten. Ich bin außerdem neugierig, welche sexuellen Schwierigkeiten jeder von ihnen eventuell hat. Wenn ich mit jedem von ihnen einzeln spreche, werde ich eher zutreffende Informationen aus diesem Bereich bekommen können.

Van: Ja, ich habe davon gehört. Von Ihrem Aufsatz.
Dr: Sie haben davon gehört. Okay. Ich werde Ihnen einen Dollar dafür abnehmen, den Selbstkostenpreis, und dann habe ich da noch einen kleinen Text mit der Überschrift »Normal Adolescence« (»Normale Adoleszenz«). Kennen Sie den?

Ich gebe Van und Cindy Texte zum Lesen, um ihnen deutlich zu machen, daß es tatsächlich um eine Art Fortbildung, nicht um eine Behandlung geht. Die Texte sind so angelegt, daß sie ihnen auf der kognitiven Ebene helfen, einige der Begriffe kennenzulernen, mit denen ich mich in den folgenden Sitzungen beschäftigen werde. Außerdem ist es wichtig, daß die Leute bestimmte Aufgaben bekommen; ohne diese stellt sich nur leicht die Erwartung ein, daß eine Art magische Veränderung im Rahmen der »Behandlung« stattfinden werde.

Van: Ja. Ist das nicht von der Group for the Advancement of Psychiatry?
Dr: Ja.
Van: Ich habe es als Text benutzt.
Dr: Okay. Nun, was ich von jedem von Ihnen möchte, ist, daß Sie vor allem das dritte Kapitel durcharbeiten, damit wir feststellen können, an welcher Stelle der Adoleszenz jeder von Ihnen steckengeblieben ist. Daraus ergibt sich dann die Tagesordnung, mit der wir uns beschäftigen werden, wenn Sie einzeln bei mir sind.

Ich mache deutlich, daß ich das, was sie jetzt durchmachen, in gewisser Hinsicht als verspätete Adoleszenz betrachte. Die Adoleszenz ist der Zeitraum, in dem ein Individuum seine Beziehungen in größerem Umfang von der Familie auf Menschen außerhalb der Familie zu verlagern beginnt. Die Ehe kann als Endpunkt der Adoleszenz betrachtet werden. Wenn in der Ehe irgendein bestimmtes Problem auftaucht, betrachte ich das als Symptom dafür, daß beim Ablösungsprozeß irgend etwas schiefgegangen ist, ein Problem, das normalerweise während der Adoleszenz hätte gelöst werden sollen, jedoch über einen viel längeren Zeitraum mitgeschleppt worden ist. Vieles bei dem Prozeß der Partnerwahl hat mit ungelösten Problemen sowohl der Adoleszenz wie auch der Präadoleszenz zu tun. Man neigt dazu, den auserwählten Partner zu idealisieren und in ihm einen Menschen zu sehen, der einem bei der Lösung jener ungelösten Probleme helfen wird. Eheliche Unstimmigkeiten bringen auf mancherlei Art die Enttäuschung über die keineswegs der magischen Erwartung entsprechende Realität der Ehe zum Ausdruck.

Und danach sehen wir uns wieder gemeinsam, und ich sage Ihnen, wo es meiner Meinung nach lang geht. Im Lauf der Zeit habe ich festgestellt, daß es im allgemeinen zwei Dinge gibt, zwei Möglichkeiten, die zu einer Verbesserung führen können. Verbesserung muß meiner Ansicht nach nicht heißen, verheiratet zu bleiben. Verbesserung heißt, daß Sie fähig werden, ein Selbst, Sie selbst zu sein, und ein starkes Gefühl Ihrer selbst zu entwickeln. Und was diese ganze Scheidungsgeschichte betrifft, so bin ich überzeugt, daß die Leute, ehe sie sich scheiden lassen, die Verpflichtung haben herauszubekommen, wie stark sie emotional noch mit ihrem Elternhaus verhakt sind. Ob die Eltern noch leben oder tot sind, ist dabei egal. Mit anderen Worten: Ich meine, daß die Menschen sich emotional vom Elternhaus getrennt haben müssen, ehe sie eine lebensfähige Ehe führen können. Das hat mit der geographischen Entfernung von der Familie überhaupt nichts zu tun, denn so, wie Sie sich geäußert haben, Cindy, wissen Sie, daß es, solange Sie nicht fähig sind, ein Gefühl des Wohlbefindens und des Glücks zu akzeptieren, so ist, als hätten Sie den Kopf Ihrer Mutter in Ihrem eigenen Kopf.

> Die Vorstellung, den Kopf der Mutter im eigenen Kopf zu tragen, läßt darauf schließen, daß dieses Introjekt Cindy manchmal dazu zwingt, sich, ohne daß sie dies möchte, wie ihre Mutter zu benehmen. Das Problem ist, wie man dieses Introjekt neutralisieren kann, damit sie sich wohler fühlt, wenn sie Cindy ist, anstatt aufgrund der Widersprüche und Frustrationen, die sie im Verhältnis zu ihrer Mutter erfahren hat, immer wieder neu Schuldgefühle zu entwickeln. In gewissem Sinne lebt Cindy die Schuldgefühle aus, die ihre Mutter hat, weil sie schon vor der Ehe mit Cindy schwanger war. Es ist merkwürdig zu beobachten, wie einige dieser Probleme jahrzehntelang anhalten und die Entwicklungsmöglichkeiten der Eltern wie des Kindes beschneiden.

Die Frage ist also: Wie kann man die Leute aus dem Verhaktsein befreien? Es gibt zwei Möglichkeiten: erstens, die Mitglieder der Ursprungsfamilie hierherzubekommen, und zweitens, die Bänder abzuhören. Wie lange das alles dauert, weiß ich nicht. Ich will auch keine Vorhersagen machen. Denn wenn ich anfange, zeitliche Prognosen zu machen, mache ich das Ganze gleichsam dicht. Ich arbeite mit einem hohen Maß an Ungewißheit. Ich interessiere mich für Fakten und möchte etwas in Gang bringen. Die Bänder sollten aufbewahrt werden, wenn Sie diesen Dingen weiter nachgehen wollen, und ab und zu im Laufe der Zeit werde ich Sie vielleicht mal bitten, zu Hause ein Band, das einen Monat später aufgenommen wird, mit einem Band von heute zu vergleichen. Denn ich möchte, daß auch Sie beurteilen und beobachten können, was sich da abspielt und welche Veränderungen sich ergeben. Mit anderen Worten: Es kommt vor allem darauf an, die Abhängigkeit von mir und meinem Urteil abzubauen, denn wenn das nicht nach einiger Zeit gelingt, kommen wir eigentlich erst dann zum Ende, wenn einer von uns abkratzt. Verstehen Sie? Kurz, ich beschreibe einfach, worum es hier geht. Wollen Sie wiederkommen? Ich meine, was halten Sie von dem Ganzen?

Ich versuche, meinen professionellen Standpunkt ganz deutlich zu machen, um die Übertragung nicht zu stark werden zu lassen, die sich im Rahmen einer Einzeltherapie normalerweise einstellt. Ich bearbeite das Phänomen der Übertragung auf andere Art. Ich ermutige sie, ihre Bänder zu Hause noch einmal anzuhören, um zu lernen, dort einen Dialog zu führen. Je mehr sie dazu fähig sind, desto früher können sie die Behandlung beenden und ihr Leben bewußter gestalten. Sie müssen allerdings mitmachen; die Aufgaben sind klar, und sie können Fragen stellen. Ich mache ganz deutlich, daß es sich tatsächlich um ein gemeinsames Unternehmen handelt; daß sie die Wahl haben, wiederzukommen oder nicht, wie sie wollen. Ihren Wunsch, wiederzukommen, werde ich als Hinweis betrachten, daß sie gewillt sind, sich auf die von mir umrissene Aufgabenstellung einzulassen.

Van: Ich glaube, ich könnte dann besser sagen, ob wir zusammen arbeiten können oder nicht, wenn die Phase der Auswertung beendet ist, das heißt, nachdem wir zuerst einzeln und dann nochmals gemeinsam bei Ihnen gewesen sind.

Van macht eine klare Aussage, die mir zeigt, daß er fähig ist, die Initiative auf eine Weise zu ergreifen, wie er es vorher niemals getan hat. Cindy schließt sich seiner Aussage an.

Dr: Okay . . . okay. Sie wollen also zur Auswertung wiederkommen?
Van: Ja, ich meine schon.
Cindy: Oh, das ist mir sehr recht.
Dr: Okay, jetzt . . . Ich könnte einen von Ihnen nächste Woche, am Mittwoch, sehen, und der andere wäre, müßte in der darauffolgenden Woche, am Dienstag, kommen. Nach 10 Uhr morgens und vor 16 Uhr kommt man am besten in diese Gegend rein und wieder raus. Ich könnte einen von Ihnen am Mittwoch sehen, um 14.15 Uhr, falls Sie das schaffen. Die Einzelsitzungen sind meist kürzer.
Van: Ich habe ein Seminar. Paßt dir 14.15 Uhr?
Cindy: M-hm. Ja, ich kann's einrichten.
Dr: Okay. Also, wenn wir diese Sache hinkriegen wollen, ist es für mich wichtig, ein Feedback zu bekommen, sobald Sie meinen, ich würde für den einen oder anderen Partei ergreifen. Denn, mhm, wenn Sie meinen,

ich sei parteiisch und Sie sagen es mir nicht, dann ist die ganze Sache gestorben. Wie steht's mit Ihnen, Van, mhm . . .?

> Ich betone ausdrücklich die Notwendigkeit eines Feedbacks von beiden. Ich tue dies besonders deshalb, weil die Tatsache, daß ich ein Mann bin, die Frau oft genug zu der Annahme führt, ich würde dazu neigen, Partei für den Mann zu ergreifen, anstatt so unparteiisch wie möglich zu sein.

Van: Laß mal sehen, mhm, irgendwann am Dienstagnachmittag . . . (*Es folgt eine Diskussion über die möglichen Termine.*)
Dr: Sie haben also ein Exemplar von »Normal Adolescence«?
Van: Ja.
Dr: Okay, dann können Sie Ihr eigenes benutzen. Mhm, lassen Sie mich rasch noch »Parental Empathy« holen und . . . Ich glaube, Sie sollten ein etwas längeres Tonband mitbringen. (*Er verläßt das Zimmer.*)
Van (*zu Cindy*): Tja, ich fühle mich ein bißchen wie du. Ich weiß nicht, ob dies der richtige oder der hilfreichste Weg ist, an die Dinge heranzugehen.

> Van deutet an, daß er diesem Vorgehen gegenüber ambivalent eingestellt ist. Mir fällt wieder sein Wunsch nach dem anonymeren Rahmen einer Einzeltherapie ein.

(*Dr. Paul kommt zurück.*)
Dr: Die Rechnungen werden jeweils zum Monatsersten verschickt. Wenn Sie einen Termin nicht einhalten können, lassen Sie es mich bitte vierundzwanzig Stunden vorher wissen; wenn Sie es nicht tun, muß ich Ihnen die Zeit in Rechnung stellen. Ich meine, je früher Sie einige dieser Dinge geklärt haben – nicht so sehr im Hinblick auf die Ehe, sondern im Hinblick darauf, wo Sie herstammen – desto größer ist Ihre Chance, herauszufinden, was Sie mit Ihrem Leben anfangen können. Ich bin nicht für die Ehe, und ich bin nicht für Scheidung. Ich bin nur gegen unsaubere Scheidungen, weil ich zu viele gesehen habe. Das also ist mein Standpunkt, damit Sie wissen, wo ich stehe. Okay?
Cindy: Glauben Sie überhaupt, daß wir in der Lage sind, herauszuarbeiten . . . Ich glaube, wir sind immer noch in einem Dreiecksverhältnis, daß sie immer noch so stark da drinsteckt, wissen Sie. Die ganze Woche über beschäftigt er sich mit seinen Gefühlen für sie, und ich glaube nicht, daß er sich mit mir beschäftigen kann. Wo gehört sie eigentlich bei dem Ganzen hin?
Dr: Sie ist eine Ablenkung.

Cindy: Sollen wir sie uns aus dem Kopf schlagen, im Augenblick, oder nicht?
Dr: Nun, wenn ich zu Van sagen würde, er solle sie nicht sehen oder nicht mit ihr sprechen, dann könnte er meinen, ich würde gegen ihn Partei ergreifen. Ich bin allerdings dafür, wenn es für jemanden kritisch wird, wie für Sie, dann plädiere ich für das, was ich eine Einfrier-Trennung nenne, das heißt, ich bin dafür, daß sich der Kerl und das Mädchen zunächst einmal trennen, die Ehe kriegt eine Schonfrist, und er sieht das Mädchen nicht. Damit der Kerl Gelegenheit hat, herauszufinden, was sich in seinem eigenen Kopf abspielt. Wir haben eine Welt, mhm, die ist voll mit wunderschönen Ablenkungen.
Cindy: Ja.
Van: Ja. Das ist doch kein Problem.
Dr: Für sie schon. Sehen Sie, mit der Ehe ist es so: Wenn einer von beiden glaubt, es existiert ein Problem, dann existiert ein Problem.
Cindy: Er kommt abends nach Hause und weint, und ich weiß, daß er ihretwegen weint, deswegen kann ich nicht glauben, daß er sich ... mir zuwenden kann ...
Dr: Tja, ich glaube, daß im Laufe dieses Projekts, daß, mhm, eine der Sachen, auf die Sie sich vorbereiten sollten, ist die, daß Sie sehr wohl Überraschungen erleben können, was das wirkliche Problem ist. Okay?

> Ich versuche, diesem Ehepaar klarzumachen, daß es einige Ungewißheiten gibt, mit denen sie werden leben müssen. Diese Ungewißheiten betreffen das, was in den Sitzungen passieren wird, die Rolle, die die andere Frau spielen wird, und die Frage, ob sie sich scheiden lassen werden oder nicht. Es ist mir wichtig, daß sie sich zunächst noch kein festes Bild über den zukünftigen Gang der Dinge machen. Ich möchte, daß sie zuerst einmal untersuchen, was in ihnen vor sich geht, und vor allem den Zusammenhang zwischen Ereignissen vor der Ehe und Ereignissen, die sich zur Zeit in der Ehe abspielen, sehen. Der Hinweis auf das Experiment oder das Abenteuer, auf das sie sich nach dieser Sitzung einlassen, soll sie vorbereiten auf das, was sich möglicherweise entwickeln kann.

Van: Sollen wir unser Band mitnehmen?
Dr: Jawohl, das ist Ihr Eigentum, und Sie sollten es aufbewahren. Ich weiß nicht, was für ein Band es ist, aber ... wenn Sie schlechtes Bandmaterial besorgen, dann ist es ein Problem, wenn ich es überspielen muß, und ich mag's einfach nicht, Bänder zu überspielen. Das ist 'ne ganz schöne Scheißarbeit für mich.
Van: Ja.

Dr: Okay. Haben Sie die Termine?
Van: Ja. (*Sie bestätigen die Termine.*)
Van: Danke schön.
Dr: Bitte sehr. Gebrauchen Sie Ihre Köpfe, es sind die einzigen, die Sie haben.
Cindy: Mmmmmm.
Dr: Tschüß.
Ehepaar: Tschüß.

Was sich daraus entwickelte, sollte für jeden von uns zu einem persönlichen Abenteuer werden.

»Aber der Kreis unseres Verständnisses
Ist ein sehr begrenzter Bereich.
Abgesehn von einer beschränkten Zahl
Von rein praktischen Handlungen
Wissen wir nicht, was wir tun;
Und wenn wir's recht bedenken,
Wissen wir nicht viel vom Denken.«

*Chor**

* T. S. Eliot: »Der Familientag«. *Die Dramen.* Frankfurt/M. (Suhrkamp) 1966, S. 170–1.

Cindys Geschichte
Zweite Sitzung,
27. September 1972

Dr: Haben Sie ein Band mit?
Cindy: Es ist ziemlich heiß.
Dr: Ja. Deswegen muß ich hier eines Tages ausziehen. Was meinten Sie ... heute ist der 27. September 1972. Was hielten Sie von der Sitzung letztes Mal? Haben Sie sich das Band angehört?

Ich bitte immer um ein Feedback über die vorangegangene Sitzung. Dies betont meine Überzeugung von der Kontinuität des Prozesses zwischen den einzelnen Sitzungen.

Cindy: Nein. Unser Tonbandgerät ist kaputt, deshalb konnten wir uns das Band nicht anhören.

Sie beantwortet meine beiden Fragen auf eine Art, die auf einen Widerstand, die Bänder anzuhören, schließen läßt.

Dr: Haben Sie das Zeug gelesen?
Cindy: O ja. Ja, ich habe alles gelesen.
Dr: Hat es Ihnen irgend etwas gesagt?
Cindy: Ja, sehr viel. Vor allem über ... der Aufsatz, den Sie geschrieben haben, mhm ... er half mir wirklich, die Tatsache in den Griff zu kriegen, daß ich, mhm, eigentlich bislang nur für mich selbst Gefühle entwikkelt habe, und ich kann jetzt zum ersten Male wirklich Vans Schmerzen spüren und wirklich verstehen, wie ihm zumute ist, das auch. Mein Kopf sagt mir das. Mein Inneres nicht. Mein Intellekt steht ganz über den Dingen, und dann plötzlich fängt es innen drin an zu rebellieren, und ich kriege heiße Aufwallungen und all so was, und dann sage ich mir: »Beherrsche dich«, aber mein Kopf und mein Bauch stimmen nicht miteinander überein.

Sie macht ganz deutlich, daß der Aufsatz »Parental Empathy« für sie am eindrucksvollsten war.

Dr: Und, mhm, Ihr Mann. Zeigte er irgendeine Reaktion auf die Sitzung?

Ich wechsle das Thema, da ich aufgrund seines bei der ersten Sitzung geäußerten Wunsches nach einer Fortsetzung der Einzeltherapie befürchte, daß er vielleicht nicht wiederkommen würde. Es ist deshalb wichtig, zu Beginn dieser Sitzung einen Hinweis auf seine Reaktion nach der ersten Sitzung zu bekommen.

Cindy: Nun, wir hatten eine sehr schwierige Woche. Sie fing schlecht an, weil wir wirklich so erschöpft waren, und es war schwierig, so früh an dem Morgen hier zu sein, und Van hat so gut wie nicht geschlafen und keine Energie, und ein sehr guter Freund von uns starb am Freitag, und das hat ihn vollends umgehauen.

> Im allgemeinen diskutieren die Menschen viel bereitwilliger die Reaktion eines anderen auf eine beliebige Situation als die eigene. Dies zeigt sich an der Leichtigkeit, mit der Cindy das Verhalten Vans beschreibt. Eigentlich spricht sie gar nicht von seiner Reaktion auf die Sitzung, sondern von den Schwierigkeiten, die er ihrer Meinung nach hat. (Eigentlich kommt von Cindy überhaupt kein Hinweis darauf, daß sie und Van die letzte Sitzung diskutiert oder auch nur erwähnt hätten.)

Dr: Wie alt war der Mann?
Cindy: Er ist dreiunddreißig. Er war dreiunddreißig. Er starb an Krebs, und wir wußten, daß es so kommen würde, aber es war wirklich ... das war wirklich ein Schlag für ihn.
Dr: Wie hieß er?
Cindy: Pete Beech. Peter Beech. Er hat seinen Magister in Sozialwissenschaften mit Van zusammen gemacht, und sie waren eng befreundet.
Dr: Was für eine Art Krebs hatte er?
Cindy: Nun, es fing bei der Prostata an.
Dr: Und wie hat Van darauf reagiert?

> Der Tod von Vans Freund bringt eine erneute Krise für Van und Cindy. Ich versuche festzustellen, wie Van auf den Tod seines Freundes reagierte. Das wird mir helfen, bei der nächsten Sitzung mit Van seine Reaktion auf den Tod seines Vaters genauer zu verstehen.

Cindy: Ganz schlecht. Er ist wirklich schwer bedrückt. In der Tat, ich war wirklich ... ich reagierte zu heftig und habe mich am Samstagabend ziemlich schlecht gefühlt und, mhm ...

> Sie nimmt zum erstenmal direkt auf sich selbst und eine neue Krise Bezug, die anscheinend aus einer übermäßig starken Reaktion am vergangenen Samstagabend entstanden war.

Dr: Worauf haben Sie so heftig reagiert?
Cindy: Die erste Studentin, die Van ... das erste Jahr, als er an der Rhode Island University war, die erste Bedrohung in unserem Leben, war diese junge, kleine Melissa, eine andere blauäugige Blondine. Aber mit

ihr hat er es besser gemacht als mit dieser Jennifer, insofern ... er hatte ... Ich mochte Melissa, und wir waren zu ihrer Hochzeit eingeladen, und deshalb, mhm, haben wir als Ehepaar eine Beziehung zu diesem jungen Paar aufrechterhalten, und die ganze Zeit machen der Mann und ich Witze darüber, daß Melissa und Van ihre Beziehung aufrechterhalten wollten, und daß wir das erlauben, indem wir als Ehepaare zusammenkommen.

Ich frage mich, wer wirklich das Problem mit Melissa und blauäugigen Blondinen hat. Liegt es an Cindys Neugierde, ob Van sich immer noch mit Melissa beschäftigt, oder kommt das Bedürfnis, die Beziehung zu Melissa und ihrem Mann fortzusetzen, tatsächlich von Van? Es bleibt unklar, wer welches Problem hat.

Dr: Ja.
Cindy: Nun, jedenfalls sind sie Samstagabend gekommen. Und ich denke, ich bin ganz cool, und ich denke, daß ich ganz bei der Sache bin und mich voll unter Kontrolle habe, und das Thema der blauäugigen Blondinen kommt aufs Tapet. Melissa sagte, wie gerne sie braunes Haar hätte, braunes Haar wie meins. Ich sagte: »O Melissa, du liebe Zeit, alle Männer finden blauäugige Blondinen sexy, nicht Brünette«, und ich sagte, mhm: »Stimmt's nicht, ihr Männer?« Und beide sagten: »Ja, in der Tat, das stimmt.« Und dann bekam ich sofort dieses ... »Ich muß gleich kotzen. Ich werde ... ich kotze gleich.« Und ich sprang auf und ging aus dem Zimmer, und ich sagte: »Entschuldigt«, und ging ins Bad, und Van sagte sofort ... er kam und klopfte an die Tür und sagte: »Was ist los?« und ich sagte: »Ich drehe durch. Laß mich einen Augenblick allein.« Ich sagte: »Redet über etwas anderes.«

Es ist nichts Ungewöhnliches, daß Alleinstehende oder Ehepaare versuchen, ein »normales« Leben weiterzuführen, obwohl enge Freunde oder Verwandte gestorben sind. Die Tatsache, daß die beiden Melissa und ihren Mann am Abend nach dem Tode von Vans Freund zu sich einluden, stellt den Versuch dar, genau das zu tun. Was sich dann abspielte, könnte eine verdeckte Reaktion auf Peters Tod sein. Cindys Besessenheit von dem Thema »blauäugige Blondinen« ist auffallend.

Dr: Lassen Sie mich eine Frage stellen.

Ich tue genau das, worum Cindy Van gebeten hatte: Ich wechsle das Gesprächsthema. Ich bemühe mich, das starke Gefühl ihrer eigenen Unzulänglichkeit etwas abzumildern, indem ich nach früheren Erlebnissen frage, die zu diesem Minderwertigkeitsgefühl beigetragen haben könnten. Außerdem stellt sich eine Frage, die sich durch das Folgende hindurchzieht: Woran liegt es, daß Van mit Melissa keine Affäre hatte, während er doch mit Jennifer eine Affäre eingegangen ist? Historisch gesehen hängt der Beginn der Affäre mit Jennifer anscheinend damit zusammen, daß Cindy schwanger war, während Van zur gleichen Zeit an seiner Doktorarbeit saß, was bedeutete, daß ein ohnehin gefährdetes Gleichgewicht durch zwei weitere Belastungen erschüttert wurde.

Cindy: Ja.
Dr: Gibt es irgend jemand Blondes, Blauäugiges in Ihrer Familie?
Cindy: Nein.
Dr: Überhaupt niemand?
Cindy: Nein. Wir sind alle Indianer.
Dr: Was meinen Sie damit, alle Indianer? Sind Sie zum Teil indianischer Abstammung?

Ich überlege, daß jemand mit indianischer Abstammung sehr wohl ein Gefühl der ethnischen Minderwertigkeit entwickeln kann, entsprechend der allgemeinen menschlichen Tendenz, immer das, was der andere hat, begehrenswerter zu finden als das, was man selbst hat.

Cindy: M-hm. Braune Augen, braunes Haar, braune Haut.
Dr: Und waren Sie während der Zeit auf der High School auf irgend jemanden mit blauen Augen und blonden Haaren neidisch?
Cindy: Auf der High School? Nein, nicht daß ich mich erinnern könnte.
Dr: Oder auf eine Lehrerin?
Cindy: Nein.
Dr: »Ich möchte so sein wie sie«?
Cindy: Nein, ich wollte nie, nie blaue Augen und blondes Haar haben, bis Melissa und Jennifer in Vans Leben eintraten und er ... seine Mutter war blond und blauäugig, und seine Schwester ist blond und blauäugig, und es war, als er mir das erstemal erzählte, daß die Filmstars ... nur blauäugige Blondinen regen ihn an. Und dann ...

Van ist blauäugig und blond.

Dr: Warum hat er Sie geheiratet?
Cindy: Ich weiß es nicht. Und dann die beiden ... seine erste Verlobte hatte meine Haarfarbe, genau, und sie gingen auseinander, und dann heiratete er mich.
Dr: Seine erste Verlobte war wer?

Cindy: Sie hieß Amy Carnel. Sie waren verlobt, und dann hat er Schluß mit ihr gemacht.
Dr: Warum?
Cindy: Weil es hieß, entweder heiraten oder Schluß machen.
Dr: Amy Carnel? C-A-R...?
Cindy: C-A-R-N-E-L.
Dr: Ja, wie hat er sich dann verlobt?
Cindy: Tja, sie gingen miteinander, es war eigentlich seine erste Liebe. Sie gingen zusammen auf die High School; sie waren ganz schön eng und intim. Sie hatten eine Art Sparkonto miteinander; er war ein Jahr älter, und er ging dann weg, nach South Dakota an das College, und sie blieb in Alabama, und dann folgte sie ihm ein Jahr später nach South Dakota, und da hatte er gerade entschieden, daß sie doch nicht diejenige war, die er heiraten wollte.
Dr: Meinen Sie, daß es eine Möglichkeit gibt, Ihren Papa hierherzubekommen?

> Wieder ein abrupter Themenwechsel. Ich kam auf dieses Stichwort durch die Worte »South Dakota«, und ich versuchte, ihre Aufmerksamkeit auf ihre Familie zu lenken und den Ort, an dem die Familie wohnt.

Cindy: Nein.
Dr: Oder wollen Sie das Risiko erst gar nicht eingehen? Ich habe das Gefühl, Sie haben eine Mordsangst vor dem Kerl.
Cindy: Ja, hab ich auch, aber ich sehe auch ein, daß ich mit ihm nichts zu tun haben muß.

> In dieser Hinsicht bin ich skeptisch. Eine solche Einstellung geht meist mit intensiven ehelichen Unstimmigkeiten einher. Die Verleugnung des Bedürfnisses, zu einem Elternteil eine Beziehung zu haben, findet ihren Ausdruck in ehelicher Verbitterung, denn die unbewußte Antistellung zu jenem Elternteil wird verdrängt oder auf den Ehepartner verschoben.

Dr: Das weiß ich nicht.
Cindy: Nun, ich war zu Hause die letzten beiden Wochen. Ich versuchte ... ich ging nach Hause und erzählte ihnen von Van und mir, und wie es mit uns steht, und ich habe einfach ... wie er ist ...
Dr: Die letzten beiden Wochen, wann?
Cindy: Donnerstag vor acht Tagen. Mein jüngerer Bruder hatte einen schweren Autounfall, und er schwebte fünf Tage lang in Lebensgefahr, also fuhr ich nach Hause.

Dr: Nach Hause.
Cindy: Am Donnerstag vor vierzehn Tagen.
Dr: Nach Hause.
Cindy: Ja, nach Hause.
Dr: Ihr Herz ist also immer noch dort.
Cindy: Ja.

Sie bestätigt die Richtigkeit meiner vorausgegangenen Bemerkung: »Zu Hause ist man, wo das Herz ist.«

Dr: Sie haben sich selbst verraten.
Cindy: Ich sage das immer, wissen Sie? Es ist gut, nach Hause zu gehen, denn, Mann, wenn ich nach Hause gehe, dann bin ich wer. In der ganzen Stadt, in der ganzen Familie, ich bin einfach wer.

Es zeigt sich, warum es so verlockend ist, zu Hause zu sein.

Dr: M-hm.
Cindy: Dort bin ich wirklich die Königin, die Prinzessin. Ich habe vierzig Kusinen, und ich bin die einzige, die von zu Hause weggegangen ist. Und das Lieblingsenkelkind meiner Großmutter und das einzige Enkelkind mit einem Hochschulabschluß. Und ich gehe nach Hause, und die kleine Stadt Monongah, und alle meine Freundinnen sind verheiratet, und ihre Kinder sind fünfzehn, sechzehn Jahre alt, und ich gehe die Hauptstraße entlang, und alle freuen sich so, mich zu sehen. Ich bin wirklich jemand in meiner ganzen Familie, mhm.
Dr: Sie sind wirklich jemand.
Cindy: Ja, wirklich. Und hier, ich habe gemerkt, daß ich in diese Welt, in die mich mein Mann gestellt hat, nicht hineinpasse.

Sie gibt deutlich zu erkennen, daß sie die eigene Verantwortung für etwas, was normalerweise Ergebnis eines gemeinsamen Entschlusses sein sollte, abgetreten hat. Wenn sie nicht hineinpaßt, weswegen erträgt sie es dann? Sie vermißt ganz offensichtlich das Maß an Aufmerksamkeit und Wärme, das sie zu Hause erfährt. Kann Cindy eigentlich ihre eigene Verantwortung für die Erfüllung eines Familientraums – den Erwerb eines Hochschulabschlusses – akzeptieren? Es bleibt unklar, weshalb sie nicht jemand ähnliches hätte heiraten können, wie die anderen Familienmitglieder und Freunde, die »zu Hause« wohnen.

Dr: Und was ist das für eine Welt?
Cindy: Ein sehr anspruchsvoller Haufen von intellektuellen Snobs.
Dr: Sie wollen nach Hause zurück?

Cindy: Ja, ich fühle mich wohler bei solchen Leuten und auch wieder nicht. Ich glaube ... ich glaube nicht, daß ich wirklich dorthin zurückkehren kann, und doch meine ich, daß das Menschen sind, die wirklich echt sind, und daß ich aber auch etwas Besonderes bin. Ich bin ein Snob, wenn ich zurückgehe, und doch, ... ich, mhm, ich kann es nicht richtig erklären, ich bin ganz oben, wenn ich dorthin zurückgehe. Und doch empfinde ich die Menschen dort als wirklich echte, ehrliche Menschen, und die Menschen hier sind, ich glaube, wir alle ... sind Schauspieler. Ich glaube nicht, daß irgendeiner wirklich echt ist, daß irgendeiner wirklich ehrlich ist. Alle ... alles, was sie machen, ist, miteinander bumsen und Kinder in Tagesstätten großziehen und nur ... das ist's. Und ich passe da nicht rein. Und ich kann nicht herumsitzen und von der neuesten Kunstausstellung, die ich besucht habe, erzählen oder von der neuesten Oper oder von Büchern, die ich gerade lese. Ich passe da nicht rein.
Dr: Sie wollen also zurückgehen?
Cindy: Ich will und will nicht. Ich will nicht wirklich dort leben, und doch ...
Dr: Sie wissen nicht, wo Sie hingehören.
Cindy: Ich weiß es wirklich nicht.

> Sie zeigt deutlich ihre Ambivalenz. Ich habe den Eindruck, daß sie dorthin nicht zurückkehren kann, weil sie Angst vor einer Konfrontation mit ihrem Vater hat; es mag sein, daß es vor allem ihr Verhältnis zu ihrem Vater war, das sie von zu Hause fortgetrieben hat.

Dr: Wie reagierte Van darauf, hier zu sein?

> Der Schwerpunkt des Gesprächs verschiebt sich erneut. Es interessiert mich, ob Van Cindys ambivalente Gefühle im Hinblick auf Providence teilt. Mit meiner Frage versuche ich sowohl Cindys ambivalente Einstellung zu dieser Gegend als auch ihre Einstellung zu der Behandlung, ihre Gefühle darüber, daß sie hier in diesem Zimmer ist, zu klären.

Cindy: Nun, er fühlte sich hier sehr wohl. Jetzt ist er wirklich unzufrieden, aber er könnte in South Dakota nie glücklich sein.
Dr: Nein, ich meine hier in diesem Raum.
Cindy: Oh, in diesem Zimmer? Nun, ja. Er hat, mhm, ich würde es ein berufliches Eingebildetsein nennen, in dieser Sache, daß er seinen Schmerz und seine Krankheit nicht wirklich sehen und annehmen kann. Er will Sie nur beeindrucken, anstatt Ihnen einiges von sich zu zeigen ... und ich hatte das Gefühl, er führte für Sie ein Schauspiel auf, anstatt Ih-

nen wirklich etwas von seinem Innersten zu zeigen. Und ich sagte: »Ich finde, du bist bei Dr. Paul in so einer Anspannung. Du versuchst, ihn zu beeindrucken, was du bist, beruflich«, und ich glaube, es fällt ihm sehr schwer, das fallen zu lassen. Ich glaube nicht, daß Sie ihn völlig davon überzeugt haben, daß Sie der Richtige für ihn sind, derjenige, den er will und braucht. Und ich . . .

> Es ist offenkundig, daß ein Wettbewerb darüber stattfindet, welche Sorte von Einbildung vorzuziehen ist.

Dr: Will er nicht weitermachen?

> Ich erfahre durch Cindys Wahrnehmungen immer mehr über Van. Ich konzentriere mich auf ihre Wahrnehmungen von Van, denn es fällt ihr so schwer, bei ihrer eigenen Situation zu bleiben, ohne sich in der Intensität ihres Gefühls, durchzudrehen oder auseinanderzubrechen, zu fangen.

Cindy: Nun, er kann nicht aufhören, Dr. Paul; er ist wirklich krank. Ich meine am Samstagabend, ich habe nicht zu Ende erzählt, aber am Samstagabend, da ist er ausgeflippt . . .
Dr: Wie denn?
Cindy: Er war so unwahrscheinlich zerstörerisch, er hat seinen Behandlungsraum vollkommen zerstört. Er . . . er haute alle Bücherregale von der Wand, er warf die ganzen Möbel um, er warf mit Büchern um sich, mit Lampen, er schmiß seine Uhr an die Wand, er war völlig . . .

> Es ist gut möglich, daß die Zerstörung seines Behandlungsraumes Ausdruck seiner Wut und seiner Frustration über den Tod des Freundes war. In einer Nachfolge-Sitzung am 13. Dezember 1973 bat ich Van um eine weitere Erklärung für dieses destruktive Verhalten. Er sagte: »All dieses Zeug, . . . all das, was nach Meinung meines Vaters für mich wichtig war . . . eine gute Ausbildung und all das . . . brachte mir nicht die Rettung, die ich erhofft hatte.«

Dr: War er betrunken?
Cindy: Ja. Und böse auf mich.
Dr: Weswegen?
Cindy: Tja, ich hatte die Geschichte nicht zu Ende erzählt . . . aber ich hab's Melissa gesagt. Melissa sprach von . . . das Thema Affären ist aufgekommen, weil sie so eingeschüchtert und so eifersüchtig ist auf ihren Mann, der Pilot ist. Also kam sie auf Affären zu sprechen, und sie sagte . . . gerade nach der Sache mit den blauäugigen Blondinen, und ich war gerade zurückgekommen und glaubte, meine Eifersuchtsgefühle unter

Kontrolle zu haben ... das: »Gott, hast du Glück, daß du mit einem solchen Mann verheiratet bist. Ich wünschte, ich hätte einen so perfekten Ehemann.« Und ich sagte: »Scheiß drauf. Dieser perfekte Ehemann treibt's zur Zeit gerade mit einem blauäugigen Collegegirl«, und sobald ich es gesagt hatte, ich meine ... es war für mich genauso ein Schock wie für die anderen. Die Cocktailgläser vereisten natürlich, und ihr Mann sagte: »O laß das, Cindy, du bist betrunken ... komm runter von diesem Trip. Verkohl uns nicht so.«

Cindy kann nicht glauben, daß irgend jemand ihretwegen eifersüchtig sein könnte. Sie muß diese Vorstellung verdrängen, und das gelingt ihr vorzüglich.
Als Cindys Angst wächst, beginnt sie, die Verhältnisse zu entpersonalisieren. Für sie waren es nicht die Menschen, die erstarrten; es waren die Cocktailgläser. All das zeigt, wie sehr sie ihren Eifersuchts-, Ärger- und Unzulänglichkeitsgefühlen entfremdet ist. Mit derselben Entfremdung sich selbst und der Umgebung gegenüber erlebt man die Dinge, wenn man betrunken ist.

Dr: Wieviel hatten Sie getrunken?
Cindy: Ich hatte drei Manhattans und kein Essen.
Dr: Seit wann? An diesem Tag?
Cindy: Seit dem Essen, meinen Sie?
Dr: Ja.
Cindy: Gegen elf Uhr an dem Tag.
Dr: Morgens.
Cindy: Ja.
Dr: Da waren Sie ja wohl toll in Form.

Eine leichthin gemachte Bemerkung ohne irgendeine Wertung.

Cindy: Ich habe tatsächlich zum erstenmal, als sie auf dem Weg war, sagte ich zu Van: »Ich muß mir wirklich einen Drink machen, um lustig und vergnügt zu sein.« Denn wir hatten geweint und waren den ganzen Tag mit dem Tod unseres Freundes beschäftigt ...

Die Schwierigkeit, den Tod ihres Freundes anzunehmen und damit fertigzuwerden, schien es notwendig zu machen, daß sie den Abend mit Melissa und ihrem Mann als eine Art Ablenkung benutzten.

Dr: Also, was passierte? Es gab offensichtlich eine Kettenreaktion?
Cindy: Natürlich gab's eine Kettenreaktion. Und Melissa schaute mich an, und sie kriegte Tränen in die Augen, und sie hat Van seit ganz, ganz

langer Zeit immer irrsinnig hoch eingeschätzt ... ihr Vater ist auch gerade jetzt in eine Affäre verwickelt. Sie kam ursprünglich zu Van, um mit ihm über die Affäre ihres Vaters zu sprechen, und wie konnte er nur ...

Dr: Hatte Van eine Affäre mit ihr?

Cindy: Nein, aber er stellte es sich vor. Sie war das erste Mädchen, das zu uns nach Hause kam ... in seinem neuen Beruf. Ich war mit diesem frommen Pfarrer verheiratet und dann, peng! hatte ich diesen Hochschulprofessor, bei dem die Mädchen alle nasse Höschen kriegen, und dieses junge Mädchen und ihre Freunde kommen eines Abends bei uns vorbei, um Van zu besuchen und da sagte er mir zum erstenmal, daß sie dauernd vorbeikäme und mit ihm flirtete, und er sagte, es wäre schon erregend, wenn diese niedlichen kleinen Mädchen vorbeikämen, und, Sie wissen ja, dann muß man das verstehen, und so weiter und so fort, und ich unterrichtete zu der Zeit, deshalb ...

Dr: ▶▶▶Sie unterrichteten wo?

Dies ist wieder ein Ablenkungsmanöver, zwecks Neutralisierung des aufkommenden Angstgefühls wegen der blonden, blauäugigen »niedlichen kleinen Mädchen«. Gleichzeitig versuche ich, auf diese Weise etwas präziser zu erfahren, was sie eigentlich mit ihrem Leben so anfängt.

Cindy: In Attleboro.

Dr: Wo in Attleboro?

Cindy: An der West Junior High School*.

Dr: Sie unterrichteten was?

Cindy: Commercial art.**

Dr: Ja.

Cindy: Und ich weiß, wie Mädchen sind, und ich war selber bis vor kurzem ein Collegegirl gewesen, also sagte ich: »Ja, aber wie weit geht das denn?« Und er sagte: »Nun, ja, weißt du, du mußt mir mein Phantasieleben lassen.« Also er ... wissen Sie, er gibt zu, daß er es sich vorstellt ...

Aus meinem Versuch wird nichts. Ihre Besessenheit kehrt wieder. Als Van sagte: »Du mußt mir mein Phantasieleben lassen«,

---

* Die Junior High School ist die Vorstufe zur High School und umfaßt die 7. und die 8. Klasse. Anm. d. Übers.

** Dieses Fach umfaßt alle Formen künstlerischer Gestaltung im Bereich des Handels und des Verkaufs. Anm. d. Übers.

wollte er vermutlich testen, wieweit Cindy seine Phantasien tolerieren könnte, um sich dann zu einem späteren Zeitpunkt real auf eine sexuelle Affäre einzulassen.

Dr: Wie war Ihr sexuelles Leben davor?
Cindy: Nun, ich habe früher gemeint, es sei gut gewesen, aber jetzt, wenn ich es mir wirklich überlege und Van mir das so ins Gesicht wirft ... es ist tatsächlich nicht gut.
Dr: Warum?
Cindy: Nun, er sagt, ich verlange zuviel und sei sexuell so sehr überreizt, daß nichts, was er mache, genug sei, um mich zu befriedigen. Und ich meine, ich sehe das jetzt wirklich irgendwie ein, daß ich oft genug, wenn ich mit ihm schlafen wollte, in Wirklichkeit Bestätigung suchte. Ich war eigentlich gar nicht so in der Stimmung dafür, und ich hatte eigentlich keine Lust und war müde wie sonst was, aber irgendwie mußte ich Geschlechtsverkehr haben ... um eine Art Bestätigung zu bekommen.

Die Art, wie sie davon spricht, daß sie sexuell überreizt sei und zuviel verlange, läßt vermuten, daß sie sich Vans Urteil über sie zu eigen gemacht hat, das im wesentlichen eine Herabsetzung und Unterdrückung bedeutet, insofern darin der Vorwurf enthalten ist, irgend etwas an ihr sei anormal. Die Art von Bestätigung, die sie durch den Geschlechtsverkehr bei Van sucht, ist nicht anders als das Bedürfnis, seinen Körper zu berühren, in einem engen Kontakt mit ihm zu sein, obwohl sie wußte, daß diese Bestätigung auch im besten Fall nicht von Dauer sein konnte. Glaubt sie, wenn sie blond und blauäugig wäre, würde Van sie nicht so abstempeln und wahrscheinlich stärker auf sie eingehen? Das Ganze scheint ihre Selbstwahrnehmung aus der Zeit bevor sie Van gekannt hatte, widerzuspiegeln; auch damals kann ihr Streben danach, der Mittelpunkt des Interesses usw. zu sein, sehr wohl eine kompensatorische Reaktion auf schon lange zuvor bestehende Minderwertigkeitsgefühle gewesen sein.

Dr: Der Geschlechtsverkehr diente also der Bestätigung, er war Zeichen dafür, daß er Sie mochte?
Cindy: Ja, das war wirklich eine Art, ihn dazu zu bringen, mir zu zeigen ...
Dr: Es war also nicht wirklich ein Ausdruck von Liebe.
Cindy: Nein. Wir hatten uns drei Jahre lang aufgerieben ... zwei Jahre, eigentlich drei, aber zwei wirklich angespannte Jahre, mit dem Versuch, schwanger zu werden, das heißt wir betrieben den Geschlechtsverkehr

wie in einem Gestüt, wissen Sie, dreimal die Woche, und ohne Genuß, und ich lag einfach da mit dem Gefühl: »Mach schnell und bring's hinter dich und steh auf und putz die Zähne.«
Dr: Ja. Und mach mich schnell schwanger.

Geschlechtsverkehr ist nicht nur ein Mittel, sich Bestätigung zu verschaffen, sondern auch ein Mittel, schwanger zu werden. Das Problem der beiden ist, daß sie nicht wissen, wann der Geschlechtsverkehr für beide zu einer lustvollen Erfahrung wird.

Cindy: Neuerdings, also, ich meine etwa im letzten Jahr, fing es an, daß ich auf Partys, Cocktailempfängen und so weiter, ziemlich stark erregt werde, so wie ich es von meiner High-School-Zeit her kenne, und dann kam ich nach Hause und war wirklich scharf. Und dann überlegte ich: »Nun, wie kann ich mich Van mitteilen?« Und es gab Zeiten, wo er keinen Orgasmus bekam, und dann dachte ich: »O nein.«

Diese Sicht der Dinge hängt anscheinend mit ihrer chronischen Enttäuschung über Vans unzureichende Potenz zusammen. Es ist deshalb verständlich, daß sie schließlich das Urteil Vans akzeptierte, sie verlange zuviel und sei sexuell überreizt. Dieses Wahrnehmungsmuster wächst sich zu einem endlosen circulus vitiosus aus. Mit der Zeit wird jeder immer befangener, immer gehemmter und empfindlicher. Welche Art von Kommunikation zuvor auch immer bestanden haben mag, nun wird alles sabotiert.

Dr: Wenn er nicht konnte?
Cindy: M-hm.
Dr: Warum?
Cindy: Ich weiß nicht. Er gab sich die größte Mühe, und er konnte nie.
Dr: Er konnte keine Erektion bekommen, oder er hatte eine Erektion, konnte aber ...
Cindy: Er hatte eine Erektion, konnte aber nicht ejakulieren. Und er sagte mir, daß es ... »Nun, du weißt ja, man ist nicht immer in der Stimmung dafür«, und ich sagte darauf: »Immer muß man auf dich Rücksicht nehmen und deine Stimmung. Meine Stimmung ist nie wichtig. Auf deine Stimmung kommt es an, und ich muß halt hier herumhängen und warten, bis du in Stimmung bist, aber ich kann nicht ...«

Viele Männer scheinen zuweilen Schwierigkeiten beim Geschlechtsverkehr zu haben, wenn die Frau in der Stimmung dazu ist, sie selbst aber gerade nicht. Natürlich ist eine gewisse Spontaneität im Verhalten der beiden Partner wünschenswert, so daß sie die Erfahrung machen, einander gegenseitig zu erregen. Außerdem stellt sich die Frage, wieviel Alkohol Van vor dem Geschlechtsverkehr trinkt.

Dr: Er hatte keine Ejakulation . . . Seit wann hat er dieses Problem?
Cindy (verwirrt und bekümmert): Tja, seit Jennifer auf der Bildfläche aufgetaucht ist. Wir haben herausbekommen . . .
Dr: Mhmmmm. Er drehte also am Samstag durch?
Cindy: Er flippte wirklich aus.
Dr: Und hat er sich am Sonntag wieder erholt?
Cindy: Nein, er war so deprimiert, so betrunken, er hat nicht einmal mit mir gesprochen. Nein, es war Sonntagabend.
Dr: Sonntagabend.
Cindy: Sonntagabend, denn am Montagmorgen war das Begräbnis.

Kommt dergleichen an den Wochenenden vor Montagsbegräbnissen häufig vor?

Dr: Und wo war das?
Cindy: Wo das Begräbnis war? Das war in Woonsocket (Rhode Island). Er weinte auf dem ganzen Heimweg vom Begräbnis, und er hat eigentlich seitdem kaum mit mir gesprochen, mhm, und gestern abend wurde er . . . mhm, er schläft nicht, mhm, er geht auf und ab; um zwei Uhr morgens drehte ich mich zur Seite, und er war nicht im Bett, da ging ich hinauf, und er saß nackt auf der Couch und starrte einfach aus dem Fenster. Und ich holte ihn ins Bett, und dann um fünf stand er auf; er schläft einfach nicht.
Dr: Glauben Sie, daß er in der Gefahr ist, sich das Leben zu nehmen?
Cindy: Nein. Nein, er ist einfach . . . er ist einfach erschöpft. Er ist so müde, daß er jetzt nicht mal mehr weiß, wie er schlafen soll, und er ist wirklich in einem depressiven Zustand. Und ich weiß nicht, was ich machen soll, denn ich . . . ich spüre seinen Schmerz selber so sehr. Ich sage mir: »Gott, Cindy, du bittest ihn um dein eigenes Glück. Du bittest ihn, diese Person, die er wirklich liebt und wirklich brauchte, und mit der er wirklich etwas anfangen konnte, aufzugeben, okay, du bittest ihn, sie aufzugeben, er hat es getan und ist jetzt wieder da in deiner Ehe. Und ist es das, was du willst? Und ich sage: »Ich kann das nicht von ihm verlangen.« Mein Intellekt sagt mir das, mein Intellekt sagt: »Du kannst diesen Mann nicht so behandeln und ihn zerstören.« Und ich glaube, ich zerstöre ihn. Und doch, und dann die andere Seite in mir; ganz innen drin, da dreht sich mir auf einmal alles um, und mein Inneres sagt: »Ver-

dammter Kerl, daß er vor mir weint! Verdammter Kerl, ihretwegen vor mir deprimiert zu sein.« Warum kann er nicht . . .

»Was ich machen soll«, das heißt, wie sie mit ihm und seinen Gefühlen umgehen soll. Weil eine echte innere Kommunikation zwischen Van und Cindy fehlt, weiß sie tatsächlich nicht, was in ihm »brennt«, und deshalb kann sie nur den Schluß ziehen, daß es das Verhältnis zu Jennifer ist. Es müßte eigentlich klar sein, wovon Van so absorbiert und bekümmert ist und warum er weint: Dies alles sind normale Verhaltensweisen nach dem Verlust eines so nahen Freundes. Cindy sieht das jedoch nicht. Ihre Reaktion läßt vermuten, daß das, was Van bei Cindy suchte – nämlich jemanden, der nicht so leicht die Balance verliert –, genau das ist, was Cindy auch bei Van suchte.

Dr: Wie wissen Sie, daß er . . . daß dies das Problem ist?
Cindy: Das *ist* das Problem.
Dr: Ich weiß nicht.

Ich lenke Cindys Aufmerksamkeit direkt auf ihre Unfähigkeit, sich, abgesehen davon, daß sie wußte, wie stark Van sich sexuell zu blauäugigen Blondinen hingezogen fühlte, in irgendeinem anderen Bereich auf ihn einzustellen.
All dies deckt sich mit der zuvor geäußerten Bemerkung: »Gott, Cindy, du bittest ihn um dein eigenes Glück.« Das zeigt sehr deutlich, daß sie, weil sie nicht viel von Van weiß, glaubt, sie brauche ihn hauptsächlich als Ausgleich für das Gefühl ihrer eigenen Unzulänglichkeit. Ich vermute, daß Van das gleiche Gefühl ihr gegenüber hat. Cindy und Van sind in dieser Hinsicht Gefangene einer Situation, in der es keinen Gewinner gibt.

Cindy: Und deshalb spricht er nicht mit mir, ich weiß nicht, was er denkt, und ich sage: »Schläfst du deswegen nicht, weil du an sie denkst?◀◀◀ Möchtest du wirklich mit ihr zusammenleben? Was denkst du? Was fühlst du?«

Cindy steigert sich offensichtlich immer mehr in ihren Kummer wegen Jennifer hinein. Sie möchte ihre Beziehung zu Van bereinigen. Doch die Art, wie sie sich verhält, scheint Van zu provozieren, sie zu verlassen und mit Jennifer zusammenzuleben. Dies wird ihr Gefühl der Unzulänglichkeit und Minderwertigkeit schließlich bestätigen und außerdem ihren Eltern recht geben, nach deren Auffassung Gott sie wegen ihrer Schlechtigkeit verdammt hat.

Dr: Okay. Jetzt machen wir folgendes, wenn Sie es wollen, und wenn Sie es verkraften. Draußen ist ein ziemlicher Lärm. Mhm, ich möchte Ihnen einen Film vorführen. Lassen Sie mich ein bißchen etwas darüber sagen, was ich mache. Das letzte Mal hörten Sie ein Tonband.
Cindy: M-hm.
Dr: ... Und ich verwende auch Filme, ich verwende Sexfilme. Die Sexfilme, die ich benutze, mit heterosexuellen oder homosexuellen Handlungen, sollen Ihnen nicht etwa irgendein Verhalten nahelegen. Wenn ich Ihnen zum Beispiel homosexuelle Streifen zeige, was ich heute nicht tun werde, dann heißt das nicht, daß Sie homosexuell sind oder daß Sie eine Lesbierin sind oder lesbische Tendenzen haben. Das einzige, was mich interessiert, ist: Was erregt Sie, was läßt Sie kalt, denn daraus kann ich mir schneller ein Bild machen, wie Sie sich und Ihre eigene Sexualität sehen, als wenn ich versuchen würde, einen Haufen Details durchzuarbeiten, was eine Menge Zeit kosten würde.
Cindy: Okay.
Dr: Und wenn Sie es verkraften können, zeige ich Ihnen den Film.
Cindy: Okay.

Ich schlage einen völlig neuen Weg ein. Ich benutze diesen Film als projektiven Test, als Hilfe, um ihre Bereiche normaler Hemmungen festzustellen und Erinnerungen an sexuelle Begegnungen wie auch an traumatische sexuelle Erlebnisse hervorzurufen. Cindys Reaktionen werden es mir ermöglichen, das Ausmaß ihrer Hemmungen wie auch den Grad ihres sexuellen Interesses besser zu verstehen. Der Film zeigt eine eher beiläufige heterosexuelle Begegnung und erlaubt solche Phantasien. Darüber hinaus hilft er die Diskrepanz zwischen Phantasie und tatsächlicher Erfahrung aufdecken. In vielen Fällen wirkt der Film sexuell anregend. Dies wiederum trägt zur Klärung der verschiedenen Formen bei, in denen ein Mensch seinen Wunsch nach einer verbotenen sexuellen Begegnung ausdrückt.

Was ich bei Cindy erreichen möchte, ist, sie von dem Gefühl, sexuell abnorm zu sein, ein Stück weit zu befreien und ihr statt dessen das Gefühl zu geben, daß Phantasien über heterosexuelle Begegnungen erlaubt, ja, sogar erwünscht sind. Außerdem versuche ich mit dieser Technik, den Bereich des Verbotenen und Verdrängten zu unterlaufen, der von ihren Eltern abgesteckt und durch gesellschaftliche Normen bekräftigt wurde. Der Sinn des Ganzen liegt darin, Cindy die Erfahrung machen zu lassen, daß es verschiedene Möglichkeiten gibt, sich und ihre Sexualität zu sehen.

Dr: Okay? Er läuft auf der Wand hinter Ihnen, und wenn er vorbei ist, machen Sie folgendes: Am Ende des Telefons, hier, gibt's einen Knopf, darauf steht »Summen«. Drücken Sie einfach drauf.
Cindy: Okay.
Dr: Und dann komme ich wieder, und wir besprechen den Film.
Cindy: In Ordnung.
Dr: Was meinen Sie, was erwarten Sie?
Cindy: Nun, ich ... ich, es stört mich nicht. Ich war ja auch schon bei der American Academy of Marriage Counselors oder so ähnlich. Es war ein ganzes Wochenende voll mit Filmen.
Dr: Oh, in New York?
Cindy: Ja. Und nachdem ich das zwei volle Tage mitgemacht habe, glaube ich nicht, daß Sie mir irgend etwas Neues bieten können.
Dr: Nun, hier betrachten wir das Ganze auf eine etwas andere Art.
Cindy: Richtig.
Dr: Okay. Summen Sie also, wenn der Film vorbei ist.
Cindy: Okay.
(Dr. Paul startet den Film und verläßt das Zimmer.)

Beschreibung des Films

Der Film über einen attraktiven jungen Mann und eine ebensolche Frau spielt in einer ländlichen Umgebung. Eine Atmosphäre der sexuellen Verspieltheit liegt über dem Ganzen, mit einigen gymnastischen Elementen. Augenblicke der Zärtlichkeit sind selten. Das Paar erinnert an verspielte junge Tiere, die auf einem Feld herumtollen.
Ein gutaussehender junger Mann in Jägerkleidung geht in einem Waldgebiet spazieren. Er trägt ein Gewehr und einen Feldstecher. Plötzlich erspäht er etwas in einer nahen Lichtung. Er schaut gespannt durch den Feldstecher; in einiger Entfernung sieht er eine schöne junge Frau, die nackt dasitzt und ein Sonnenbad nimmt. Sie reibt sich sorgfältig überall mit Sonnenöl ein: ihr Gesicht, ihre Brüste, ihren Nabel, ihre Beine, Hände, Genitalien.
Dann legt sie sich zum Sonnen hin. Der Jäger nähert sich. Er holt seinen Penis aus der Hose, um zu onanieren. Er hält den Feldstecher in der rechten Hand und geht näher heran. Die Frau sieht ihn, springt auf und läuft weg, wobei sie im Vorbeieilen ihr Kleid aufrafft. Er fängt sie bei einem Baum ein und streichelt ihre Brüste. Sie läuft nicht weg. Sie beginnen ein Liebesspiel. Doch plötzlich versucht sie wieder, wegzulaufen, stolpert aber und fällt hin. Er küßt ihren Mund und streichelt wieder ihre Brüste. Sie springt noch cinmal auf. Er fängt sie wieder ein; schließ-

lich fallen sie zusammen auf ihre Sonnenbad-Decke. Sie beginnt seine Annäherungsversuche zu genießen, als er ihre Vagina und die Innenseite ihrer Oberschenkel streichelt. Sie küssen sich voll Begeisterung. Der Jäger zieht sich dann bis auf die Unterhose aus. Sie hilft ihm. Er bückt sich nieder, um ihr seinen Penis in den Mund zu stecken. Während sie seinen Penis küßt, reibt sie seine Hoden; er streichelt ihre Klitoris. Sie küßt seinen Penis weiterhin liebevoll. Er streichelt ihren Nacken und bückt sich dann nieder, um ihre Klitoris zu küssen; sie küßt seinen Penis. Er dreht sich um und drückt seinen Penis in ihre Vagina, während er sie auf den Mund küßt. Dann dreht sie sich um, und er drückt seinen Penis von hinten in ihre Vagina. Er spielt mit ihren Brüsten und Brustwarzen, und das geht so weiter, bis er auf ihre Schamgegend ejakuliert. Zum Schluß sehen wir sie friedlich nebeneinander auf dem Boden liegen.
Es wird weder Gruppen- noch Analverkehr dargestellt. Demonstriert werden vor allem masturbatorische Gesten sowohl des Mannes als auch der Frau und eine Anzahl von Koituspositionen. Der Film dauert zehn Minuten, es ist ein Schwarzweißfilm, ohne Ton.

(Am Ende des Films kehrt Dr. Paul zurück.)
Dr: Lassen Sie mich eben mal Ihr Tonband prüfen. Okay. Was meinen Sie dazu? Gefiel Ihnen, was Sie da gesehen haben?
Cindy: O ja, ich fand das Ganze toll. Ich hab einfach ... Es hat meine Phantasie stark angesprochen, das ganze Erlebnis, und das Komischste dran, ▶▶▶ich sah mein Gesicht immerzu. Ich finde, sie sieht genauso aus wie ich. Ich sagte immerzu: »Das ist mein Gesicht! Das ist mein Gesicht!«

> Cindys Reaktion läßt vermuten, daß der Film ihr tatsächlich ein überwältigendes Gefühl der Bestätigung bot, so sehr, daß sie ihr Gesicht in dem Gesicht der Filmfrau sah (deren Gesicht dem ihren keineswegs ähnelt). Das deutet darauf hin, daß Cindys verzweifelte Suche, sich in der Sexualität Bestätigung zu verschaffen, ein Versuch ist, das sexuelle Verbot zu überspringen, das ihre Eltern ihr auferlegt hatten. Die Intensität ihrer sexuellen Strebungen ist für Van ein bedrohlicher Stimulus.

Dr: Hat Sie irgend etwas abgestoßen?
Cindy: Nein, nichts. Vor drei Wochen, als ich in South Dakota war, da legte ich mich draußen in den, in den Wald und onanierte etwa eine Stunde lang ...
Dr: Ja?
Cindy: Und ich konnte einen Mann auf der anderen Seite des Wassers hören – ich war an unserem See, und ich dachte immerzu, wenn er

doch zu mir käme. Ich habe Hunger danach. Ich wäre glücklich, wenn ich ein solches Erlebnis hätte, das ganze Erlebnis, alles. Ich versuchte, Van dazu zu bewegen, mich auf diese Art zu lieben, und er ... er kann es nicht, er ...

Der Ausdruck »Hunger« deutet eine Verzweiflung an, die sich nur antiproduktiv äußern konnte.

Dr: Warum erscheint er Ihnen so zugeknöpft?
Cindy: Er ist eben sehr schnell, er bringt mich zum Orgasmus, und dann erreicht er seinen, da gibt's kein richtiges Liebesspiel und kein wirkliches Experimentieren. Nur zweimal hat er mich mit dem Mund berührt, und das war, als er richtig betrunken war, und wir waren ... es ist lange her. Am nächsten Morgen erzählte ich ihm, wie sehr ich das genossen hatte, und er war richtig verlegen, daß ich überhaupt davon sprach.

Es ist klar, daß Cindy und Van unterschiedliche sexuelle Probleme haben. So, wie Cindy Van wahrnimmt, könnte man vermuten, daß er ziemlich gehemmt ist. Ich frage mich, wieviel davon auf die Intensität seiner religiösen Ausbildung zurückzuführen sein könnte. Ich frage mich außerdem, welche Faktoren in Vans eigener Lebensgeschichte es sind, die seine Hemmungen, sich Cindy zu nähern, bewirkten.

Dr: Mhmmm.
Cindy: Und ich habe das ganze Erlebnis so gern, daß ... einmal, daran kann ich mich erinnern, versuchte ich, ihn dazu zu bewegen, mich im Wald zu lieben, und ich sagte: »Komm, wir gehen in den Wald und verstecken uns«, und wir taten das auch, aber er machte einfach zu schnell, und ich dachte immerzu: »Ach Gott, ich möchte einfach entspannen und es genießen.« Und er hatte solche Angst, daß es ...

Wieviel von der Angst, die Cindy bei Van wahrnimmt, ist eine Projektion ihrer eigenen Angst?

Dr: Wovor?
Cindy: Erwischt zu werden; daß jemand ihn sehen könnte. Das sagte er selbst. Aber am Anfang, als wir miteinander gingen, da war er so scharf auf mich, und ich mußte mich immer retten, wie meine Mutter sagen würde, und ich sagte mir immerzu: »Laß dich bloß nicht rumkriegen. Du darfst keinen Geschlechtsverkehr haben, bevor du verheiratet bist.« Und er war immer so scharf auf mich. Und er machte einfach ... und wir hatten endlich Geschlechtsverkehr miteinander, ah, gerade eine Woche, bevor er mir den Verlobungsring gab, und er war einfach ... er zitterte, er war so aufgeregt, sein Körper zitterte einfach. Es war das aufregendste

Erlebnis, das ich je hatte, obwohl ich keinen Orgasmus bekam. Ich wußte nicht einmal, daß ich einen hätte haben sollen. Ich hatte schon lange, lange onaniert, schon als kleines Kind, aber beim Geschlechtsverkehr, da wußte ich nicht, was ich empfinden sollte. Aber er wußte es, und ich kann mich erinnern, wie erregend es war, ihn so erregt zu erleben. Und dann, nachdem wir verheiratet waren, mhm, in unserer Hochzeitsnacht, ich erinnere mich, daß es so schön war, endlich in einem Hotel zu sein und in einem Bett zu sein, und nicht auf dem Vordersitz eines Autos. Aber für ihn, er war nicht so besonders erregt. Und für mich war es wie das erste Mal. Aber er war nicht mehr erregt.

> Was hatte sie in ihrem Familien- und Ehekurs über Sex und Orgasmus gelernt? Es hört sich an, als ob da eine Kluft wäre zwischen dem Wissen, das sie im Klassenzimmer erworben hatte, und ihrer Fähigkeit, dieses Wissen in ihr wirkliches Gefühlsleben zu integrieren. Glaubte sie, ein Orgasmus sei gleichbedeutend mit Schwangerwerden? Bestand ein Zusammenhang zwischen dem Ausbleiben des Orgasmus und ihrer Angst davor, das gleiche zu tun, was ihre Mutter vermutlich getan hatte, nämlich vor der Ehe schwanger zu werden? Man kann über die Gründe nur spekulieren: Sie könnte davon ausgegangen sein, daß der Orgasmus, der Höhepunkt der sexuellen Begegnung, ein eindeutiges Zeichen für den Verlust der Reinheit sei; und vielleicht spürte sie auch irgendwie Vans Angst vor ihrem Orgasmus. (Vgl. die 5. Sitzung, S. 189.)

Dr: Sagte er, warum?
Cindy: Er war noch müde, es war ein harter Tag gewesen, eine lange Fahrt bis zum Hotel, und er war richtig böse, er wurde richtig böse, er konnte seinen Hausschuh nicht finden, wenn ich mich recht erinnere, und er war... im Koffer, er versuchte, die Sachen rauszuholen, er wurde richtig böse, und es dauerte eine Weile, bis ich ihn wegen des Hausschuhs beruhigen konnte, bis wir überhaupt ins Bett gingen... Ich habe doch irgendwie Angst vor meinen sexuellen Trieben; auf einmal tauchen sie auf, ich meine, ich habe richtigen Hunger danach, geliebt zu werden. Und ich habe solchen Hunger nach einem richtigen Erlebnis. Ich war ziemlich eng mit einem Jungen auf der High School liiert, und er und ich machten sehr viel und heftig Petting, und ich war damals so erregt, aber die Religion war zu stark in mir verwurzelt, und ich mußte ein so braves Mädchen sein, daß ich niemals zugelassen hätte...

> Die Episode mit dem Hausschuh deutet darauf hin, daß Van derjenige war, der Angst hatte und sich scheute, ins Bett zu gehen und zu koitieren.

Dann springt sie plötzlich auf einen anderen Gedanken über, um kundzutun, daß sie selbst diejenige war, die Angst hatte. Gleichzeitig sagt sie, sie hungere danach, geliebt zu werden.
Ihre Affäre an der High School ist ein ausgezeichnetes Beispiel für dieses Hinundhergerissensein.

Dr: Sonst würden Sie in die Hölle kommen?
Cindy: Ja. Und ich erlaubte Duke nie, aufs Ganze zu gehen, und seine Mama und sein Papa arbeiteten, und wir gingen damals oft zu ihm nach Hause, und wir lagen auf seinem Bett und machten einfach . . . nun, ich benutzte meine Hand und er seine. Ich ließ ihn nie in mich eindringen; und ich dachte, dadurch hielte ich mich rein. Und ich denke oft zurück, und es tut mir so leid, daß ich Duke nicht richtig genießen konnte und, mhm, wir gingen ins Auto-Kino, und ich kam nach Hause und ich wußte, daß ich wahrscheinlich den Geruch von Samen an mir hatte, denn wir waren, wenn er ejakulierte, ging es manchmal auf mein Unterhöschen. Und ich dachte, o, meine Mutter und mein Vater werden es merken. Aber als ich zum Arzt ging, um mir ein Pessar einpassen zu lassen, als ich, mhm, heiraten wollte, es war unser alter Hausarzt, und ich werde das Gefühl nie vergessen, und Van war an dem Wochenende bei uns zu Hause, als ich ihm beibringen mußte, daß ich keine Jungfrau mehr war. Daß er es meiner Mutter und meinem Vater erzählen würde, und daß er es wissen würde, daß ich wirklich . . . Sünde . . . daß ich gesündigt hatte, und . . .

Cindy hat schreckliche Angst vor den Folgen der Sünde. Hier erhalten wir eine gewisse Vorstellung von ihrer panischen Angst, verdammt zu sein und ihre Reinheit verloren zu haben.

Dr: Sagte er irgend etwas?
Cindy: Nein . . . nichts. Er war einfach so lieb, und mhm, so sanft.
Dr: Ihre Schuldgefühle waren ziemlich stark.
Cindy: Meine *Mutter* dachte, es sei schauderhaft, daß ich mir ein Pessar einpassen ließe. Und Van und ich hatten auf dem College einen Kurs besucht, »Ehe und Familie«. Und wir hatten ein Buch aufgeschlagen, ein Sachbuch, das wir beide für ein Examen durcharbeiteten . . . er kam am Wochenende mit mir nach Hause . . . das College lag nicht weit von meinem Heimatort entfernt, und er ist aus Mobile* . . . also kam er am Wochenende mit mir nach Hause. Und meine Mutter nahm sich das Buch, in dem die Anatomie des Mannes abgebildet war, und ich

* Mobile, Alabama, liegt etwa 2000 km Luftlinie von Vermillion, South Dakota, dem Hochschulort, entfernt. Anm. d. Übers.

hatte es unterstrichen, wissen Sie, und sie ist einfach *(sie schnippt mit den Fingern)* ... sie lief Amok.
Dr: Warum?
Cindy: »Wie kannst du es wagen, solche Bilder anzuschauen, bevor du verheiratet bist; du sollst an solche Sachen nicht einmal denken!« Und als ich ihr sagte, ich würde mir ein Pessar einpassen lassen, bevor wir heirateten, da bekam sie einen Wutanfall. Sie sagte: »Du wartest, bis du verheiratet bist, ehe du an solche Sachen denkst.« Ich sagte: »Aber Mutter, ich will nicht während der Flitterwochen schwanger werden.« Und sie sagte: »Lieber das ... lieber das ...!«

Die Mutter signalisiert Cindy überdeutlich, daß ein klares Wissen über Sexualität und geschlechtliche Liebe sie der Verdammnis ausliefert.

Dr: Als was?
Cindy: »Als zum Arzt zu gehen und dein Jungfernhäutchen durchstoßen zu lassen, bevor dein Mann es tut.« Und da ging ich nach oben und war einfach ... ich kann mich immer noch an das Gefühl erinnern, daß ich mich vor lauter Schuld am liebsten übergeben hätte, weil ich sie wirklich enttäuscht hatte ... ich war nicht der Mensch, für den sie mich hielt. Und ich fühlte mich so sündig, als ich in meinem weißen Brautkleid den Chorgang entlangging, und meine Mutter und meinen Vater sah ...

Was bedeutet für Cindys Mutter ein intaktes Jungfernhäutchen? Dieses Reaktionsmuster, sich zu erbrechen, bringt zum Teil Cindys Wut- und Schuldgefühle darüber zum Ausdruck, ihre Mutter enttäuscht zu haben. Ich frage mich, ob Cindy glaubte, Van so sehr enttäuscht zu haben, daß sich daraus seine Hinwendung zu Melissa und Jennifer erklären ließ. (Cindy scheint ja fortwährend von dem Gefühl ihrer grundsätzlichen Sündhaftigkeit und der Vorstellung, sie sehe häßlich aus, übermannt zu werden.)

Dr: Eine Hochstaplerin.
Cindy: ... und wußte, wie stolz sie auf mich waren, und ich dachte: »O, wenn sie nur wüßten.«

Wenn sie es wirklich gewußt hätten, was hätten sie ihr getan? Ich versäumte es, dieser Frage nachzugehen. Ging sie deshalb aufs College und verließ South Dakota – um einer Konfrontation mit ihren Eltern über das Thema Sex aus dem Weg zu gehen? Worauf waren ihre Eltern bei der Hochzeit stolz? Darauf, daß sie noch Jungfrau war? Erwünscht war offensichtlich eine physische und emotionale Unschuld. Meines Erachtens besteht aber überhaupt kein Grund, darauf stolz zu sein.

Dr: Was für eine Hochstaplerin bin ich.
Cindy: Ja. *(Pause)* Wissen Sie, warum er mir von Jennifer erzählte? Ich glaube nicht, daß er mir je davon erzählt hätte, aber zweimal im letzten Monat versuchten Männer, mich zu verführen, und er hat sie daran gehindert. Er hat die beiden fast umgebracht.
Dr: Was meinen Sie, zwei gute Freunde verführten Sie? Sie oder Jennifer?
Cindy: Mich. Deswegen erzählte er es mir. Er war so böse auf mich, oder auf ... ich weiß nicht, worauf er wirklich böse war. Aber, mhm, sein Schwager kam uns besuchen, und ich habe wirklich seit langem starke Gefühle für Scott, obwohl, aber ich ...
Dr: Das ist wer ... Bruder, oder ...?
Cindy: Der Mann seiner Schwester.
Dr: Und was macht er? Wo wohnt er?
Cindy: Nun, er war auch Pfarrer, aber jetzt wohnt er in San Francisco, und er ist ein, mhm ...
Dr: Wie heißt er? Scott—?
Cindy: Scott Marshall. Er ist, mhm, Versicherungsvertreter.
Dr: Ja.
Cindy: Und er kam im August zu uns, das zweite, das vorletzte Wochenende im August. In der gleichen Woche wie meine Mutter. Sie kamen beide am gleichen Tag an. Und er wußte nicht genau, was mit Van und mir los war, aber er wußte, daß wir nicht glücklich verheiratet sind, und Van ging früh zu Bett, und Scott und ich fanden uns ganz zufällig zusammen, wir saßen in der Küche, und es war gegen zwei Uhr morgens. Und meine Mutter ist im Bett, so nahe wie die Tür da vor mir.

Cindys Mutter ist für sie ein Symbol gesteigerter Ambivalenz in bezug auf Sexualität. Es stellt sich die Frage, ob Cindy zum Teil den sexuellen Hunger ihrer Mutter ausagiert. Cindy versucht beständig, ihre Mutter dazu zu bringen, ihre, Cindys, Sexualität zu akzeptieren.

Dr: Ja.
Cindy: Und also ... Scott sitzt gerade da, und wir führen dieses Gespräch, und auf einmal nimmt er mich in die Arme, und er küßt mich, und er sagt: »Weißt du, seit vierzehn Jahren haben wir, du und ich, Scherze über unsere Gefühle gemacht, aber«, sagt er, »einmal möchte ich mich dir gegenüber so verhalten, wie meine Gefühle dir gegenüber sind«, sagt er. »Ich habe dich immer geliebt.« Und er sagt: »Dies ist

weder der richtige Zeitpunkt noch der richtige Ort, aber eines Tages will ich mit dir und mit meinen Gefühlen dir gegenüber ins klare kommen.« Nun, und da fing ich einfach an zu weinen, und ich streckte meine Hände nach ihm aus und hielt mich ganz fest an ihm. Es tat mir gut, ihn Dinge sagen zu hören, die ich schon so lange so liebend gerne von Van gehört hätte. Nun, Van kommt die Treppe runter und sieht uns in der Umarmung – völlig angezogen, in der Küche sitzen, am Küchentisch, und er lief Amok.

Der Ausdruck »Amok laufen« wird benutzt, als Van Cindy mit Scott antrifft; kurz zuvor gebrauchte Cindy denselben Ausdruck, um einen ähnlichen Zustand ihrer Mutter zu charakterisieren, als diese das Bild der männlichen Genitalien in Cindys Buch gesehen hatte.

Dr: Was machte er?
Cindy: Nun, er schob Scott zur Seite, und er sagte: »Ich kann's nicht glauben. Mein Gott!« Der Mann ... wissen Sie ... er lief geradezu Amok. Er war weiß wie ein Gespenst, er stieg ins Auto und fuhr weg und ließ uns zurück, und er kam gegen sechs Uhr dreißig wieder. Ich weiß nicht ... ich weiß immer noch nicht, wo er überall hinging. Er kam zurück, und er sagte zu Scott: »Du bist ein Scheißkerl, und ich will dich nie wieder sehen.« Und Scott sagte: »Du mußt dich mit mir schon auseinandersetzen.« Und in der Zeit, wo er weg war, ging ich runter und nahm eine kalte Dusche, und ich sagte mir immer wieder: »Er ist weg. Ich gehe zu Scott hinauf. Ich werde in Scotts Zimmer gehen. Ich werde in Scotts Zimmer gehen.« Und ich sagte mir immerzu: »Nein, meine Mutter ist hier.« Zum Teufel mit meiner Mutter, daß sie an dem Wochenende da war.
Dr: Sie verdirbt Ihnen immer den Spaß.
Cindy: Ich werde sie immer dafür hassen, daß sie an dem Wochenende da war. Und das erste, was er zu mir sagte, als er mich sah, war: »Nun, hast du schön gebumst?« Und ich sagte: »Nein, verdammt.«
Dr: Wollte er, daß Sie das tun?
Cindy: Ich sagte: »Wolltest du, daß ich das tue«, und er sagte: »Nein, deshalb bin ich zurückgekommen ... ich wollte dich erwischen.«

Van möchte sich für Cindys verbohrte Fixierung auf ihn und Jennifer rächen. Diese wechselseitige Gier, den anderen einmal zu »erwischen«, bedeutet offensichtlich eine Verschiebung der Elternfiguren des jeweils anderen Ehepartners. Wenn Van Cindy erwischt, so wäre das, als ob Cindys Mutter sie erwischen würde.

Dr: Haben Sie ihn mit Jennifer erwischt?
Cindy: Nein, *(seufzt)* nein, habe ich nicht. Weil er ein ziemlich guter Versteckspieler ist. Ich vermutete es, und einen wirklichen Verdacht schöpfte ich, weil er mich nicht befriedigen konnte, an jenem Wochenende, als wir nach New York gingen, zu jener Sex-Tagung, denn das Wochenende davor, das war das Wochenende, das er mit ihr verbracht hatte, und er war mit ihr in New York City gewesen an dem Wochenende. Und das nächste Wochenende, wo wir so richtig scharf gemacht wurden, und, mhm, ich meine, Sie können diese Sachen nicht acht Stunden lang anschauen, und wir gingen zurück auf unser Zimmer, und ich war dabei, mich richtig geil aus den Kleidern zu winden, und er konnte einfach keine Erektion zustande bringen. Und er hat mich das ganze Wochenende nicht geliebt. Und auf dem Heimweg, als wir nach Hause nach Attleboro fuhren, sagte ich: »Van, du kannst ... du liebst mich nicht mehr, nicht wahr?« Und er sagte: »Nein, Cindy, ich weiß nicht, was mit mir los ist. Ich weiß wirklich nicht, wie ich zu dir stehe, aber ich brauche Distanz zu dir.« Er sagte: »Du mußt mir Zeit geben, herauszubekommen, wie es mit mir steht«, und ich sagte: »Ist es eine andere Frau?« ◄◄◄ Er sagte: »Nein, es ist keine andere Frau«, und er begann ... das war die Zeit, wo er wirklich anfing, mich anzulügen. Und das war der Punkt, wo ich genau wußte, daß es eine andere Frau geben mußte. Als er an dem Wochenende nicht mit mir schlafen konnte. Es mußte so sein.

> Cindy nimmt an, daß er wegen Jennifer nicht mit ihr schlafen kann. Es könnte aber sein, daß die Filme Vans Sexualängste in einem ungewöhnlichen Maß gesteigert hatten. Er leugnete, daß Jennifer die Ursache ihrer Schwierigkeiten sei, wahrscheinlich weil er sich zunehmend bewußt wurde, daß Ängste in ihm waren, die nichts mit Cindy zu tun hatten.

Dr: Da erfuhren Sie zum erstenmal von Jennifer?
Cindy: Ja, was die sexuelle Beziehung betrifft. Ich ... er versprach mir vor einem Jahr, daß er sie nie wieder sehen würde, und als ich mit ihr sprach, versprach sie mir auch, Van nie wieder zu sehen.
Dr: Wie wußten Sie, daß sie miteinander gebumst hatten?
Cindy: Tja, ich bekam die ... ich fand eine Hotelrechnung, mit einer ...
Dr: Bedeutet nichts.
Cindy: Und er sagte, sie hätten's getan. Ich weiß nicht, wie oft.
Dr: Nun, lassen Sie mich einfach sagen, welche Frage sich mir aufdrängt. Ob er wegen dieses Erektionsproblems – nein, nicht Erektions-, sondern Ejakulationsproblems nicht ständig deprimiert gewesen ist. Es kann ein

Symptom der Depression sein. Und es kann einen Burschen wirklich dazu treiben, sich mit einem anderen Mädchen einzulassen, um den Beweis zu versuchen, daß er es schafft. Und manchmal schafft er es nicht, und das macht ihn vollkommen wahnsinnig. Ich weiß nicht, was los ist; ich werde versuchen, herauszubekommen, was los ist, aber was ... Ich möchte wohl sagen, daß wir die ganze Geschichte noch nicht kennen.

Ich möchte auf Vans Bemerkung, es handle sich nicht um eine andere Frau, zurückkommen und gleichzeitig Cindys Überzeugung in Frage stellen, dies sei eine Lüge ihr gegenüber. (Affären können so schnell und so wirksam von den zugrundeliegenden, wirklich entscheidenden Sachverhalten ablenken.) Die wirkliche Frage ist, ob Cindy tatsächlich so viel Sex akzeptieren könnte, wie sie glaubt. Macht ihr Versessensein und ihre Begierde nach Sex sie nicht vielmehr unfähig, sich im Sexualverkehr so enthemmt und leidenschaftlich zu verhalten, wie sie selbst glaubt?

Cindy: Ich weiß es. Das ist es, was ... das ist der Aspekt, der mich kaputtmacht, wenn er sexuell mehr geben kann, wenn er sich wirklich sexy verhält und ihr all den Sex gibt, nach dem ich gehungert habe, daß ... ich kann's nicht ertragen. Ich kann mir nicht vorstellen ...
Dr: Wenn es so ist, was wollen Sie machen? Wollen Sie sich dann scheiden lassen?
Cindy: Nein.
Dr: Was werden Sie machen? Durchhalten?
Cindy: Das habe ich ihm gesagt, ich suche mir einen jungen Mann zum Bumsen, wenn es darauf ankommt.

Das ist ohne Zweifel ein effektives Mittel, um die Zeit totzuschlagen und sich dauernd damit zu beschäftigen, wer die meisten Punkte gesammelt hat; gleichzeitig jedoch entsteht dadurch eine Kluft, wodurch jede Lösung der grundlegenden Probleme umgangen wird.

Dr: Und was sagte er?
Cindy: Ich sagte, ja, ich sagte: »Verlangst du das von mir? Du hast Jennifer zur intellektuellen Bestätigung. Und ich hole mir einen neuen Mann zum Bumsen, weil das der einzige Bereich ist, wo ich unglücklich bin.«

Fühlt sich Cindy auch intellektuell unzulänglich? Glaubt sie, mit Jennifer auf diesem Gebiet konkurrieren zu müssen?

Dr: Ja?
Cindy: Und er sagte: »Nein, ich denke nicht, daß ... daß das gut ginge.« Und ich sagte: »Nun, was denn dann?« Und er sagte: »Du hast Be-

dürfnisse, die erfüllt werden müssen, die ich nicht erfüllen kann, und ich habe ebensolche Bedürfnisse, die du nicht erfüllst.« Und ich sagte: »Ja, nun, du hast eine Freundin gefunden, die deine Bedürfnisse erfüllt, soll ich mir nun einen Freund suchen, der meine Bedürfnisse erfüllt? Und dann sind wir für alle Zeiten ein glückliches Paar?« Er sagte: »Nein, das geht nicht«, und das war der Zeitpunkt, wo ich ihm sagte: »Wir gehen zu einem Therapeuten, denn ich kann so nicht leben. Wenn du mich nicht rausläßt und einen Liebhaber finden läßt, dann kann ich dir auch deine Geliebte nicht lassen. Wir müssen herausbekommen, was mit uns los ist.« Ich will ihn nicht verlassen. Ich liebe ihn wirklich. Und ich ... ich kann wirklich ... ich kann mir kein besseres Leben vorstellen. Ich kann's wirklich nicht. Ich konnte mir nie vorstellen, ohne ihn zu leben.

Cindy kann sich nicht vorstellen, daß sie jenseits der gegenwärtigen Sturmzone glücklich sein könnte; dies läßt vermuten, daß ihre Versessenheit auf sexuellen Kontakt sie für immer der Verdammnis preisgibt. Im Grunde genommen war sie nie dazu bestimmt, glücklich zu sein. Diese Einstellung zeigt, daß sie die Schuldgefühle ihrer Mutter darüber, daß sie schon vor der Ehe mit ihrer Tochter schwanger war, auslebt.

Dr: Nun, ich würde sagen, daß ihm irgend etwas Schwierigkeiten bereitet, aber ich weiß nicht, wo sie liegen.
Cindy: Zur Zeit sagt er, er muß einfach mit den Verlusten fertigwerden; sein ganzes Leben mußte er mit Verlusten zurechtkommen. Ihm ist nie etwas Gutes widerfahren. Und ich sage: »Nun, ich und die drei Kinder sind doch etwas Gutes in deinem Leben. Und ...«

Offensichtlich begreift Van recht gut, was seine Fähigkeit lähmt, mit der Ehe besser zurechtzukommen.

Dr: Er blickt da nicht durch.
Cindy: Nein, das kann er wirklich nicht. Und, o Gott, ist er deprimiert. Ich weiß nicht, wie er das durchhält. Heute hat er selbst sechs Klienten, und er hat drei Vorlesungen gehalten. Ich weiß nicht, wie er das durchhält, ich weiß es wirklich nicht.
Dr: Ich möchte, daß Sie sich das ansehen, und ich will, daß Sie mir sagen, was Sie von diesem Mädchen halten, und dann sage ich Ihnen, wie wir weitermachen. Okay?

Mein Entschluß, zu diesem Zeitpunkt das Videoband abzuspielen, ist ein Versuch, Cindy zu helfen, daß sie etwas mehr Distanz zu ihrer Versessenheit auf die Affäre und auf die Sexualität bekommt und sich etwas mehr mit der Cindy beschäftigt, wie sie im Augenblick ist.

Cindy: O, ich wußte nicht, daß Sie das wieder machen.
(Das Videoband zeigt Cindy, wie sie von ihrem sexuellen Verhalten spricht.)

Der Text des Videomaterials umfaßt die Seiten 89–93 und 96 bis 103.

Dr: Was halten Sie davon?
Cindy: Ich glaube, sie hat einige traurige Geschichten zu erzählen.
Dr: Ja? Noch was?
Cindy: Sie durfte nie das Leben führen, das sie wirklich leben möchte.

Diese Aussage weist auf den Wunsch hin, in der Ehe dafür entschädigt zu werden.

Dr: Ehe sie heiratete oder nachdem sie verheiratet war?
Cindy: Ja-a-a. Beides.
Dr: Beides.
Cindy: Beides. Und ich fand mich zum erstenmal hübsch.
Dr: Zum erstenmal seit wann?
Cindy: Ich weiß es nicht ... seitdem ich auf der High School war, und die High-School-Königinnen sah und so.* Ich meine, die High-School-Königinnen und die Schönheitsköniginnen und alles. Ich habe immer wieder zu Van gesagt: »Sag mir, daß ich hübsch bin, sag mir, daß ich ... nett aussehe!« Und, mhm, heute habe ich mich auf eine Art gesehen, wie ich mich im Spiegel noch nie gesehen habe.

Das bringt mich auf den Gedanken, daß sie ihr Gefühl, attraktiv zu sein, verloren haben könnte, nachdem sie mit Duke so ausgedehnt Petting betrieben hatte, weil solche Dinge in ihren Augen der erste Schritt zu Sünde und ewiger Verdammnis waren.

Dr: Das hat Ihnen also gefallen.
Cindy: Ja. Es machte Spaß, mir zuzuschauen. Ich finde, ich spreche wie ein Mädchen aus South-Dakota.
Dr: Ich fand, sie hat einen Südstaaten-Akzent. Ich möchte gerne wissen, was Sie davon halten würden, wenn ich das Band Van zeigen würde?

---

* In den meisten US-amerikanischen High Schools und Colleges wird jedes Jahr anläßlich eines Festes unter den schönsten bzw. populärsten Schülern/Studenten ein Königs- oder ein Prinzenpaar gewählt, das den Festball eröffnet und – ähnlich dem Faschings-Prinzenpaar – »regiert«. Anm. d. Übers.

Ich möchte Van die Intensität ihres inneren Kampfes zeigen, der der Verlobungszeit und der Ehe mit ihm vorausgegangen ist.

Cindy: Ich hätte nichts dagegen.
Dr: Irgendwelche andere Reaktionen?
Cindy: Nein.
Dr: Wie fühlen Sie sich, daß Sie heute hier sind?
Cindy: Ich fühle mich richtig wohl. Es tut mir so gut, jemanden zu haben, mit dem man reden kann. Ich brauchte jemanden, mit dem ich reden konnte.

Ich möchte wissen, was diese Sitzung ihr gebracht hat. Die Antwort unterstreicht ihr Bedürfnis, daß ich ihr dabei helfe, herauszufinden, was ihre Fähigkeit, mit sich selbst im Einklang zu sein, beeinträchtigt hat. Nachdem sie sich die Videoaufnahme angesehen hat, ist sie durchaus in der Lage, festzustellen, daß sie sich hübsch fand, eine überraschende, aber begrüßenswerte Erfahrung für sie; das läßt vermuten, daß es für sie sehr wohl eine Chance gibt, mit sich selbst glücklicher zu werden.

Dr: Sie haben das Gefühl, daß Sie mit Van schwere Zeiten durchmachen.
Cindy: Ich laufe den ganzen Tag im Hause herum und führe Selbstgespräche, und ich denke immerzu: »Liegt's an mir? Liegt's an Van? Liegt's an uns beiden?« Ich denke dasselbe auch laut und o ... Ich brauche jemanden, der hört, was ich sage. Wenn ich verrückt bin, oder wenn ich wieder richtig beisammen bin, oder ... meine Welt nicht auseinanderbricht ... ich fühle mich im Augenblick so anfällig für eine Liebesaffäre, ich habe solchen Hunger nach ein bißchen Zärtlichkeit. Und ich hab das Geben so satt. Ich habe für meine Kinder gegeben, und jetzt habe ich diesen schwachen, weinerlichen Mann, der einer anderen Frau nachweint, und ich glaube, daß ich jemanden brauche, der mir sagt, ich bin etwas wert und jemand liebt mich und jemand ... jemand macht sich etwas aus mir, gerade jetzt. Meine Kinder zehren mich auf, und mein Mann höhlt mich aus, und ich hab einfach das Gefühl, daß ich kaputtgehe!

Die Rollen wechseln dauernd. Jetzt will sie die immer nüchterne, gefaßte Person sein, die Vans Zusammenbruch nicht ertragen kann. Es fällt ihr immer noch schwer zu akzeptieren, daß er vielleicht nicht wegen Jennifer vor einem Zusammenbruch steht, sondern weil sein bester Freund gerade erst gestorben ist. Sie hat ein stark narzißtisches Bedürfnis, alles an Vans Verhalten auf sich und auf das, was sie tut und nicht tut, zu beziehen. Weil man ihr immer wieder eingehämmert hat, wie sündig sie sei, muß sie jemanden haben, der ihr sagt, sie sei »etwas wert«. Aber wenn sie Lob und Anerkennung auch annehmen kann, anscheinend vermag nichts das ewige Verdammungsurteil aufzuheben, unter das sie wegen ihrer Sexualität gestellt wurde. Cindy und Van sind beide wie kleine Kinder, und sie kämpfen darum, wer von ihnen die Sorge für den anderen übernehmen soll. Jeder sucht im anderen den Elternteil, der die positiven Aspekte bei ihm bestätigen soll.

Dr: Sie sind etwas erschöpft.
Cindy: Ich bin erschöpft.
Dr: Nun, ich kann Ihnen nicht raten, eine Liebesaffäre anzufangen, und ich kann Ihnen nicht raten, keine Affäre anzufangen. Ich glaube schon, daß Van Sie da hineinmanövrieren will, um seine eigenen Schuldgefühle dadurch zu mildern. Ich werde Van nächste Woche doch sehen?
Cindy: Ja, nächsten Dienstag.
Dr: Am Dienstag um fünfzehn Uhr. Soll ich mich mit Ihnen noch einmal absprechen, wenn ich mit ihm einen Termin ausmache, wann Sie beide wieder herkommen sollen?
Cindy: Nein, richten Sie sich ganz nach seinem Zeitplan, denn ich bin flexibel; er hat einen vollen Terminkalender.
Dr: Okay. Ich glaube, Sie werden möglicherweise über das, was sich hier abspielt, recht überrascht sein; Van auch.
Cindy: Ich hoffe. Ich hoffe es wirklich.
Dr: Die Dinge liegen oft ganz anders, als es zuerst den Anschein hat.
Cindy: Nun, ich habe ihn einfach noch nie so deprimiert erlebt. Auch als seine Eltern starben; ich habe ihn nie so deprimiert gesehen. Und ich habe die Schuld auf mich genommen, denn ich dachte, es wäre meinetwegen, weil ich ihn bat, etwas aufzugeben, was ihm wichtig war. Aber ich sträube mich dagegen, mich schuldig zu fühlen. Und doch empfinde ich mit ihm, denn es geht ihm so dreckig.

Cindy hat Van gegenüber Liebes- und Pflichtgefühle, weil er so deprimiert ist; tatsächlich drückt er in seinem Verhalten das innere Elend aus, das sie schon so lange kennt. Sie bietet sich als doppelzüngiges, kleines Mädchen an, das wegen seiner Sündhaftigkeit auf der Anklagebank sitzt. Aber Van könnte leichter auf sie eingehen, wenn sie schlicht und einfach wütend sein könnte. Es scheint so, als könnten sie beide Wut und Ärger nur dann artikulieren, wenn sie betrunken sind. Ihre Distanziertheit und ihr Verhalten machen es ihm leicht, so weiterzumachen wie bisher. Beide müssen lernen, Ärger und Wut voreinander zu äußern, ohne die Angst, daß das den anderen völlig aus der Fassung bringen würde.

Dr: Ja, wir werden sehen, wie das alles zusammenhängt. Aber es ist Ihnen recht, wenn ich dieses Videoband benutze?

> Ich wiederhole meinen Wunsch, das Band zu benutzen. Ich will sichergehen, daß sie nicht vergißt, ihre Erlaubnis dazu gegeben zu haben.

Cindy: Oh, sicher.
Dr: Tja, da werde ich zumindest irgendeine Reaktion bekommen. Okay?
Cindy: Ja. Sie stellen mich wirklich auf die Probe, mir zuerst den Film zu zeigen und mich dann in die U-Bahn zu setzen.

> Sie macht Spaß, aber die Bemerkung ist interessant. Sie deutet damit an, daß ich dafür verantwortlich bin, wenn sie Schwierigkeiten bekommt.

Dr: Nun, jetzt werden wir sehen, wie kontrolliert Sie sich verhalten können.

> Ich wehre ab, indem ich darauf hinweise, daß es von ihr selbst abhängt, sich kontrolliert zu verhalten.

Cindy: Danke.
Dr: Passen Sie auf.
Cindy: Auf Wiedersehen.
Dr: Tschüß.

». . . Sie haben Fühlung verloren mit dem Menschen,
Für den Sie sich hielten . . .
(Edward: »Wozu das alles?«)
Um herauszufinden,
Was Sie wirklich sind. Was Sie wirklich fühlen.
Was Sie unter den anderen Menschen wirklich sind.
Die meiste Zeit nehmen wir uns selbst als selbstverständlich,
So gut wir können, und leben von dem bißchen Kenntnis
Von uns selbst, wie wir waren. Wer sind Sie jetzt?
Sie wissen nicht mehr darüber als ich,
Eher weniger. Sie sind nichts als eine Reihe
Abgenutzter Reaktionen . . .«

*Unbekannter Gast**

---

* T. S. Eliot: »Die Cocktail-Party«. *Die Dramen.* Frankfurt/M. (Suhrkamp) 1966, S. 192 f.

Vans Suche nach der Vergangenheit
Dritte Sitzung,
3. Oktober 1972

Herr Hoopes kommt in die Praxis und reicht Dr. Paul seine leere Kassette.

Dr: Haben Sie sich Cindys Band angehört?

Van: Nein, habe ich nicht.

Ich frage mich, wieviel sie einander mitteilen.

Dr: Okay. Nun, sie hat die Möglichkeit, es Sie hören zu lassen, wenn sie möchte. Es ist nicht obligatorisch. Heute ist der 3. Oktober 1972. Haben Sie eine feste Tagesordnung?

Van: Nein, eigentlich nicht. Nein. Mhm ... ich dachte schon, ich hätte eine, aber ich bin nicht so sicher, daß ich in diesem Augenblick eine habe, also ...

Dr: Nun, was liegt Ihnen am Herzen?

Van: Ich habe darüber nachgedacht, über welche Dinge ich sprechen würde.

Dr: Ja?

Van: Und zum Schluß dachte ich über eine ganze Menge von Sachen nach, die in Ihrem Artikel angesprochen werden. Und das Zeug in dem, dem GAP-Papier [Group of Advanced Psychiatry].

Dr: M-hm?

Van: Mhm, ich glaube, daß ich überlegte, wo ich mich selbst in der Adoleszenz einordnen würde, oder wo die Dinge herrühren könnten.

Dr: Erzählte Ihnen Cindy irgend etwas von ihrem Besuch hier?

Ich wechsle das Thema recht abrupt, denn ich möchte mich nicht auf eine extensive Intellektualisierung des Materials einlassen. Ich frage nach Cindys Reaktion auf die letzte Sitzung, weil es im allgemeinen einfacher ist, über die Reaktion eines anderen zu reflektieren als über die eigene. Van weiß nicht genau, worüber er reden will. Er scheint in erster Linie auf das zu reagieren, was der andere vorhat; zumindest verhält er sich Cindy gegenüber so.

Van: Ja, hat sie gemacht.

Dr: Was sagte sie?

Van: Im Grunde sagte sie, mhm, sie sprach von dem Film, zuerst einmal.

Dr: Ja.

Van: Sie sagte, daß ihr das etwas Schwierigkeiten bereitet hätte insofern, als, mhm, sie spürte, während sie ihn sah, daß er sie sehr erregte, und sie meinte, als sie zurückkam, ja, das wäre für sie noch frustrierender, weil

sie nicht glaubte, daß ich zu diesem Zeitpunkt für diese Art von Intimität bereit sei.
Dr: Ja?
Van: Irgendwie, die Freiheit, so auf sie zu reagieren. Und wir sprachen viel darüber. Und das andere, was sie erwähnte, war das, was sie über mich gesagt hat, glaube ich ... sie sagte nicht genau, was, aber sie sagte auf jeden Fall: »Wenn du den Film von mir siehst [sie bezieht sich auf den auf Videoband aufgezeichneten Abschnitt aus der zweiten Sitzung], kann es sein, daß er dich beunruhigt.« Und ich fragte sie nicht weiter, worauf ...
Dr: M-hm.
Van: ... worauf sie sich bezog.

Es fällt ihm ziemlich leicht, von Cindy zu sprechen.

Dr: Sie gab mir das letzte Mal die Erlaubnis, Ihnen ein Videoband von ihr zu zeigen.
Van: Ja.
Dr: Das hat sie gemeint.
Van: Ja, ja.
Dr: Was sind Ihre Gefühle für sie? Wollen Sie raus, oder wollen Sie aus der Ehe raus, oder was wollen Sie ... oder ...?

Dies ist eine Frage, die man am besten im Rahmen einer Einzelsitzung stellt.

Van: Ich befinde mich mitten in einem schrecklichen, verworrenen Durcheinander, das ich überhaupt nicht mehr durchschaue. Ich kriege meine Gefühle und meine Gedanken überhaupt nicht mehr zusammen. Die meiste Zeit bin ich mit meiner Trauerarbeit beschäftigt, weil ich fühle, daß die Beziehung zu Jennifer tot ist, und daß, mhm ...
Dr: Was meinen Sie, tot?
Van: Nun, daß ... ich bin nicht sicher, daß das eine mögliche Alternative ist; ich bin nicht einmal sicher, wenn meine Beziehung zu Cindy nicht mehr klappt, daß ich irgendwelche Verpflichtungen in jener Beziehung überhaupt eingehen wollte; ich bin nicht einmal sicher, ob Jennifer daran interessiert wäre. Ich habe nicht mit ihr gesprochen. Ich glaube, nach der Art, wie sie sich verhält, ist sie fähig zu sagen, mhm: »Du kümmere dich um deine Sachen, und ich kümmere mich um meine Sachen, und wenn es jemals klappen sollte, dann ... dann klappt es vielleicht.« Soweit, glaube ich, will sie versuchen, ihr Leben neu auszurichten, und ...

Es wird klar, daß Van nie die Verpflichtung gefühlt hat, mit Jennifer eine dauerhafte Verbindung einzugehen. Vans herablassende

Milde scheint ungewöhnlich. Da er selbst darauf hinweist, daß er »Trauerarbeit« leisten müsse, überlege ich, welche Bedeutung unaufgearbeitete Trauer, vor allem die Trauer um seinen Vater, in seinem Leben hat. Ich fange an, in Gedanken eine Strategie zu entwickeln, um ihn zur Beschäftigung mit seinen Eltern, vor allem mit seiner Reaktion auf den Tod seines Vaters zu bewegen. Teil dieser Strategie wird es sein, ihm ein Tonband von einem Mann vorzuspielen, der mit seiner Trauerreaktion nicht zurechtkommt. Ich überlege, zu welchem Zeitpunkt im Verlauf dieser Sitzung das Band angebracht wäre.

Dr: Wann haben Sie mit ihr Schluß gemacht?

Van: Ooo ... *(seufzt)* ... rein zeitlich fängt das, glaube ich, mit der Woche an, die Cindy und ich am Cape verbrachten, als die Tatsachen auf den Tisch kamen. Und von dem Punkt an, mhm, glaube ich, spürte Jennifer, daß ... Ich glaube, sie erwartete irgendwie, daß ich darauf reagieren würde, indem ich auszog. Als ich das nicht machte, nahm sie wohl an, daß ich das nicht wollte, und daraufhin begannen wir darüber zu reden, über, nun, was, ... wie wir jetzt weitermachen sollten, was passieren sollte.

Dr: M-hm.

Van: Und ich glaube, so, wie sie sich verhält, zumindest, wie sie sich im Moment verhält, geht sie davon aus, daß ich ihr adieu gesagt habe. Und sie gab mir zu verstehen, das letzte Mal, als wir uns sprachen, daß es für mich, so wie sie die Dinge sah und alle Möglichkeiten in Erwägung zog, ihrer Meinung nach keine andere Alternative gäbe.

Dr: Was meinen Sie? Sie könnten sich von Cindy trennen und sie heiraten? ... Das verstehe ich nicht.

Van: Nun, ihre, ihre Meinung war, wenn man alles auf die Waagschale legen würde, alle Verpflichtungen, die ich habe, gegenüber der Familie und Cindy ...

Dr: Andere haben das auch schon gemacht ... sich getrennt, wieder geheiratet, solche Dinge.

Van: Stimmt.

Dr: ►►►Weder Ihr Vater noch Ihre Mutter waren mehr als einmal verheiratet?

Ich wechsle das Thema abrupt, denn ich möchte herausfinden, ob Van vielleicht das Verhaltensmuster des einen oder des anderen Elternteils agiert, der sich eventuell scheiden ließ und dann neu heiratete. Ich möchte seine Aufmerksamkeit von ihm weg und auf die Mitglieder seines Elternhauses lenken.

Das Gesprächsthema selbst hat sich nicht geändert, nur daß sich die Aufmerksamkeit jetzt auf die Elterngeneration konzentriert.

Van: Das ist wahr *(er fühlt sich offensichtlich unbehaglich und antwortet mürrisch und distanziert).*
Dr: Sofern Sie es wissen ...
Van: Das ist richtig. Ich weiß absolut nichts über die Familie meines Vaters.
Dr: Gibt es irgend jemanden hier, den Sie irgendwie ...?
Van: Nein.
Dr: Hatte er irgendwelche Geschwister?
Van: Soweit ich weiß, hatte er eine Schwester, die irgendwann mal in Chicago wohnte, aber sie war verheiratet, also hatte sie einen anderen Namen. Und er hat nie mit ihr Verbindung aufgenommen, soviel ich weiß. Nicht einmal meine Mutter wußte viel über seinen Familienhintergrund. Das Ganze ist ein großer weißer Fleck.
Dr: Und was ist mit Dorothy? Weiß sie irgend etwas über diese Schwester?
Van: Nein.
Dr: Haben Sie sie jemals gefragt?
Van: Ja. Oh, wir haben viel darüber gesprochen, Dot und ich.
Dr: Ihr Vater kam woher?
Van: Aus Amsterdam, Holland. Amsterdam.
Dr: Und gibt es Menschen dort, die Ihre Familie kennen?
Van: Ich weiß es wirklich nicht. Ich habe nie versucht, eine Verbindung aufzunehmen. Ich denke mir, wenn ich im Januar mein Studienjahr im Ausland beginne, werde ich versuchen, jemanden ausfindig zu machen, und vielleicht einen Haufen Leute anrufen, die den gleichen Namen haben, und zusehen, was ... *(seine Laune bessert sich.)*
Dr: Er kam aus Amsterdam wohin?
Van: Nach New York, um 1920 herum, glaube ich. Gleich nach dem Ersten Weltkrieg.
Dr: Okay. Also mußte er einen Paß oder ein Visum haben, um in dieses Land zu kommen.
Van: Ich glaube nicht. Ich glaube, das war vor der Zeit, aber ...
Dr: Nein, sie mußten ...
Van (interessierter): Ich glaube, er war auf einem, auf einem ... nicht einem Armeeschiff, er war auf einem, einem ... arbeitete auf einem Schiff oder so, und ich kann mich vage an die Geschichte erinnern, daß er das Schiff verließ und nie zurückkehrte, oder so etwas. Ich weiß nicht einmal, ob er ...

Dr: Ist er eingebürgert worden?
Van: Wissen Sie, das weiß ich nicht einmal.
Dr: Hat er jemals gewählt?
Van: Ich bin sicher, daß er gewählt hat, aber ich kann mich nicht erinnern.
Dr: Haben Sie irgendwo eine Todesurkunde? Könnten Sie sie in die Hände bekommen? Denn sie würde bestimmte Dinge enthalten, bestimmte, mhm ...
Van (lächelt): Mensch, das ist ein interessanter Gedanke.

Seine freundlich herablassende Art ist plötzlich weg als Reaktion auf die Möglichkeit, irgendwoher Informationen über seinen Vater zu bekommen.

Dr: ... wesentliche statistische Daten.
Van (das Thema fortsetzend): Ich weiß nicht einmal, wo sie überhaupt sein könnte.
Dr: Könnte Ihre Schwester es wissen?
Van: Ich könnte dem nachgehen. Aber es ist eine völlige Sackgasse. Ich kann mich erinnern, wie meine Mutter stundenlang, bis in die Nacht, mit uns geredet hat, wir sprachen, mhm, nachdem Dad gestorben war, über die Tatsache, daß sie überhaupt nichts über Dad wußte.
Dr: Nun der Bruder Ihrer Mutter. Wo wohnt er?
Van: In Arizona, mhm, Phoenix.

Er schaut mich zum erstenmal direkt an. Er beginnt, etwas mehr Interesse an dem gemeinsamen Unternehmen zu zeigen.

Dr: Haben Sie je Verbindung zu ihm gehabt?
Van: Ja.
Dr: Warum können Sie nicht ... er weiß vielleicht etwas über Ihren Vater. Haben Sie ihn jemals gefragt?

Langsam kann ich mir ein Bild machen von Vans gefühlsmäßig fast totaler Abgeschnittenheit von der Generation seines Vaters. In einer solchen Situation ist es für mich meistens ziemlich schwierig, herauszukriegen, wie ein solcher Mensch auf einer emotionalen Ebene zu engagieren ist.

Van: Ja. Er war, mhm, er war nicht da, als meine Mutter und mein Vater sich kennenlernten. Ich glaube, mhm ...
Dr: Oder noch besser, seine Frau. Frauen haben so eine Art, Informationen zu bekommen, die ihre Männer nicht bekämen.
Van: Hmm. Seine Frau ist aus Santa Rosa, Honduras. Sie spricht nicht sehr gut, spricht nicht sehr gut Englisch, das heißt ...

Dr: Ist sie Spanierin?

Van: Ja. Deswegen hat sie keinen Kontakt zu uns. Ich glaube, sie hat meine Mutter nur einmal gesehen. Und das war, nachdem mein Vater gestorben war.

Dr: Nun, da gibt's eine Geschichte. Die Frage ist, wo Sie die Menschen finden können, die darüber etwas wissen.

Van: Ja. Ich habe es immer wissen wollen. Ich weiß ... Ich weiß ein bißchen darüber. Ich weiß schon, daß er angeblich Waise war, daß, mhm, er war sehr früh ... er war angeblich 1902 geboren; als die Deutschen in Holland einmarschierten, wurde ihm, mhm, ein Gewehr in die Hand gedrückt, und man sagte ihm, er solle hingehen und Menschen erschießen, und, mhm, er ist schließlich verwundet und als angeblich Toter zurückgelassen worden; er erzählte diese Geschichte oft. Irgend jemand hörte sein Stöhnen, und sie hoben ihn auf und trugen ihn vom Schlachtfeld zurück. Er hatte immer noch eine Narbe auf der Lippe, die nach seiner Darstellung von dieser, von, mhm ...

Dr: Sonst gibt es keine Papiere, die irgend jemand hat? Weiß Ihre Schwester überhaupt den Namen seiner Schwester in Chicago?

Van: Nein. Wir ... wir sprachen darüber, nachdem meine Mutter gestorben war, und, mhm, da gibt's einfach nichts. Sehen Sie, das war auch ein totales Durcheinander. Denn meine Mutter heiratete wieder, sie heiratete einen Mann, der, mhm, mhm ... Nachdem sie gestorben war, gab's einen riesengroßen Knall. So, mhm ...

Dr: Worüber?◀◀◀

Van: Tja, eigentlich nur der übliche, alltägliche Kram, weil, daß Mutter einiges hatte, was Dot wollte; Bob meinte, das sei unannehmbar ...

Dr: Bob lebt?

Van: Ja.

Dr: Wie heißt er mit ganzem Namen?

Van: Robert Cubell. C-U-B-E-L-L. Ich nehme an, daß er noch lebt.

Dr: Wie kommen Sie mit ihm aus?

Van: Ich kannte den Mann eigentlich nie richtig. Ich war, mhm, ich war seit etwa, mhm, vier, fünf Jahren verheiratet, glaube ich, als sie heirateten, und er war ein, er war ein Esel. Mhm, um Ihre Frage zu beantworten, wir kamen nicht sehr gut miteinander aus. Ich konnte ihn nicht ausstehen.

Dr: Mhm ... Nun, Sie können auf folgende Art an Informationen herankommen: das Krankenhaus, wo Ihr Vater lag. Die haben Akten.

Van: Ja. Das war irgendwo in Michigan, glaube ich.

Dr: Sie wissen, wo in Michigan?

Van: Ich könnte rumschnüffeln und das herausbekommen, vielleicht.

Dr: Denn Sie haben ein gesetzliches Recht darauf.
Van: Mhmm.
Dr: Sie hätten einige Informationen, die meiner Meinung nach für Sie nützlich wären. Und wenn Sie sie nicht bekommen können, dann kann ich für Sie schreiben, wenn Sie es wollen.
Van: Okay. Ich glaube, es waren dort katholische Nonnen. Also war es ein katholisches Krankenhaus. Sehen Sie, meine Mutter brachte meinen Vater für einen ganzen Sommer dorthin. Ich war erst in der elften Klasse, glaube ich, zu der Zeit, und Dot und ich waren den ganzen Sommer zu Hause, während sie weg waren. Und ich kann mich erinnern, wie er von den katholischen Nonnen erzählte, die dort . . . Heiliger Bimbam, wo war das? . . . es kommt mir vor, als wäre es in Michigan, Detroit, Michigan, gewesen, irgendwo dort. Ein privates Krankenhaus. Warum sie dorthin gingen, weiß ich nicht.
Dr: Von wo aus gingen sie dorthin?
Van: Von Mobile aus. Dort wohnten wir.
Dr: Nach Detroit, Michigan.
Van: Ja. Hört sich komisch an.* Ich weiß nicht, warum. Man hatte damals davon gesprochen, daß eine Lobotomie vorgenommen würde, aber ich weiß, daß keine gemacht wurde, und statt dessen kam er in dieses Krankenhaus.

Ich kann mir vorstellen, wie beängstigend es für einen heranwachsenden Jungen ist, einen Vater in einer psychiatrischen Anstalt zu haben und davon reden zu hören, daß der Vater sich einer Lobotomie unterziehen müsse.

Dr: O Mann . . .
Van: Einfach ein großes, großes Labyrinth voller . . .
Dr: So sieht's in Ihrem Kopf aus, was die Vergangenheit angeht. Ein großes . . .
Van: Was ihn angeht.
Dr: Ja.
Van: Und, mhm . . . was seine Jugendjahre angeht.

Die Suche nach Informationen über Vans Vater führt in eine totale Sackgasse, deshalb beschließe ich, ihm das Videoband von Cindy während der vorangegangenen Sitzung zu zeigen. Ich hoffe, zumindest irgendeine emotionale Reaktion zu erhalten, die mir wiederum einen Eindruck von Vans emotionaler Reaktionsfähigkeit vermitteln könnte.

---

* Mobile liegt im Süden der USA, etwa 1500 km Luftlinie von Detroit entfernt. Anm. d. Übers.

Dr: Ich will, daß Sie diese Aufzeichnung sehen, denn Cindy befaßt sich mit Dingen, die sich jetzt ereignet haben. Ich will Ihre Meinung dazu hören.
Van: Ja.
Dr: Sagte sie sonst irgend etwas über ihren Besuch hier?
Van: Mhm, lassen Sie mich überlegen. Im Grunde waren das die beiden wesentlichsten Dinge, die sie erwähnte.
Dr: Hatte sie das Gefühl, daß ich sie zu hart anfaßte?

> Ich bin immer an einem Feedback interessiert, ich möchte wissen, ob eine Person das Gefühl hat, ich sei zu direkt gewesen. Es ist wichtig für einen Therapeuten, ein Feedback zu erhalten, um sein Vorgehen immer wieder modifizieren und neu einstellen zu können.

Van: Sie meinte, Sie hätten einige Hypothesen über sie aufgestellt, die ihr unangenehm waren, und daß ich diese Hypothesen bestätigen würde.
Dr: Welche zum Beispiel?
Van: Sie hat es nicht gesagt. Sie sagte nicht, um was es sich handelte. Mhm, sie hat das Gefühl, daß, mhm ... Unser letztes Gespräch heute war, heute früh, da hatte sie das Gefühl, ich würde hierherkommen, und wir würden über meine Beziehung zu Jennifer sprechen und darüber, wie meine Beziehung zu ihr immer gewesen ist, und dies würde mich, mhm, irgendwie dazu führen, daß ich etwas einsehen würde, was ich seit zehn Jahren leugne, und zwar, daß sie nicht die Art von Frau ist, die ich brauche. Also hatte sie ...

> Die Kommunikation zwischen Van und Cindy scheint ziemlich knapp und sparsam zu sein, und dies ist eine Art von Neckerei. Vielleicht ist Van nicht der Typ, den Cindy will. Das ist ein gutes Beispiel für eine Projektion.

Dr: Wer ist nicht die Art Frau ...?
Van: Cindy ist nicht die Art Frau, die ich im Grunde brauche oder will. Da ist sehr viel Unsicherheit und, mhm, Angstgefühle vor dem, was heute passieren könnte, und dazu noch das Gefühl, ich würde versuchen, die Verbindung zu Jennifer wieder aufzunehmen *(seufzt)*. Es ist eine, es ist eine verrückte Sache, denn die meiste Zeit, ich glaube wirklich, die meiste Zeit habe ich gesagt: »Nun, verdammt noch mal, ich muß das tun, ich muß Klarheit schaffen zwischen Cindy und mir und herauskriegen, was da los ist.«
Dr: Ja?

Van: Aber wir haben nie eine Chance gehabt, das herauszukriegen. Dennoch gibt es Zeiten, in denen ich wirklich furchtbar trauere, um ...
Dr: Um was?

Ich frage mich, um wen Van wirklich trauert.

Van: Um Jennifer. Und ich sehe deprimiert aus, und ich verhalte mich so, und ich *bin* deprimiert. Denn ich vermisse sie; ich denke an unsere gemeinsamen Erlebnisse, mhm, ich, ich versuche, keine Vergleiche zwischen Cindy und Jennifer zu ziehen; aber einige sind unvermeidbar.
Dr: Ihr Vater war im Jahre 1955 wie alt?

Ich lenke seine Aufmerksamkeit wieder auf seinen Vater, besonders auf das Jahr 1955, als sein Vater in die Anstalt kam.

Van: Dreiundfünfzig.
Dr: Dreiundfünfzig.
Van: Das ist geraten, aber, mhm, ich glaube, das war ungefähr sein Alter.
Dr: Okay. Ich spiele Ihnen das Band vor, und ich bin an Ihren Reaktionen interessiert. Einiges wird Sie vielleicht durcheinanderbringen. Ich weiß nicht, was Sie durcheinanderbringen wird und worauf Sie reagieren werden. Sie sagte, es wäre in Ordnung, daß ich Ihnen das Band vorspiele.

Ich denke über den Zusammenhang zwischen dem Anstaltsaufenthalt von Vans Vater wegen einer geistigen Verwirrung, Vans Angst vor Sexualität, und dem Videoband nach, auf dem Cindy ihre eigenen sexuellen Erfahrungen beschreibt.

(Dr. Paul spielt den Teil des Videobandes ab, wo Cindy über Sex spricht. Als sie ihre Hochzeitsnacht im Hotel beschreibt, sagt Van: »Oh, Scheiße!«)

Die auf Videoband aufgenommenen Gesprächsteile stehen auf den Seiten 89–93 und 96–103.

Van: Phantastisch. Mhm.

Ich habe das Gefühl, daß er Cindy zum ersten Male sieht und daß sie ihm gefällt.

Dr: Phantastisch? Inwiefern?
Van: Als ich Cindy in dem Film sah, da war meine Reaktion, daß sie eine lustvolle, handfeste Frau ist, und ... *(voller Begeisterung und etwas Bewunderung)*
Dr: Das war zuviel für Sie?

Sein Gesicht belebt sich. Er beschreibt sehr deutlich, daß Cindys Art, ihre Gefühle zu äußern, ihm in der Tat zuviel ist. In dem Monolog, den Van nun hält, gibt Van vor allem zu verstehen, in welcher Hinsicht Cindy ihn überfordert: ihre emotionalen Ansprüche an ihn, zusammen mit seinem Gefühl, daß sie den Wunsch habe, er möge eine Art von Mensch sein, der er unmöglich sein kann, und seinem Eindruck, daß sie ihn durch ihr Zusammensein mit seinem Schwager verraten habe. Dem allem liegt Vans Angst zugrunde, wenn sie ihm zu nahe käme, würde er aufgesogen und ausgelöscht werden. (Angesichts seiner Abneigung gegenüber oralem Sex ist dies eine interessante Vorstellung.)

Dieser Zustand, in dem ein Partner glaubt, er oder sie müsse der Mensch sein, den der andere sich wünscht, scheint meist zur Zeit der gefühlsbetonten Ehe seinen Anfang zu nehmen. Das ist die Zeit, in der ein Paar beschließt zu heiraten. Zu diesem Zeitpunkt verzichtet offenbar jeder auf sein eigenes Selbstverständnis, um dem anderen zu gefallen. Offenbar hilft dieser trügerische Zustand des Einsseins, in dem jeder das Gefühl hat, ein Teil des anderen zu sein, dem Paar, seine Ängste angesichts dieses Unternehmens, der Ehe, abzuwehren. Kurz nach der gesetzlichen Trauung beginnt dieser Zustand des Einsseins zu schwinden, und jeder der Ehepartner sagt zu sich selbst oder zum anderen immer wieder, dieser habe sich »verändert«. Was dem einzelnen meist nicht bewußt wird, ist, daß er selbst sich verändert hat. Dieses Gefühl führt oft zu einem chronischen Kampf, bei dem jeder versucht, den anderen dazu zu bewegen, wieder so zu werden wie vor der Ehe, um jenen Zustand wiederherzustellen, den manche als »die herrliche Verlobungszeit« beschreiben. Diese »herrliche Zeit« ist auch unter den besten Bedingungen ein trügerischer Zustand, den sich die Natur ausgedacht hat, um zwei Menschen zur Ehe zu führen. Es waren immer zwei Menschen, von denen jeder ein eigenständiges Wesen war, und die sich offensichtlich nur angesichts der Ängste, die die Aussicht, zu heiraten, mit sich brachte, in einem Zustand des Einsseins miteinander vermischt hatten. Van beschreibt dieses Dilemma, als er sagt, es sei unmöglich, der Typ von Mensch zu sein, den Cindy möchte; das läßt vermuten, daß er wohl einmal geglaubt hatte, dies sei möglich. Es war natürlich nie möglich gewesen.

Van ist das typische Beispiel für einen intelligenten, aufgeweckten Mann, dessen äußerliche Desinteressiertheit und Distanz sein inneres Gefühl der Angst und Zerbrechlichkeit verdecken, das durch die Konfrontation mit, wenn auch nur schwach artikulierten, Emotionen ausgelöst wird. Diese Angst zeigt sich dann in dem Bedürfnis, die Quelle der Emotionalität, Cindy, von sich entfernt zu halten. Je mehr Cindy danach verlangt, von Van akzeptiert zu werden, um so mehr distanziert sich Van von ihr, was sie wiederum in Panik versetzt.

Van: ▶▶▶Eine Menge davon ist mir wirklich zuviel, sie übertreibt die Dinge so, daß ich am liebsten sagen möchte: »Um Gottes Willen, laß doch« . . . oder: »Du weißt es doch.« Ich glaube, das ist immer ein Punkt gewesen, den ich nicht vertragen habe; ich habe aber nie versucht, es Cindy zu sagen, aber ich glaube, sie hat's auf mancherlei Art gespürt, und ich denke, daß ich es ihr doch schon auf verschiedene Art und Weise gesagt habe. Früher habe ich sie oft damit geneckt, daß sie eine hysterische Ader habe.

Van: Wissen Sie, ihre Darstellung der Wirklichkeit war immer übertrieben, so, als ob sie auf der Bühne spielen würde. Mhm, es gibt Zeiten, da tritt sie auf nach dem Motto: Haut-den-Lukas, und in letzter Zeit kann ich damit nichts anfangen. Es ist mir einfach unmöglich, der Mensch zu sein, als den sie mich haben möchte. Ich kann nicht, mhm, es gibt Zeiten, da will ich gar nicht in ihrer Nähe sein. Es gibt Zeiten, da erregt sie mich sexuell überhaupt nicht. Das heißt nicht, daß ich sie nicht mag. Aber es gibt Zeiten, wo sie so auftritt, und ich meine . . . wir sprachen darüber auch, ja, wirklich, wir sprachen über alles, was sie dort sagte [im Fernseher], deshalb war es keine Überraschung . . . aber es gibt Zeiten, da meine ich, sie möchte . . . *(macht ein saugendes Geräusch)* . . . und ich muß irgendwie sagen: »Verdammt nochmal, mach das nicht.« Wie sie mich zum Beispiel festhält, und da möchte ich am liebsten sagen: »Großer Gott, hör auf, halt, mach das nicht!« Und dann klammert sie sich nur stärker an . . . Und wir . . . wir sprachen darüber und mühten uns damit ab. Je mehr ich mich entziehe, desto heftiger klammert sie sich an, und ich, ich weiß, daß ich sie verwirre, und zum Schluß sagt sie, ja, wie willst du mich denn haben, und ich kann ihr nicht sagen, wie ich sie haben möchte . . . Es war interessant zu hören, was sie über, mhm, die Reaktion ihrer Mutter auf ihre Gefühle hinsichtlich ihrer ersten sexuellen Erfahrungen und so, und ihre Version von der Art, wie manches gelaufen ist. Wie mein . . ich weiß nicht, welches Wort sie benutzte, irgendwie, aber es hatte mit meinem Ausflippen am Samstagabend zu tun, solche Sachen . . . . mhm . . . Trotzdem, ich habe eine andere Perspektive, weil ich es durch meine Augen betrachte. Es war interessant zu sehen, wie sie darauf reagierte, und was sie mitkriegte. Mhm, ja, ich war böse; ich war böse auf Scott. Gerade als wir nach Hause fuhren,

Scott und ich im Auto, da sprachen wir davon ... sehen Sie, er lebt getrennt von meiner Schwester. Und daß ich alle möglichen Gefühle dabei habe, mit denen wir fertigzuwerden versuchten. Gleichzeitig sagte ich: »Scott, ich weiß, was du durchmachst, denn ich bin in einer ähnlichen Lage.« Scott wußte von Jennifer. Als wir also von diesen Dingen sprachen, war mir danach zumute zu sagen: »So steht's mit mir. Ich habe niemanden, mit dem ich mich über dieses Zeug unterhalten kann. Ich glaube, du bist ein Mensch, der es verstehen könnte.« Also sprachen wir darüber.

Cindy war sehr, sehr irritiert durch die Tatsache, daß Scott und ich zusammen waren. Also blieb sie bis etwa halb eins bei uns, und ich dachte, mein Eindruck war, daß sie geblieben war, damit Scott und ich uns nicht unterhalten konnten, also sagte ich: »Ach zum Teufel damit.« Also ging ich ins Bett. Und ein paar Stunden später wachte ich auf, und ich höre allerlei Geräusche aus der Küche. Da fühlte ich mich verraten. Und ich sagte zu Scott wohl: »Ich glaube, du« ... ich wollte nicht »Scheißkerl« sagen, ich sagte: »Ich glaube, du bist einfach Scheiße. Und ich, ich fühle mich verkauft, verraten und verkauft; ich habe dir mein Innerstes aufgedeckt, und du versuchst, meine Frau zu verführen. Nachdem du, du, du auf meine Schwester *geschissen* hast, kommst du in mein Haus und versuchst, einen Vorteil aus einer Situation zu ziehen, von der ich dir überhaupt erst erzählt habe.« Ich war also unwahrscheinlich sauer auf ihn. Ich wurde mit diesem Ärger nicht fertig, ich konnte nicht darüber reden, ich ging weg. Es gab keine Möglichkeit für mich, damit ... mich damit auseinanderzusetzen. Einfach ... ich hatte eine solche Wut. Ich habe seit, ich weiß nicht wann, keine solche Wut mehr gehabt. Es war die Art von Wut, die einen vollkommen überwältigt. Einfach eine unglaubliche Wut. Ja ... früher, ich sprach mit Cindy darüber, und ich sagte, daß ich wieder in die Therapie gehen würde. Und ich hatte die Phantasie, daß, daß, sobald ich wieder in die Therapie komme, das erste, was ich sehe, was ich mir vorstelle, es war spät am Abend, und wir waren eben zu Bett gegangen, und ich sprach mit Cindy darüber ... ich sagte, meine Phantasie ist, daß ich am Fenster stehe, der Therapeut sitzt hinter dem Schreibtisch, und ich stehe am Fenster, und irgendwie ... ich *schreie* einfach ... schreie mir die Lungen aus dem Leibe! Und es war nicht Angst, es war einfach Wut. Und ich assoziierte das mit, mit einem ganz beschissenen Gefühl ... Meine Schwester und ich sind elf Monate auseinander, und ich frage mich, wie oft ich in meinem Kinderbett gestanden und geschrien habe, und es kam keiner. Es war diese Art von Hilflosigkeit, verdammt! Wissen Sie, diese einfach unglaubliche Wut. Mhm, ich habe das in meinem ganzen Leben nie so gespürt. Und ich weiß nicht, warum ich es jetzt gerade spüre; vielleicht kommt es wegen der Krise. Mhm, ich habe es am Samstagabend wieder gespürt und ich ... ich, mit der Hilfe von Alkohol ... irgendwie kamen meine anderen Wesenszüge an die Oberfläche, und ich spürte, mhm, das gleiche Gefühl ... das bezog sich überhaupt nicht auf Cindy, ◀◀◀ es bezog sich einfach auf die Objekte im Zimmer, und ich machte irgendwie einen Trümmerhaufen aus meinem Büro, einfach ... das, ich weiß nicht, ob sie Ihnen davon erzählte, daß ich einen Dauerlauf machte, aber, hm, wenn ich zuviel trinke, wenn ich mich hinlege, dreht sich mein Kopf immerzu, und die einzige Möglichkeit, das wegzubringen, ist, daß ich mich bewege. Also machte ich einen Dauerlauf; ich ging weg und lief etwa zwanzig Minuten lang um den Block herum, weshalb sie dachte, ich sei übergeschnappt, und ich bin sicher, daß es ihr so vorgekommen ist.

Es wird durch Vans Erzählung deutlich, daß Cindy kaum bemerkt hat, wie groß sein Bedürfnis ist, sich zu bewegen, nachdem er getrunken hat.

Dr: Nun, ich glaube, Ihre Wut hat ihr eine Mordsangst eingejagt.
Van: O ja, ich weiß. Sie hat mich noch nie so gesehen ... Ich bin immer der kontrollierte, mhm, intellektuelle, mhm, eingebildete Typ Mensch, der, mhm ... sie hat diese Vorstellung von mir, seit wir uns zum erstenmal gesehen haben. Obwohl es sich bis zu einem gewissen Grad geändert hat, aber ich glaube, ein Teil davon ist einfach mein Charakter; das wird noch lange so bleiben.
Dr: Was ich wissen will ... ich weiß nicht, wie lang es so bleiben wird ... aber ... ich dachte daran, Sie, während Sie heute hier sind, ein Band hören zu lassen. Sie hat dieses Band nicht gehört. Dies ist ein ... Sie sagen, Sie hätten mich irgendwo gehört? Ein Vortrag irgendwo?
Van: Ja, ich habe *von* Ihnen gehört.
Dr: Oh, Sie haben mich nie persönlich gehört?
Van: Nein.
Dr: Okay. Dies ist das Band eines Ehepaares. Bei diesem Band habe ich keine Erlaubnis, daß sie es auf Ihr Band aufnehmen, aber Sie können aufnehmen, bis zu dem Punkt, wo es anfängt.

Ich hatte dieses Band schon eingelegt, ehe Van ankam, und vorgehabt, es zu benutzen, um herauszubekommen, ob es einen Zusammenhang zwischen seinen momentanen Problemen und einer früheren, unaufgearbeiteten Trauerreaktion gibt. Sein früherer, im Laufe der ersten Sitzung geäußerter Hinweis auf den »Umgang mit Verlusten« und auch meine These, ihm fehle eine lebendige

Beziehung zu seinem Vater, hatten mich auf den Gedanken gebracht, meine Hypothese mit Hilfe dieses Bandes zu prüfen. Das Band ist darauf angelegt, den Hörer mit Trauergefühlen zu erfüllen. Der Hörer kann dann auf solche Emotionen eingehen, wenn er selbst in der Vergangenheit ähnliche Gefühle erlebt hat. Mit anderen Worten, ich möchte wissen, welche anderen Emotionen, außer der von ihm eben erwähnten eigenen »Wut«, ihm zuviel sind. Van hat schon erwähnt, daß Cindy ihm »zuviel« ist, und daß die emotionalen Ausbrüche seiner Eltern und das »Durchdrehen« ihm anscheinend auch zuviel waren. (Vgl. die erste Sitzung, S. 54.)

Van: Okay.
Dr: Die Geschichte ist folgende: Es handelt sich um ein Paar, das seit etwa zwanzig Jahren verheiratet ist und vier Kinder hat. Und der Mann ist in eine Sache mit einem anderen Mädchen namens Charlotte verwikkelt. Der Mann trinkt, aber exzessiv; er hat irgendein mit einer Depression zusammenhängendes Potenzproblem mit seiner Frau, keine ungewöhnliche Sache. Mhm, sie haben ein achtzehnjähriges Mädchen, ein elfjähriges Mädchen und dazwischen zwei Jungen. Ich möchte, daß der Klient versucht, voreheliche Erfahrungen mit den aktuellen Problemen in seiner Ehe in Beziehung zu setzen. Der Mann ist auf einer Geschäftsreise gewesen, am anderen Ende des Landes, und er kommt am Abend vor dieser Sitzung zurück, er ist etwa zehn Tage weg gewesen, und er ruft seinen Anwalt an, um eine legale Trennung als Vorbereitung auf eine Scheidung einzuleiten, denn er war zu einem Entschluß gekommen: Er will diese Biene heiraten, die halb so alt ist wie er. Und er kommt herein, und er kündigt an, daß dies unsere letzte Sitzung sein würde, denn »ich habe eine Entscheidung getroffen«. Also beschäftigte ich mich sofort mit seinen, mhm, vorehelichen Sexualgeschichten, und er sprach von seinen Onanierpraktiken und von seinen Phantasien, und seine Frau ist hier, und ihre Reaktion darauf war, daß das alles kalter Kaffee sei. Sie sagt dann, daß sie darüber diskutiert hätten, und auch über irgendwelche homosexuellen Episoden in seiner Jugend und andere Sorgen, und das wäre auch kalter Kaffee. Und dann beschäftigten wir uns mit der Tatsache, daß seine Eltern nicht verheiratet waren, als er geboren wurde. Als er etwa zwölf war, brachte er seinen Vater dazu, seine Mutter zu heiraten, was ihm sein Vater nie verzieh.
Van: Gott!
Dr: Eine Szene, wie wir sie vielleicht im Laufe der nächsten zwanzig Jahre noch oft erleben können, mit all diesen Kindern aus den Kommu-

nen und so weiter. Mhm, sie kam aus einer Familie, in der beide Eltern Selbstmord begingen; ihre Mutter spritzte sich selbst eine Dosis Morphium, als sie 16 war, und fünf Jahre davor hatte sich ihr Vater eine Kugel in den Kopf gejagt. Mhm, und sie hatten sich schon lange in der Wolle gehabt. Also, er kommt herein, und wir steigen in diese Sexualgechichte ein, und dann frage ich ... ich versuche, herauszufinden, welche Gefühle er damit verbindet, ein uneheliches Kind zu sein. Und er erinnerte sich sehr plastisch, daß er acht, neun, zehn Jahre alt und mit anderen Kindern in einer Clique zusammen war; und er war sehr neidisch auf sie, weil er glaubte, sie seien keine unehelichen Kinder. Ob das der Fall war oder nicht, weiß ich nicht. Ich bin mir nicht ganz sicher, wie *er* es herausbekam, aber er glaubte es zumindest. Das war seine Vorstellung. Und wie sich dann herausstellte, war eines der Dinge, die seine Ehe aus dem Gleichgewicht brachten, das Erscheinen seines ersten Sohnes auf der Bildfläche, denn das reaktivierte seine Neidgefühle. Und diese Neidgefühle spalteten sich nun auf, und er wurde sauer auf seine Frau, weil sie ihm einen Sohn geboren hatte, auf den er neidisch war. Und dadurch entwickelte sich das alles zu dem Durcheinander, mit dem er nun hier hereingeplatzt war. Nun, ich werde Ihnen zwei Teile dieses Bandes vorspielen. Denn der Mann beschäftigt sich mit sich, als er ein Kind war. Und ich möchte dabei unterscheiden zwischen den Gefühlen, die er sozusagen entdeckte, und der Sache, von der er spricht; denn die Gefühle, von denen er spricht, sind von der Art, wie sie jedes Kind irgendwann einmal erlebt. Mhm, das ist der erste Abschnitt. Der zweite Abschnitt ist die Reaktion seiner Frau darauf. Was mich daran jetzt interessiert, ist: Wann fühlen Sie sich betroffen, und was läßt Sie kalt. Okay?

Van: Ja.

Dr: Und dann können wir überlegen, was das für Sie bedeutet. Das Gespräch beginnt mit einer Frage, die auf dem überspielten Band gelöscht wurde, die Frage lautet: »Wie oft haben Sie Ihren Vater gebeten, Ihre Mutter zu heiraten?«

(Er läßt das Lewis-Band ablaufen.)

Transkript des Lewis-Bandes

Dr. Paul: Wie oft haben Sie Ihren Vater gebeten, Ihre Mutter zu heiraten?

Herr Lewis: Oh, ziemlich oft.

Dr: Ab welchem Alter?

Herr Lewis: Oh, wahrscheinlich, seitdem ich etwa neun Jahre alt war.

Dr: Und wie behandelte er Sie?

Herr Lewis: Er war sehr nachgiebig. Er war ... wir, wir, mein Vater und ich, wir kamen sehr gut miteinander aus, wir hatten durchaus ein sehr freundliches, angenehmes Verhältnis. Ich meine, zeitweilig.
Dr: Da sehe ich eine Parallele zwischen Ihnen und Ihrer Frau; wenn Sie sich vertragen, haben sie ein angenehmes Verhältnis. Machen Sie weiter.
Herr Lewis: Aber, ich meine, zum Beispiel, ich würde sagen, ich habe meist, in der Tat, ich glaube, das ist einer der Gründe gewesen, weshalb ich in meiner eigenen Arbeit erfolgreich war, weil ich immer jemanden zu etwas überreden mußte, ich meine, ich war ein Kind, meine Eltern waren älter. Sie waren, sie waren Ausländer in diesem Land. Sie konnten kein Englisch. Ich war irgendwie immer der Ausbilder, der Kritiker, der Überredungskünstler.
Dr: Sie haben auf mancherlei Art zu Hause die Führung übernommen?
Herr Lewis: Oh ...
Frau Lewis: Oh, ja.
Herr Lewis: Ich führte die Familie seit ich etwa fünf Jahre alt war und, mhm, in vielen, vielen Hinsichten, in vielen Hinsichten. Und sie waren dankbar dafür. Sie waren auf mich deswegen sehr stolz, ich meine, sie ... Aber ich sagte zu meinem Vater manchmal, wenn wir allein waren, da sagte ich: »Papa, du weißt, es wäre sehr schön, wenn du Mama heiraten würdest. Denk mal, sie ist eine Frau, und sie, sie würde sich wohler fühlen, wenn sie verheiratet wäre.« Im übrigen sprach meine Mutter manchmal mit mir darüber.
Dr: Daß sie verheiratet sein wollte?
Herr Lewis: Ja. Ich meine, sie erwähnte es. Sehen Sie, ich weiß nicht, wie ich den Eindruck gewann, daß ich ein uneheliches Kind wäre, denn keiner hatte mir das je gesagt. Es ist komisch. Jetzt davon zu sprechen, solche Dinge zu hören. Keiner hat es mir je gesagt.
Dr: Haben Sie je irgendwelche Dokumente gesehen?
Herr Lewis: Nein. Das ist etwas Merkwürdiges. Es ist komisch. Ich wußte es einfach. Ich weiß nicht.
Dr: Glauben Sie an das Übernatürliche?
Herr Lewis: Nein. Aber irgendwie muß etwas es mir gesagt haben.
Dr: Es lag in der Luft, vielleicht ...
Herr Lewis: Nein, nein, aber ich glaube, vielleicht hat meine Mutter gesagt ... ich erinnere mich, ich weiß was, ich war mit meiner Mutter und meiner Tante, und etwas, was mich stark beeinflußt hat, meine Tante Mary war eine so wunderbare Person. Oh, sie war ...
Dr: Ihre Schwester?
Herr Lewis: Ja, die Schwester meiner Mutter.
Dr: Die ältere Schwester.

Herr Lewis: Die jüngere Schwester, und wir waren, wir gingen in den Ferien, nicht in den Ferien, aber wir besuchten hin und wieder meine Tante Mary in North Carolina, und dann lag ich als Junge im Bett mit den zwei Frauen.

Frau Lewis: Ja, du erzähltest mir, daß du die Gespräche der Frauen belauscht hättest.

Herr Lewis: Und sie redeten. Sie hatten einander seit einem Jahr nicht gesehen, und sie redeten die ganze Nacht.

Dr: Sie schliefen wie, am Fußende des Bettes oder zwischen ...

Herr Lewis: Ich schlief am Fußende, und sie waren am anderen ...

Dr: In welchem Alter?

Herr Lewis: Oh, ich werde sieben, acht gewesen sein. Und sie sprachen die ganze Nacht von Männern, und die ganze Nacht hatten sie, die Schwestern, eine wirklich persönliche und intime Beziehung, und ...

Dr: Was?

Herr Lewis: Eine persönliche und intime Beziehung, wie sie über Männer diskutierten und das Leben mit Männern diskutierten und die Probleme der Männer, und immer wieder wachte ich, wachte ich einfach auf und hörte ... die Männer sind so und so, die Männer sind so und so.

Dr: Empfanden Sie es als positiv, daß Sie zu einem Mann heranwachsen würden?

Herr Lewis: Positiv? Nun, das weiß ich nicht.

Dr: Was meinen Sie?

Herr Lewis: Ich weiß nicht. Meine Mutter kritisierte meinen Vater immer. Wissen Sie, sie war, sie war immer sehr kritisch, manchmal. Dann war sie ein anderes Mal ganz nett. Meine Tante Mary war aber wunderbar. Das war eine bemerkenswerte Frau. Sie starb, als sie noch eine junge Frau war. Sie war eine bemerkenswerte Frau.

Dr: Wann starb sie?

Herr Lewis: Als sie fünfunddreißig war.

Dr: Und Sie waren wie alt?

Herr Lewis: Ich war etwa, oh, zehn oder elf. Sie war eine bemerkenswerte, nette Frau.

Dr: Und was empfanden Sie, als sie starb?

Herr Lewis: Oh, ich bin trauriger gewesen als alle anderen über Tante Marys Tod.

Dr: Wie traurig?

Herr Lewis: Furchtbar traurig.

Dr: Wie furchtbar?

Herr Lewis: Schrecklich.

Dr: Woran erinnern Sie sich? Hmmm?

Herr Lewis (weint): Ich fühle mich schrecklich.
Dr: Meinen Sie, daß Sie sie noch vermissen?
Herr Lewis: O ja, das tue ich. Sie war so nett *(weint)*. Sie war so nett.
Frau Lewis: Sie hatte, sie tat alles, wissen Sie, für ihn, wissen Sie, als er ein kleiner Junge war, alles, was kleine Kinder brauchen, was er zu Hause nicht bekam. Wissen Sie, sie hatte Tiere im Haus und Dinge, wissen Sie, seine Eltern hatten solche Dinge nie verstanden.
Herr Lewis: Sie ist wirklich die Frau, die ich gesucht habe, wirklich. Sie war so nett. Sie war eine schöne Frau. Sie war so lieb.
Dr: War sie ledig?
Herr Lewis: Nein, sie war verheiratet. Sie hatte eine Familie. Sie hatte ihre Kinder, und, mhm, aber sie hatte immer Verständnis.
Dr: Besuchen Sie ihre Familie manchmal?
Herr Lewis: Nein. Ich hatte nie eine wirklich enge Beziehung zu ihrer Familie.
Dr: Nachdem sie starb?
Herr Lewis: Nachdem sie starb. Sie war eine bemerkenswerte, liebe Person.
Dr: Wissen Sie, wo sie begraben ist?
Herr Lewis: Ja, in Charlotte, North Carolina. Ich bin nie an ihrem Grab gewesen.
Dr: Nie?
Herr Lewis: Nein. Sehen Sie, ich weiß nicht, warum ich nie zu ihrem Grab hingegangen bin, aber ich bin noch nie an irgendeinem Grab gewesen. Sie ist die einzige Person, die ich je, die einzige nahestehende Person, die in unserer Familie je gestorben ist, wissen Sie?
Dr: Meinen Sie, daß, mhm, sie die einzige ist, die Sie wirklich auf diese Art geliebt haben?
(Herr Lewis weint, dann ist Stille.)
Herr Lewis: Ich habe sie immer geliebt. Sie war sehr nett zu mir.
Dr: Sie liebte Sie?
Herr Lewis: Ja, das tat sie *(schluchzt)*. Ich weiß nicht, weswegen ich weine.
Dr: Sie wissen, warum Sie weinen.
Herr Lewis: Ich weiß nicht.
Dr: Nein? Sie vermissen sie immer noch.
Herr Lewis: Sie war so nett. Es war nicht irgend etwas Bestimmtes, was sie tat, nichts Besonderes, es war einfach ... sie war immer so nett *(schluchzt)*. Immer war sie, sie war immer so süß und so lieb, und es kam nie ein böses oder ein schlechtes Wort *(schluchzt laut)* über ihre Lippen. Sie mochte mich immer. Es gab nie irgend etwas Unechtes, sie akzeptierte

mich immer, wie ich war. Bei ihr zu sein war wie Frieden, einfach Frieden, einfach absoluter Frieden.
Dr: Also haben Sie sie auf die verschiedenste Weise seit Jahren gesucht.
Herr Lewis: Ja. Ich glaube, ich habe sie gefunden. Ich glaube, das habe ich.
(Nach einer Pause.)
Dr (zu Frau Lewis): Was denken Sie? Was meinen Sie?
Frau Lewis: Nun, es macht mich ganz traurig, was für schwere Zeiten er durchgemacht hat, und ich verstehe jetzt vieles, was ich nie habe verstehen können, solange wir verheiratet sind, Dinge, mit denen ich mich immer und immer wieder auseinandergesetzt habe und immerzu gedacht habe, wenn ich es nur besser machen könnte, dann würde seine Einstellung anders werden.
Dr: Sehen Sie, wenn Sie seine Tante hätten sein können ...
Frau Lewis: Ja, das ist mir jetzt klargeworden, das ist es, wogegen ich die ganze Zeit gekämpft habe, und ich wußte nicht einmal, wogegen ich ankämpfte.
Herr Lewis: Es ist wie ein Krimi. Wer konnte wissen, daß es meine Tante war? Wenn man alle Ursachen aufführen würde?
Frau Lewis: Mit anderen Worten ...
Herr Lewis: Seit Jahren ...
Frau Lewis: Ich dachte immer, wenn ich in dieser Situation irgend etwas erreichen wollte, müßte ich mehr tun als alle anderen. Ich mußte wie eine Heilige sein. Ich tat's nicht, wissen Sie, nur soweit, wie es mir eben auf irgendeine Art möglich war. Aber ich konnte mich nie wirklich frei fühlen, wissen Sie, mich wohl fühlen, entspannt oder natürlich sein. Ich hatte immer dieses Gefühl, ich gebe mir Mühe, und ich gebe mir Mühe, und ich gebe mir Mühe, und daraus wird doch nicht das, was ich mir erhofft habe.
Dr: Das hört sich so an, das ist nur ein Aspekt, aber es scheint, daß er irgendwie wollte, daß Sie seine Tante sein sollten.
Frau Lewis: Ja, natürlich.
Dr: Und er war wütend auf Sie, daß Sie es nicht waren.
Frau Lewis: Ja, und ich konnte nie verstehen, warum er wütend auf mich wurde. Ich konnte es nie verstehen. Es ist mir ein Rätsel gewesen, seitdem wir verheiratet sind. Warum konntest du so wütend werden, wo ich mir doch solche Mühe gab, und wo es mir doch wirklich soviel ausmachte?
Herr Lewis: Sie meinen wirklich, ich meine, sind Sie sicher, daß ...
Dr: Gehen Sie zum Friedhof in Charlotteville, und Sie werden's erfahren.

Herr Lewis: Charlotte.

Dr: . . . ville.

Frau Lewis: Der Ort heißt einfach Charlotte.

Dr: Oh, der Name ist auch Charlotte [der Name der anderen Frau]?

Herr Lewis: Ja, was sonst? Ihr Therapeuten seid ja so froh, wenn ihr irgendein kleines Klümpchen Gold findet. Wissen Sie, was zum Teufel?

Dr: Was halten Sie jetzt von mir?

Herr Lewis: Ich bin ziemlich durcheinander.

Dr: Hmm? Was sonst? Etwas verärgert?

Herr Lewis: O nein, nein.

Dr: Nein?

Herr Lewis: Beim letztenmal war ich etwas verärgert. Ich fühle mich nicht verärgert. Ich glaube, wissen Sie, ich meine, ich denke, daß Sie ein wirklich guter Mann sind. Ich glaube, Sie kennen sich in Ihrer Arbeit aus, und Sie machen Ihre Sache wirklich gut. Ich finde, Sie sind prima, aber ich habe da eine gewisse Skepsis gegenüber diesen kleinen Goldklümpchen

Dr: Oh, ja.

Herr Lewis: Obwohl ich ja zugebe, ich gebe ja zu, wenn ich es mir überlege, daß sie drei Namen hat, die ich hätte benutzen können. Kein anderer nannte sie Charlotte.

Dr: Oh, wirklich?

Herr Lewis: Ja. Also warum nenne ich sie Charlotte?

Dr: Also werfen Sie mir jene Goldklümpchen vor, die Sie . . .

Herr Lewis: Klümpchenwirtschaft.

Dr: Klümpchenwirtschaft. Aber Sie haben selbst sozusagen eines der drei Goldklümpchen herausgepickt.

Herr Lewis: Also, ich meine, vielleicht ist doch was dran. Aber es gibt für alles einen guten Grund.

Dr: Es gibt immer einen guten Grund.

Herr Lewis: Sehen Sie, zum Beispiel nannte ich sie nicht nach ihrem ersten Namen, weil sie es nicht wollte. Und ich nannte sie nicht Teddy, weil das der aggressive, dynamische Teil von ihr ist. Also nannte ich sie Charlotte; das war, glaube ich, der Name, der für mich meine Tante darstellte.

Frau Lewis: Oh, es gibt einen aggressiven, dynamischen Aspekt an ihr?

Dr: Wenn Sie herausbekommen wollen, was Ihnen Ihre Tante noch bedeutet, gehen Sie selbst zum Friedhof in Charlotte und Sie werden es selber erfahren.

Herr Lewis: Ich werde wahrscheinlich durchdrehen.

Dr: Sie werden nicht durchdrehen. Sie werden sich einfach selbst einholen.

Herr Lewis: Okay. Ich werde es tun. Ich bin nie auf Friedhöfen oder an irgendeinem Grab gewesen. Sie ist die einzige, die wirklich wichtig ist. Wissen Sie, Doktor, Sie sind ziemlich gut im Aufdröseln. Das ist komisch. Wissen Sie, es ist etwas Komisches, denn bis heute habe ich nie erwähnt, welchen Namen dieses Mädchen hat... meiner Frau oder einem anderen gegenüber, also hat das vielleicht auch etwas damit zu tun. Ich weiß es nicht. Die Menschen kommen so durcheinander. Ich fühle mich jetzt ganz friedlich, entlastet, als wenn ich eine Verstopfung hinter mir hätte oder so was.
Dr: Was? Eine was?
Herr Lewis: Eine Verstopfung.
Dr: Unsere Zeit ist fast um.
Herr Lewis: Okay.
Dr: Wollen Sie wiederkommen?
Herr Lewis: Eigentlich nicht.
Dr: Ich kann das verstehen. Würden Sie wiederkommen?
Herr Lewis: Ja.
Dr: Ich glaube, Sie müssen über das, was in der Vergangenheit passiert ist, viel und angestrengt nachdenken.
Herr Lewis: Mache ich schon.
Dr: Nein, über Ihre Tante. Sie ist immer noch bei Ihnen. Und das einzige, was Sie machen müssen, ist, nach Charlotte zu fahren, und Sie werden es herausbekommen. Ich sage nicht, daß Sie müssen, aber wenn Sie selbst nachprüfen wollen, inwiefern die Sache für Sie Bedeutung hat.
Herr Lewis: Wie haben die Menschen überlebt, ehe Ihr Brüder diese kleinen Edelsteine entdeckt habt?
Dr: Oh, sie überlebten nicht. Sie haben einfach immer weitergekämpft.
Herr Lewis: Nun, was passiert, wenn man völlig zur Ruhe kommt?
Dr: Man kommt nie völlig zur Ruhe.
Herr Lewis: Mit anderen Worten, Sie werden mich so ruhig machen, daß ich nicht länger krank genug bin, um zu versuchen, wissen Sie...
Dr: Sie finden nie wirklich völlige Ruhe. Sie werden sich einfach irgendwie bewußt, daß jemand, den Sie liebten, nicht mehr hier ist. Sie vermissen sie immer noch. Aber Sie können das wenigstens in einen gewissen Zusammenhang bringen.
Herr Lewis: Das ist das Komischste, die Namen. Meinen Sie, weil dieses Mädchen Charlotte heißt, daß es deswegen passiert ist, denn das ist mir nie vorher auf einer Reise passiert. Sie hat die gleiche Augenfarbe. Sie hat die gleiche Haarfarbe.
Dr: Als Nächstes werden Sie sagen, sie sei Ihre Tante. Ich meine, so, wie Sie es sich jetzt zusammenreimen.

Herr Lewis: Ich versuche, wissen Sie, ich versuche, Ihnen zu helfen.
Dr: Mir helfen? Helfen Sie sich. Wir sind nicht hier, daß Sie mir helfen. Wollen Sie wiederkommen?
Frau Lewis: Ja, ich will.
Herr Lewis: Warum muß sie wiederkommen? *Ich* bin derjenige, welcher . . .
Frau Lewis (schluchzt): Nein, denn das hilft mir so sehr, Dinge zu verstehen, die mir seit so langer Zeit ein Rätsel sind, und mit denen ich nie fertiggeworden bin, und ich wußte nicht, was ich damit anfangen sollte. Das ist für mich Grund genug.
Dr: Vielleicht die Chance bekommen, Ihren Mann etwas besser kennenzulernen.
Frau Lewis: Da haben Sie den Nagel auf den Kopf getroffen.
Dr: Und daß er sich selbst auch besser kennenlernt.
Frau Lewis: Genau. Ich bin ganz Ihrer Meinung, denn wenn mir irgend jemand gesagt hätte, daß dies heute so laufen würde, ich hätte es nie und nimmer geglaubt.
Herr Lewis: Nun, diese Dinge sind für mich etwas vollkommen Neues.
Frau Lewis: Ich will sie verstehen.
Herr Lewis: Ich bin so verwirrt, daß ich nicht weiß, welcher Tag heute ist.
Dr: Montag.

Van (gedämpft): Das ist schon ein mächtiges Erlebnis! Ich versuche, alles im Kopf zu behalten, worüber ich sprechen möchte.
Dr: Es ist ganz schön viel drin.
Van: Tja. Das erste, was ich sagen wollte, war, Norman Paul, du Dreckskerl . . .

> Vans Ärger scheint mit seiner Erwartung zusammenzuhängen, daß ich mich auf ihn »einschießen« würde.

Dr: Warum?
Van (mit Tränen in der Stimme): Daß Sie sich so auf mich eingeschossen hatten. Und dann sagt der andere Teil von mir, oh, zum Teufel. Ich glaube, die Leiden und die Trauer des Mannes haben etwas mit mir zu tun, und dann merkte ich, daß ich weinte.
Dr: Worüber?
Van: Ich konnte . . . ich versuchte herauszukriegen, worüber. Ich dachte an all die Menschen in meinem Leben, wo es . . . über wen oder was trauere ich? Und verdammt, soweit ich mich zurückerinnern kann, traue-

re ich. Und ich weiß nicht, um wen. Mhm, Freitagabend hatten wir Freunde eingeladen, und wir gingen auswärts essen, und da hatte ich eine Art Aha-Erlebnis.
Dr: Ja?
Van: Ich weiß nicht, wie wir dazu kamen, davon zu reden, aber ... ich erinnere mich daran, als ich etwa zehn war, ich glaube, es war noch in der Vorpubertät oder in der frühen Pubertät, ich erinnere mich, daß ich damals verliebt gewesen bin, in Frau ... Ich sprach darüber beim Essen, in irgendeiner ... ich hatte diese Dinge früher gespürt, doch nun verdichteten sie sich. Aber ich kann mich erinnern, daß ich in Jennifer Jones verliebt gewesen bin, und dieses Reden über die Namen hat das, glaube ich, in Gang gebracht. Übrigens, ich möchte auch erwähnen, daß ich sehr mit seiner Frau mitgefühlt habe, wie sie sagte: Seit so langer Zeit versuche ich, mit Gespenstern zu leben, und weiß nicht, warum es mir nicht gelingt.

Van stellt eine Verbindung zwischen Trauer und Verliebtsein her.

Dr: ►►►Wer ist Cindy in Ihrem Leben?
Van: Ich weiß nicht ... aber lassen Sie mich auf diese andere Sache zurückkommen. Mhm, ich kann mich an eine meiner ersten Schwärmereien erinnern, eine Phantasieschwärmerei, als ich noch ein kleines Kind war, in der Vorpubertät, ich bin sicher, war ich, ich war, ich war durch und durch, von Kopf bis Fuß in Jennifer Jones verliebt. Ich hatte, hatte ihr Bild an meiner Wand hängen, ich sehe es heute noch vor mir: Ich onanierte, während ich an Jennifer Jones dachte; mit wem zum Teufel habe ich eine Affäre ...? Mit einer, die Jennifer heißt! Und ich war auch, auch verliebt in ... mhm, ich erlebte allerlei Romanzen in der Phantasie, immer eine Art von unerwiderter Liebe, nie vergessen, nie besessen, immer, mhm, mhm, ... in einem der Filme, die ich in Erinnerung habe, spielt Debra Paget, die Cindy sehr viel mehr ähnelt, außer, daß sie blaue Augen hat. Debra Paget war in diesem Film, »Bird of Paradise«, und ich kann mich erinnern, daß ich mir die Augen aus dem Kopf geheult habe, als ich den Film sah, als Debra Paget in den Vulkan sprang. Es ist unglaublich ...!
Dr: Was?
Van (schweigt, weint leise): ... Scheiße!
Dr: Scheiße was?
Van: Ich spüre immer noch einen Teil der Traurigkeit, wenn ich daran denke. Ich ... ich ... *(seine Stimme kippt um)* ... sagen Sie, was Sie wollen, in den Filmen, da identifizierte ich mich mit dem Verlierer. Ich identifizierte mich mit dem Typ, der das Mädchen nie bekam, der wegsegelte und irgendwie den Rest seines Lebens so lebte ...

Dr: Wie?
Van (mit Bitterkeit): . . . sein Schicksal beklagend.
Dr: Aber wen suchen Sie?
Van: Ich weiß nicht! Ich schwöre, ich habe dauernd überlegt, als er sprach. Wer zum Teufel? Wer ist es? Ist es Mutter? Ist es meine Mutter? Ist es meine Großmutter?
Dr (unterbricht): Nein.
Van: Ist es die Frau, die ich nie gekannt habe, aber immer haben wollte?
Dr (leise): Es ist Ihr Vater.

Van machte während der ersten Sitzung sehr deutlich, daß er nie sehr viel von seinem Vater hatte. (Siehe S. 65.)

Van: Jesus Christus.
Dr: Das hat Ihnen als Kind gefehlt.
Van: Nun, das ist wahr *(mit tränenerfüllter Stimme)*, so sehr er es auch versuchte, er konnte nie dasein.

Er bestätigt, daß der Mensch, den er suchte, sein Vater sei.

Dr: Aber er war nicht da. *(Pause)* Das wissen Sie mit Ihrem Herzen, nicht wahr?
Van: Ich glaube nicht, daß er wußte, wie *(schluchzt)* . . .
Dr: Können Sie ihm je verzeihen?
Van: Ich versuchte, ihn zu verstehen.
Dr: Sie haben meine Frage nicht beantwortet. Haben Sie ihm verziehen?
Van (mit Tränen in der Stimme): Ich glaube, nicht.
Dr: Wo ist er begraben?
Van: In Mobile *(weint)*.
Dr: Wann waren Sie zum letzten Mal an seinem Grab?
Van: An dem Tag, als er begraben wurde. [7. März 1959]
Dr: Sie sind seitdem nicht dort gewesen?
Van: Ich bin seitdem nicht dort gewesen und auch nicht am Grabe meiner Mutter. Es ist lange her.
Dr: In Ihrem Herzen ist es fast wie gestern.
Van: Wissen Sie, ich dachte auch darüber nach, daß er mich verließ . . . wissen Sie, er fiel zu dem Zeitpunkt aus meinem Leben weg, als ich einen starken Vater brauchte. Als ich selbst noch ein Junge war und versuchte, mit den Problemen des Heranwachsens fertigzuwerden, mußte ich stellvertretend für ihn stark sein.
Dr: Sie mußten ihm die Eltern ersetzen.
Van: Tja.
Dr: Seinen Dad?

Van: Tja.
Dr: Sie sind nach ihm benannt worden, nicht wahr?
Van: Tja.
Dr: Das ist ziemlich belastend, nicht wahr?
Van (weint): Tja.
Dr: Was?
Van: Oh, es bringt mich einfach wieder in Berührung mit all jenen Gefühlen, und ... mitanzusehen, wie er langsam vor meinen Augen zusammenbrach, und es nicht zu verstehen. Zuschauen, wie er mit den Gummiringen herumlief *(weint)*.

Leicht erregbare Menschen tragen manchmal Gummiringe mit sich herum, die sie dauernd nervös zusammendrehen.

Dr: Hat er Ihnen eine Mordsangst eingejagt?
Van: Er drehte und wand sie herum ... Ja.
Dr: Können Sie sich an die Angst erinnern? Was ist los?
Van: Ich erinnere mich an seine Wut, und ich kann mich an die Auseinandersetzung erinnern, die er und Mom hatten; ich erinnere mich an sein »paranoides Denken«; er warf meiner Mutter vor, die Kleider auf eine bestimmte Art auf die Wäscheleine gehängt zu haben, weil sie den Nachbarn von nebenan damit etwas signalisieren wollte, und all so was. *(Bitterböse)* Ah, zum Teufel, da steckt eine Menge drin.
Dr: Es hört sich an, als wäre Cindy ein Double für ihn? Sie macht sich irgendwie Sorgen darüber, wer Ihnen Signale schickt?
Van (überrascht, lächelnd): Mensch, na so was.

Vans Reaktion macht es mir möglich, ein Split-screen-Videoband* zu benutzen, das ich gerade vorbereitet hatte. (Siehe S. 135)

Dr: He, ist das nicht so?
Van: Sie waren beide dunkelhaarig und schwarzäugig. Meine Mutter war blond und blauäugig. Und Jennifer ist blond und blauäugig *(seufzt)*.
Dr: Haben Sie ihn als kleines Kind geliebt?
Van: Meinen Vater?
Dr: Ja.
Van: Ja, ich erinnere mich, wie er von der Arbeit nach Hause kam, und ich lief hin, um ihn zu begrüßen.
Dr: Erinnern Sie sich daran, wie schön das war?
Van: Ja. War verdammt schön.

---

* Split-screen-Verfahren: Getrennt aufgenommene Bilder erscheinen gleichzeitig neben- oder übereinander auf dem Bildschirm. Anm. d. Übers.

Dr: Das ist lange her, nicht wahr? Eine lange Zeit, in der Sie den ganzen Kram vor sich versteckt haben.
Van: Ich habe es zwei Jahre lang durchgearbeitet.
Dr: Sind Sie in diese Sache überhaupt eingestiegen?
Van: Ja ... aber eine Menge davon ist immer noch da.
Dr: Ging das in bezug auf Ihre Gefühle damals auch so tief?
Van: Ich glaube, nur gelegentlich. Ich blieb nie dabei.◀◀◀
(Dr. Paul schaltet das Videogerät an.)
Dr: Was? Zuviel?
Van: Nein, nur, nur ... so viel ... so viele Assoziationen, so viel zum Auseinandersortieren, daß es, mhm, alles mögliche geht mir im Kopf herum.
Dr: Ich sage Ihnen, was ich getan habe, es wird Ihnen etwas gespenstisch vorkommen. Ich machte eine Split-screen-Aufnahme von Ihnen und Cindy. Also alles, was Ihnen dabei ein bißchen verrückt vorkommt [übereinandermontierte Köpfe], ist wirklich wahr. Okay?

> Ich hatte auf diesem Band Vans Kopf über Cindys Kopf montiert, um ihnen einen visuellen Eindruck von dem anscheinend wirklich wesentlichen Problem (siehe S. 134) zu ermöglichen und zu dokumentieren, daß jeder sozusagen den Kopf des anderen in seinem eigenen Kopf hat, fast wie ein Fremdkörper, gegen den man feindlich reagieren muß.

Van: Okay.
Dr: Sehen Sie, es ist ein Teil des Problems, daß Sie Fachmann sind. Fachmannsein heißt einerseits, daß Sie eine Menge von diesem Zeug intellektuell verarbeiten können.
Van: Ja. Ich weiß. Ich versuche, es nicht zu tun. Ach Gott, ist das schwer.
Dr: Richtig. Und dann sind Sie andererseits in der Lage, sich herrlich zu bescheißen.
Van: Dazu noch die Tatsache, daß ich ein Berater in Kirchendiensten bin, was bedeutet, daß ich in jeder Hinsicht der Größte bin. *(Mit Bitterkeit)* Ich glaube, das ist ein Problem, das Pfarrer mehr als alle anderen haben.
Dr: Nun, sie haben diese Kennmarke. Rechtsanwälte haben jene. Wie fühlen Sie sich eigentlich dabei, daß Sie heute hier sind?
Van: Es ist gut, hier zu sein. Ich weiß, daß dieses Zeug einfach da ist, und ich schlage mich schon so verdammt lange damit herum, daß ich ... es war die Frage, ob wir eine Ehetherapie oder eine Einzeltherapie machen sollten, und ich sagte immer zu Cindy, in meinem Leben gibt es soviel Scheiße, mit der ich alleine fertigwerden muß, daß ich eine Einzeltherapie will. Aber ich glaube, es war gut, daß wir beide kamen. Ich möchte

immer noch sehr gerne vielleicht eine Analyse machen; ich weiß nicht was, mhm, aber ich möchte mich wirklich mit diesem Zeug hinsetzen und es durcharbeiten, denn ich schlage mich schon so verdammt lange damit herum.

Dr: Nun, sehen Sie, ich glaube nicht, daß es mit der Analyse klappt.

Van: Nun, ich bin mir da auch nicht sicher. Sie macht einen zu einem noch besseren intellektuellen Versteckspieler.

Dr: Ja, aber sie isoliert Sie noch mehr von Ihrem emotionalen Inneren. Sie macht es Ihnen allerdings erträglicher, in dieser Isolierung zu leben.

Van: Das ist richtig.

Dr: Ich glaube, was man wirklich braucht, wenn man eine lebensfähige Ehe will – nicht einfach eine Ehe –, ist die Fähigkeit, sich anderen nahe und verwandt zu fühlen, die emotional, in ihrem Innern, von ähnlichen Dingen betroffen sind.

Die Analyse behandelt den Menschen, als ob sein Gefühlssystem einzigartig wäre; sie hilft ihm nicht dabei, seine Erfahrungen mit anderen zu teilen. Wenn Sie weiterhin zu den Sitzungen kommen möchten, kann ich Ihnen, glaube ich, helfen, eine Strategie zu entwickeln, um mit den Menschen in Kontakt zu kommen, die Ihnen nähere Mitteilungen darüber machen können, was gelaufen ist ... eine Menge von dem zum Beispiel, was Sie erlebt haben, nennen wir es Trauer, Sie nennen es Trauer seit der frühesten Kindheit, würde ich als die Trauer Ihres Vaters um seine eigenen Eltern interpretieren. Fragezeichen.

Van: Oh, Jesus, er hat mich früher auf den Schoß genommen und hat mir Lieder vorgesungen – Sonny Boy. Oder nein, wie hieß es? Doch, Sonny Boy. Und er sang manchmal auch ein sehr grausiges Lied über ein einsames Kind. Er sang es auf Niederländisch. Und meine Mutter haßte es. Aber ich kann mich an die Augenblicke der Zärtlichkeit erinnern, wenn er bei mir war, da war er deprimiert. Die Augenblicke der Zärtlichkeit, wenn er mich auf dem Schoß hielt, und er war deprimiert ...

Dr: Wenn er an seine Heimat dachte?

Van: Und er dachte an seine eigene Kindheit, da bin ich sicher.

Dr: Ja. Ich erzählte Ihnen von Eliots Theaterstück, nicht wahr? Das Theaterstück von T. S. Eliot?

Van: Ich glaube nicht.

Dr: Nun, Sie sollten es lesen. »Der Familientag«.

Van: Okay.

Dr: Und Sie werden ein Stück von Harry bei sich selbst entdecken. Harry ist die Hauptperson. Es ist sehr schön. Eine lyrische Darstellung dessen, was ich hier gerne zuwege bringen möchte.

Van: Ich weiß nicht, ob ich das kapiert habe.

Dr: Es ist eine dramatische Darstellung dessen, was ich mir unter meiner Arbeit vorstelle.
Van: Okay.
(Dr. Paul läßt einen Teil des Videobandes der ersten Sitzung, als Van sich über die Lebensgeschichte seines Vaters äußert, ablaufen. Während des Abspielens sagt Dr. Paul: »Sie sehen aus, als wenn Sie vom FBI verhört würden, sehen Sie.« [Das Textmaterial befindet sich auf den Seiten 64–68.] Der nächste Bandausschnitt ist aus der dritten Sitzung, als Van von Cindy spricht. [Das Textmaterial befindet sich auf den Seiten 120–122 und 132–135.])
Dr: Was meinen Sie dazu? Was halten Sie von diesem Kerl? Was? Sie schütteln den Kopf?
Van: Ja. Ein ganzer Sack voll Zeug.
Dr: Hm?
Van: Ein ganzer Sack voll Zeug. Ich weiß nicht. Ich weiß nicht einmal, wo ich anfangen soll. Ich glaube ...
Dr: Mögen Sie ihn?
Van: Einem Teil von mir tut er leid. Ein anderer Teil von mir sagt, du Dreckskerl ...
Dr: Das ist kein Mitleid.
Van (mit Verachtung): Dein Schicksal zu beklagen.
Dr: Das bedeutet, ihm zu sagen, er soll sich zusammennehmen.
Van: Tja.
Dr: Laß den Quatsch!
Van: Ja. Wie, mhm, schau, was du alles hast, nicht, schau, was du nicht hast.
Dr: Ja.
Van: Und mit Cindy und meinem Dad komme ich noch immer nicht klar.
Dr: Nun, wir werden daran arbeiten.
Van: Und wie sie ... wie das zusammenpaßt.
Dr: Ich werde Ihnen sagen, wie es zusammenpaßt. Wir werden demnächst für heute Schluß machen müssen, aber ich sage Ihnen, wie es zusammenpaßt. Es ist sehr interessant. Eines der Dinge, mit denen ich mich vor ein paar Jahren befaßte, war der Zusammenhang zwischen latenten homosexuellen Phantasien und der Gattenwahl.
Van: Hmmm.
Dr: Davon sprechen wir. Und, ich habe seit etwa vier Jahren meine Erfahrungen damit gemacht, und es paßt ganz genau da rein.
Van: Mhm. Lassen Sie es mich mal hören. Homosexuelle Phantasien?
Dr: Die homosexuelle Phantasie des Kindes gegenüber dem alten Herrn, die sich verstärkt, wenn keine nennenswerte Beziehung entsteht.

Van: Hmmm.
Dr: Ich erzähle Ihnen, wie ich dazu kam, mich damit zu beschäftigen; es ist eine interessante Geschichte. Vor etwa vier Jahren besuchte mich ein Ehepaar, und die Frau war völlig von ihrer Tochter besetzt. Nichts Homosexuelles, aber doch recht merkwürdig. Und das Kind trieb sich mit Halbstarken herum.
Van: Mit was für ...?
Dr: Mit Halbstarken.
Van: Oh, Halbstarke. *(Lacht)*
Dr: Richtig. Und die Tochter, um die es ging, war Sally, und sie war sechzehn. Und was passierte, war, daß Sally eines Tages reinkam, sie hatte sich den Ellenbogen beim Tennisspielen verletzt, und sie sagte zu ihrer Mutter, weil sie ihren Arm nicht nach innen drehen konnte, da bat sie ihre Mutter, ihr den BH zuzumachen. Und die Mutter wurde wütend auf sie. Und die Mutter und der Vater waren einmal hier, und die Mutter sagte: »Ich kann dieses Kind nicht ausstehen!« Und ich sagte: »Warum können Sie dieses Kind nicht ausstehen?« »Weil sie größere Brüste hat.« »Größer als Ihre?« »Nein.« Sie hat sich regelrecht darin verbissen. Und, mhm, ich konnte mir darauf keinen Reim machen. Also konnte sie dieses Kind einfach nicht ausstehen; es war ein verdorbenes Kind. Kurz danach fuhr ich nach Florida zu einem Psychiaterkongreß, und ich versuchte, herauszukriegen, was es mit diesen größeren Brüsten auf sich hat. Also holte ich mir *Portnoys Beschwerden** und ich lese auf so ne Art, daß ich immer, wenn mich etwas wurmt, es irgendwie in den Stoff projiziere und versuche, dort eine Lösung zu finden. Und *Portnoys Beschwerden* ist im Grunde eine Geschichte über einen Mann und seine Mutter, und wie sie so eine gemeinsame Geheimabsprache haben, Phantasien in Richtung Geschlechtsverkehr zu vermeiden. Und das, was das Interesse der Öffentlichkeit anzog, war seine Art, diese Phantasien auszuagieren. Und zwar auf eine sehr vereinfachte Art, auf die Art, wie die Menschen im allgemeinen mit diesen Phantasien umgehen – entweder sie streiten sich, Mutter und Sohn, oder das Kind wird eine Neuauflage der Mutter. In welchem Fall es nicht nötig ist zu kämpfen, denn das ist fast wie eine physische Ausweitung des Körpers, man ist Teil eines Körpers. Es ist eine Art Fusion, wie Sie sie auch bei Cindy gespürt haben. Sie sagten, sie *(er wiederholt das Sauggeräusch, das Van zuvor gemacht hatte)* ... macht manchmal so. Nun, ich lese also dieses Buch, und ich denke an die größeren Brüste und, mhm, an Portnoys Schwester, die eine Nebenrolle

---

* Philip Roth: *Portnoy's Complaint.* Dt. »Portnoys Beschwerden«, Reinbek (Rowohlt) 1970.

im Buch spielt, und ich dachte, nun, wenn es ein heterosexuelles Phantasiesystem zwischen Mutter und Alexander Portnoy gibt, was zum Teufel läuft zwischen der Mutter und der Tochter?
Van: Mhm.
Dr: Und dann formulierte ich die These, daß es ein homosexuelles Phantasiesystem zwischen der Mutter und der Tochter geben muß, mit dem die beiden auf ähnliche Art umgehen wie mit der heterosexuellen Phantasie. Ich kam also zurück und versuchte, herauszufinden, wie man das überprüfen könnte. Denn wenn man etwas nicht operationalisieren kann, hat es meines Erachtens keinen Wert. Ich meine, es ist von akademischem Interesse, mhm ... was ich also tat, war, daß ich mir einige dieser pornographischen, homosexuellen Filme holte. Und ich zeigte Sallys Eltern einen davon, an dem Tag, als sie wiederkamen. Ich erzählte ihnen, daß ich über dieses Problem nachgedacht hätte, das sie mit Sally hätten, wobei ich mich auf die Mutter bezog, und ich sagte: »Ich möchte, daß Sie diesen Film sehen, und ich möchte ganz deutlich machen, daß das in keiner Weise oder Form heißen soll, daß Sie homosexuell seien oder lesbische Tendenzen hätten oder lesbisch seien oder irgend so etwas machen. Ich will lediglich hören, was Sie meinen, und was Sie denken, wenn Sie dies sehen. Punkt.« Ich verlasse also den Raum, und später, als ich zurückkomme, werde ich von der Mutter mit einem ungeheuer giftigen Wutausbruch begrüßt. »Warum zeigen Sie mir diese dreckigen, schmutzigen Bilder? Bla bla bla bla.« Und sie fand den Film abstoßend. Dasselbe Wort, mit dem sie Sallys Brüste beschrieb. Und dann, nachdem sie sich abgeregt hatte, dann erzählte sie: Als sie etwa zwölf Jahre alt war ... das war vor dreißig Jahren ..., da hatte sie mit einer Kusine ein gegenseitiges Streichelerlebnis, das sie sehr erregt hatte, aber danach hatte sie solche Schuldgefühle, daß sie jedes Mal, wenn sie dieses Mädchen zufällig sah, ich meine, außer, mhm, an Weihnachten oder zum Ostersonntagessen, wissen Sie, jedesmal, wenn sie sie sah oder einen Blick von ihr erhaschte, da lief sie schnell in eine Gasse, oder sie lief in eine Seitenstraße oder in ein Geschäft. Was daran faszinierend war, das war ein einfaches, mhm, es war ein weiblich-homosexuelles Vorspiel, das ist alles.
Van: Mhm.
Dr: Was faszinierend an ihrer Erinnerung war, das war die Tatsache, daß sie das Erlebnis, das dieses Verhalten vor etwa dreißig Jahren ausgelöst hatte, vergessen hatte. Ihr Verhalten hatte sich automatisch weiterentwickelt. Und sie wurde erst in dem Augenblick daran erinnert, als sie den Film sah.

Und dann erinnerte sie sich, als vor etwa sechzehn Jahren, mhm, als sie und ihr Mann einen oralen Verkehr versuchten, da kam es wie ein Er-

innerungsblitz aus ihrem Gedächtnisspeicher. Sie erinnerte sich, daß es ihr, als sich sein Kopf im Dunkeln auf ihre Genitalien zubewegte, vorkam, als könne sein Kopf der Kopf einer Frau sein. Sie erstarrte, und dann war Schluß. Wir schlugen uns mit ein paar anderen Sachen herum, und nach ein paar Wochen kamen sie wieder, der Mann früher als die Frau. Er sagte, er wüßte überhaupt nicht, was zum Teufel zu Hause los sei, aber Sally wäre ein paar Nächte zuvor zu ihm gekommen und hätte ein bißchen Angst gehabt, denn, wie sie es schilderte, hatten sie zum erstenmal in ihrem Leben das Gefühl, daß ihre Mutter sie wirklich liebte, und sie hatte Angst, ihrer Mutter das zu sagen. Nun, soviel ich weiß, hatte sie keine Ahnung, sie wußte nicht, was los war, aber die negativen Schwingungen der Mutter dem Kind gegenüber waren offensichtlich fort ... einige davon, ich weiß nicht, was los war. Nonverbales läßt sich schwer einschätzen. Mhm, und seit dieser Zeit ... das war vor etwa vier Jahren ... gehe ich der Sache nach, und wenn ich die Literatur durchsehe, gibt es meines Erachtens recht viele Hinweise auf homosexuelle Phantasien zwischen Vater und Sohn und nur wenige Hinweise auf das entsprechende Verhalten beim weiblichen Geschlecht. Und dann dachte ich, nun, offensichtlich ist die Sache bei den Männern ziemlich klar, und wie das bei den Frauen ist, ist eben noch nicht so genau untersucht worden. Wie die Geschichte bei den Frauen aussieht, das wird ausschließlich von Frauen beschrieben, und es gibt nicht viele Frauen in der Branche. Dies festzustellen, ist in meinen Augen das Wichtigste; ich habe herausgefunden, daß das Problem bei Männern und Frauen das gleiche ist. Je weniger ein Mann eine positive Beziehung zu seinem Vater hat, desto eher neigt er dazu, Angst vor einer homosexuellen Phantasie zu haben.
Van: Hmmm.
Dr: Das gleiche gilt für Mutter und Tochter. Kurz, darum handelt es sich. Was Sie also als Heranwachsender nicht erhalten haben, was Ihre geschlechtsspezifische Identifikation hätte unterstützen können, das versuchen Sie, sozusagen als Kompensation, von Ihrem Ehepartner zu bekommen. Und an dieser Stelle hat die homosexuelle Phantasie nach meiner Meinung viel mit der Gattenwahl, mit Eigenarten und Problemen im Sexualverhalten und einer Reihe anderer Sachen zu tun.
Van: Hmmm.
Dr: Das war also nur eine kurze Zusammenfassung.
Van: Ich versuche, es auf mich anzuwenden und es mit meinem Verhalten und meinen Vorstellungen in Beziehung zu setzen.
Dr: Wir werden zum Schluß kommen müssen ... Wie empfinden Sie es, jetzt hier zu sein?
Van: Es wird gut sein, wenn ich mich nachher hinsetze und einen Teil

von dem Zeug, das ich mit mir rumschleppe, auseinanderzudividieren versuche. Es ist gut gewesen.

Dr: Nun, wollen Sie allein wiederkommen, oder wollen Sie mit Cindy zusammen kommen? Ich überlasse es Ihnen ... beim nächsten Mal.

Van: Ich möchte einigen von diesen Dingen weiter nachgehen, aber die Beschäftigung mit Cindy soll darüber nicht zu kurz kommen.

Dr: Nun, das schließt sich meines Erachtens gegenseitig nicht aus. Ich sehe das so, daß wir von zwei Seiten an die Sache herangehen. Ich glaube, mir wäre es am liebsten, wenn Sie beide zusammen hierherkämen; und sie soll sich dies ansehen und selbst feststellen, ob Sie in ihrer Anwesenheit anders reagieren. Diese Sache mit Ihrem Vater und ihr ließe sich vielleicht besser klären, wenn sie dabei wäre.

Van: Ja.

Dr: Das würde ich schon denken.

Van: Ich glaube, Sie wollen zum Teil sagen, daß ich mir eine ziemlich starke, phallische Frau gesucht habe.

Dr: Richtig. Um das Fehlen eines Vaters wettzumachen.

Van: Aber dann habe ich ... habe ich ...

Dr: Dagegen rebelliert.

Van: Ja. Ich habe erst in den letzten fünf Jahren dagegen rebelliert. Ich glaube, ich habe mich allmählich etwas verändert, zuvor war ich sehr abhängig von Cindy, und nach den ersten zwei Jahren Therapie kam ich etwas raus aus der Schale, weiter heraus aus der Schale auf jeden Fall, und, mhm, da begann ich, anders auf sie zu reagieren.

Dr: Und ich würde ...

Van: Was sie in einen Panikzustand versetzte.

Dr: Nun, ich würde sagen, mhm, was es auslöste ... das ist einfach eine Vermutung ..., war, daß Sie Vater wurden, und die Panik, die Sie davor empfanden, in eine ... eine Rolle ... zu geraten, auf die Sie deshalb nicht vorbereitet waren, weil Sie keinen eigenen Vater gehabt hatten.

Van: Mhm. Es war sicherlich um diese Zeit ...

Dr: Wie wäre es mit heute in zwei Wochen, ich will mal sehen, vielleicht, ich will mal sehen, morgen in zwei Wochen. Wäre Ihnen ein Vormittag lieber als ein Nachmittag?

Van: Oh, Mittwoch ist unmöglich.

Dr: Okay.

Van: Der Dienstag ist wirklich der einzige Tag in der ganzen Woche, und ich muß sowieso ...

Dr: Okay, Dienstag um fünfzehn Uhr?

Van: Ja. Heute in zwei Wochen ...

Dr: Heute in zwei Wochen, um fünfzehn Uhr.

Van: Okay. Und, mhm, wir beide?
Dr: Ja. Ich glaube, das wäre ganz gut. Sehen Sie, in der Analyse entwickelt sich leicht so eine Tendenz, das Paar aufzuspalten, und daraus ergibt sich dann die Vorstellung, der andere sei eigentlich nicht der Richtige für einen. Nun, eigentlich ist zum Zeitpunkt der Heirat keiner der Richtige für einen. Es geht darum, herauszufinden, was in der Vergangenheit passierte, in der Ursprungsfamilie. Das wird verschoben und auf den anderen projiziert.
Van: Ja. Diesen Dingen will ich weiter nachgehen. Und dann sind da noch all die Dinge in meiner Beziehung zu Jennifer, die sich wiederum anders ausgewirkt haben ...
Dr: Weil sie nicht Ihre Kinder geboren hat.

> Das ist ein Hinweis darauf, warum Affären immer anders verlaufen als Ehen.

Van: Darüber muß ich nachdenken.
Dr: Okay.

»Wir könnten alles haben. Alles, was man braucht, um glücklich zu sein ... Wir könnten das große, glänzende Beispiel der Welt werden; wir könnten Frieden, Freude, Macht, Güte ausstrahlen. Doch es gibt überall Gespenster, Gespenster, deren wir scheinbar nicht habhaft werden können.«*

---

* Henry Miller: *The Airconditioned Nightmare.* New York 1945, S. 39.

»Männer leben vom Vergessen –
Frauen von Erinnerungen.«

*Mrs. Carghill**

Der Showdown
Vierte Sitzung,
17. Oktober 1972

Dr. Paul: Tonband mitgebracht?
Cindy: Mhm.
Van: Ich muß Punkt vier weg.
Dr: Okay. Sie werden hier Punkt vier wegkommen.
Cindy (murmelt fast unhörbar)
Dr: Haben Sie Ihre Bänder überhaupt gegenseitig ausgetauscht?
Van: Nein. Haben wir nicht.

Ich frage mich, warum sie die Bänder nicht ausgetauscht haben. Ich überlege mir, daß ich sie mit ihrem eigenen Widerstand gegenüber der Therapie werde konfrontieren müssen; eventuell muß ich sogar andeuten, sie sollten diese Sitzung als die letzte betrachten.

Dr: Okay. Heute haben wir den 17. Oktober 1972. Also, was hat sich bei Ihnen beiden so ereignet?
Van: Wir haben viel geredet, wir haben uns, mhm, enorm angestrengt zu kapieren, wo uns der Kopf steht und was los ist. Und wir haben uns ein bißchen mehr in eine Art Routine hineingefunden, glaube ich.

Im Gegensatz zu früheren Sitzungen ergreift Van die Initiative.

Cindy: Ja.
Van: Mehr als alles andere. In Anbetracht der Tatsache, daß alles so aufreibend und unentschieden ist, schon so lange, zumindest ... mindestens einen Monat lang. Wir waren bis in die frühen Morgenstunden auf, aber wir haben trotzdem irgendwie ... zu stabileren ... Beziehungen zu Hause und innerhalb der Familie gefunden. Das hat uns geholfen. Auf jeden Fall, ein bißchen mehr Schlaf zu kriegen.
Dr: Mhm. Haben Sie Cindy irgend etwas von unserer letzten Sitzung erzählt?
Van: Mhm. Aber nicht zu viel von alldem. Wir sprachen von, mhm ...

Van scheint das, was sich in der letzten Sitzung an Wesentlichem ergab, nur ungern mitteilen zu wollen. Es mitzuteilen, hätte für

---

* T. S. Eliot: »Ein verdienter Staatsmann«. *Die Dramen.* Frankfurt/M. (Suhrkamp) 1966, S. 460.

ihn bedeutet, es in seinem Wirklichkeitscharakter zu bestätigen. Es hätte auch dazu beigetragen, sein Verhalten Cindy gegenüber zu erklären. Er läuft immer noch vor seiner schuldbeladenen Vergangenheit davon.

Cindy: Du kannst dich nie erinnern.
Van: Nein, das kann ich nicht.
Cindy: Jedenfalls sagst du das zu mir. *(Lacht und räuspert sich dann)*
Van: So ist es. Ich staune immer wieder über Cindys, mhm, Fähigkeit, als Videoband, als Tonbandgerät zu fungieren. Und ich passe wohl in die Kategorie der Männer, die in meinem Büro sitzen und sagen: »Habe ich das gesagt?« oder: »Ich kann mich nicht daran erinnern.« Ich stelle fest, das es mir genauso geht. Ich kann mich nicht . . .

Van spielt den Dummen, wie ein »Watergate-Klempner«; er kann sich an nichts erinnern.

Dr: Haben Sie sich Ihr Band angehört?
Van: Nein.
Dr: Nicht.
Van: Nein.
Dr: Nun, warum denn nicht?
Van: Ich weiß nicht; ich hatte zuviel zu tun, glaube ich. Ich glaube, das ist eine schlechte Entschuldigung. Ich habe eigentlich gar nicht daran gedacht.
Dr: Das ist eine gute Entschuldigung; sie ist völlig wertlos.
Cindy (kichert)
Van: Ja. Ich dachte darüber nach, was, was gelaufen war; über den einen Teil sprach ich mit Cindy, über meinen Vater.
Dr: Ja?
Van: Und die Depression, die damit zusammenhing. Aber ich habe das Band nicht mehr abgespielt.
Dr: Nun, welchen Sinn sehen Sie beide darin, hierherzukommen? Was wollen Sie und was wollen Sie nicht? Ich möchte einfach von Ihnen beiden hören, was Sie sich erwarten.

Mir ist ihr Widerstand, ihre Bänder auszutauschen oder sie überhaupt anzuhören – obwohl das ja ihre »Hausaufgabe« war –, deutlicher geworden. Die Frage für mich ist jetzt natürlich, ob sie die Arbeit hier überhaupt fortsetzen wollen.

Van: Nun, darüber haben wir uns auf dem Weg hierher unterhalten. Mhm, und wir haben dazu recht unterschiedliche Meinungen. Ich glaube,

ich habe gesagt, daß es einige ... Ich interessiere mich dafür nicht besonders stark, aber ich meine, daß es doch einige Fragen und Probleme gibt, denen ich nachgehen möchte, die meine persönliche Geschichte und mein Elternhaus betreffen ...
Dr: Ja.
Van: An die ich früher nicht rankam, an die ich, glaube ich, jetzt rankommen möchte. Mhm, und ich stelle mir das wohl so vor, daß ich das alleine mache. Cindy sieht das anders.
Cindy: Ich finde, das ist wieder so ein Schritt, wie in unserer ganzen Ehe, wo er immer seinen eigenen Weg gegangen ist.
Dr: Mhm.
Cindy: Und dabei entwickelt er sich nicht etwa zu mir und zu unserer Ehe hin, sondern er geht eben seinen eigenen Weg und verfolgt sein Ziel. Und ich finde wirklich, daß er sich jetzt einmal mir zuwenden und sich mit mir auseinandersetzen müßte. Er sagt immer noch: »Ich werde meine Angelegenheiten auf meine Art erledigen.« Das ist es, was ich aus seinem Wunsch heraushöre, statt einer Ehetherapie seine eigene Therapie haben zu wollen.
Dr: Nun, wollen Sie damit eigentlich sagen, daß Sie heute damit Schluß machen möchten, oder ...
Van: Nun, ich glaube, daß diese Entscheidung, mhm, einfach aufgrund finanzieller Probleme getroffen werden muß. Wir, mhm, ... die Reise nach Cardiff im Januar steht uns bevor, und da finde ich das Honorar unerschwinglich hoch. Wir möchten an sich beide weitermachen, aber wir werden möglicherweise aufgrund dieser Situation unsere Entscheidung treffen müssen. Und so, so ist das eben. Irgendwie, mhm, möchte ich die Entscheidung nicht auf dieser Basis treffen, aber ich glaube doch, wir werden es so machen müssen.

Es scheint, daß Van hauptsächlich deshalb die Initiative ergriffen hat, um einen Weg zu finden, die Therapie zu beenden. Das mag mit Cindys fast habgierigem Wunsch zusammenhängen (siehe oben), Van zu einem Anhängsel ihrer selbst zu machen; es könnte dies einer der Gründe dafür sein, daß er so stark reagiert. Das Anschneiden der Honorarfrage ist meist nichts anderes als der Versuch, von der Arbeit abzulenken, die notwendig wird, wenn man darangeht, die verschiedenen Faktoren, die für eine eheliche Unstimmigkeit ausschlaggebend sind, herauszufinden.

Dr: Heute findet also unsere letzte Sitzung statt. Das ist es, was Sie eigentlich sagen wollen.
Van: Ich meinte, daß es ... nun, wir haben uns entschlossen, dies heute

zu einem Tagesordnungspunkt zu machen, als wir überlegten, was wir eigentlich wollten, und wie wir das machen wollten. Ich habe mir andere Möglichkeiten überlegt, um, mhm, ich weiß nicht, ob Sie irgend etwas mit Gruppen machen, ich glaube nicht, aber wie wäre es, wenn wir die gemeinsame Arbeit in einer Gruppe fortsetzen würden, während gleichzeitig eine Einzeltherapie läuft, oder wir verschieben die Einzeltherapie bis nach Cardiff, denn wenn ich jetzt anfange, da würde ich in den zwei Monaten, im November und Dezember, doch nicht viel machen können.

Dr: Nun, ich ... mhm, lassen Sie mich, mhm, lassen Sie mich sagen, wie ich die ganze Sache sehe. Mhm, sehen Sie, da ist ein Unterschied zwischen dem, was die Leute sagen, und dem, was sie denken und was sie fühlen und was sie machen. Meistens wünscht man sich irgendeine Art von Harmonie zwischen all diesen Aspekten, damit sich so eine Art Konsistenz ergibt. Doch liegt es in der Natur des Menschen, daß, mhm, besonders diejenigen, die eine höhere Bildung haben, daß sie sehr gewandt mit Worten umgehen, ja handeln können. Mhm, nun. Sehen Sie, ich bin nicht so sicher, wenn Sie nun abzischen und alleine weitermachen, Ihre eigenen Angelegenheiten durcharbeiten, in einer Einzeltherapie, sagen wir, sieben oder acht Jahre lang, daß Sie damit überhaupt irgendwas erreichen.

Van: Ja. Nun, ich dachte nicht an eine so lange Zeit.

Dr: Nun, nehmen wir ruhig mal eine so lange Zeit an, sagen wir, gehen wir mal davon aus, daß Sie sich wirklich ernsthaft daranmachen und die Sache richtig in Angriff nehmen wollen.

Van: Mhm.

Dr: Ich glaube nicht, daß Sie irgend etwas erreichen würden. Und es ist auch ziemlich fraglich, ob Sie hier irgend etwas erreichen werden.

Van: Mhm.

Dr: Und ich werde Ihnen auch sagen, warum. Mhm, sehen Sie, ich weiß nicht, welche Vorstellungen Sie in Ihrem Kopf haben, was Sie in einer Einzeltherapie erreichen wollen, außer vielleicht, daß Sie sich in ihrer Isolation etwas wohler fühlen. Aber sehen Sie, die Bänder sind, meiner Meinung nach, sehr wichtig. Und wenn Sie zu beschäftigt sind, um sich hinzusetzen und die Bänder nochmals abzuhören; es ist Ihr Band, nicht meins. Dann stellt sich wirklich die Frage nach dem Sinn des ganzen Unternehmens. Das Band ist ein Mittel, um Ihre Reflexionsfähigkeit, mhm, einigermaßen zu schärfen, in bezug auf das, was hier gelaufen ist. Nun, da hängt eine Menge mit zusammen.

Van: Ich verstehe Sie.

Dr: Ich weiß nicht. Was halten Sie, Cindy, von dem Ganzen?

Cindy: Ich habe es wirklich satt, immer zurückstehen zu müssen, und wenn er sagt: »Ich möchte lieber etwas auf eigene Faust unternehmen«, dann habe ich's wirklich satt, da zuzusehen.

Cindy hört sich an wie eine besitzergreifende Mutter.

Dr: Ja? Nun, sehen Sie, es geht nicht zuallererst darum, daß er mit Ihnen gemeinsam etwas unternimmt, es geht darum, daß er es aus sich selbst heraus, mit Ihnen gemeinsam, unternimmt. Die Betonung liegt woanders. Denn so, wie Sie das darstellen . . ., daß er es *mit Ihnen* unternimmt . . ., wenn ich die Sache von seinem Standpunkt aus betrachte, dann habe ich auch das Gefühl, daß Sie ihn in Besitz nehmen wollen. Verstehen Sie den Unterschied?
Cindy: Ja, das tue ich. Ja.
Van: Das ist es, was ich vorhin zu Cindy sagte, als wir hierherfuhren, daß meine Gefühle, mein Widerstand dagegen aus einer gewissen Gegenreaktion gegen meine Abhängigkeit kommen, aus einem gewissen Widerwillen vielleicht, so offen, das könnte sein, so offen über die Dinge zu sprechen, wenn Cindy hier ist. Oder ob ich mit ihr an einige Sachen rankommen könnte, mhm . . .

Van distanziert sich von mir wie von Cindy, indem er anfängt, mit Worten zu feilschen.

Dr: Nun, nehmen wir das als Beispiel. Hätten Sie was dagegen, wenn Cindy das Videoband vom letzten Mal sieht?

Van wird zu weitschweifig, und ich beschließe, seine Erinnerung dort aufzufrischen, wo er zum Vergessen neigt!

Van: Nein, das ist mir recht.
Dr: Ich finde, das ist ein interessantes Dokument, und es ist interessant, daß vieles aufgedeckt wurde und herausgekommen ist, was wichtig war.
Van: Mhm.
Dr: Und es ist interessant für mich: erstens, daß Sie [Van] es sich nicht angehört haben; zweitens, daß Sie irgendwie den Wunsch deutlich werden lassen, sich davon zu distanzieren, indem Sie anfangen zu intellektualisieren, vielleicht. Ich sage Ihnen eben, wie Sie auf mich wirken.
Van: Okay, ich versuche, das zu begreifen.

Van scheint krampfhaft darum bemüht, alles unter Kontrolle zu halten.

Dr: Sie sagen, daß Sie sich gerne mit Gefühlen beschäftigen, solange sie unter Kontrolle sind. Solange sie programmiert sind.
Van: Mhm. Das ist sicherlich mein Thema, das Thema meines Lebens, meines, mhm . . .

Van gibt seiner Empfindung Ausdruck, daß sein Leben vorbestimmt und im Grunde unveränderbar sei.

Cindy: Mhm.
Van: So steht's im Drehbuch.
Dr: Ja, und wenn es das ist, was Sie im Kopfe haben, sollten Sie überhaupt mit niemandem zusammensein. Wenn Cindy das Zusammenleben mit Ihnen nicht aushalten kann, sollte sie sich scheiden lassen und sich einen anderen Kerl suchen. Ich finde, sie sollte nicht ihr ganzes Leben darauf warten, ob Sie sich endlich zu sich selbst bekennen werden oder nicht. Es sei denn, sie *will* das tun ... Ich sehe dafür keine Notwendigkeit. Sie wissen das selbst, ohne daß ich viel Worte darüber zu machen brauche.

Ich lege die Entscheidungsmöglichkeiten klar auf den Tisch.

Van, Cindy: Mhm.
Dr: Kommen Sie mit?
Van: Klar.
Dr: Ich meine, jeder Mensch ist fähig, das zu machen, was er kann. Ich glaube nicht, daß es einen Sinn hat, jemanden auf den Kopf zu hauen, weil er dies oder das nicht macht, wenn er es nicht machen kann. Überlege, und handle dann entsprechend, so wie du es für richtig hältst. Tue keinem einen Gefallen, denn du kannst dabei gehörig eins auf den Dekkel bekommen.
Gestern war dieser Kerl hier, der ein paarmal bei mir war, ein Heroinsüchtiger, und seine Eltern waren aus dem Süden zu mir hergefahren. Sie wollten drei Wochen nach Europa, und sie wollten, daß ich ihn in Behandlung nehme, solange sie weg sind. Ich sagte zu ihnen: »Ich will ihn nicht sehen. Er ist *Ihr* Kind. Wenn er von einer Brücke springt, dann ist das eben hart.« Ein richtig ausgeflippter Junge. Sieht aus wie Jesus auf dem Weg zum Kreuz. »Nun, warum können Sie ihn nicht die drei Wochen in Behandlung nehmen, während wir weg sind?« »Nein. Sie müssen sich da was anderes einfallen lassen.« Ob ich ihnen nicht einen Gefallen tun könnte, sie wären durch die Empfehlung eines Kollegen zu mir gekommen. Nichts da, keinen Gefallen. Keinen Gefallen. Das ist eine Einbahnstraße. Jeder Mensch ist verantwortlich für den Mist, den er macht.

Wenn man jemandem einen Gefallen tut, dann ereignet sich nonverbal eine ganze Menge. Derjenige, der jemandem einen Gefallen tut, spürt oft einen gewissen Verdruß, wenn nicht gar Ärger, darüber, daß er sich dazu hat bewegen lassen. Andererseits hat der Empfänger eines solchen Gefallens oft genug Schuldgefühle, weil

es im Grunde nicht den innersten Bedürfnissen des »Gönners« entspricht, jemandem einen Gefallen zu tun. Diese Schuldgefühle können leicht Ärger hervorrufen. Oft ist diese Verhaltenssequenz bei Eltern im Umgang mit ihren Kindern zu beobachten.
Eltern von Kindern, die Heroin nehmen, möchten oft davon entlastet werden, ohne selbst etwas dafür zu tun.

Van: Ich verstehe nicht so ganz, was Sie mir da sagen.
Dr: Ich möchte Ihnen einfach sagen, daß ich irgendwie nicht so sicher bin. Sehen Sie, wenn Sie irgendeine langfristige Behandlung beginnen, dann bedeutet das, daß Sie sich irgendwie in Bewegung setzen, entweder sich selbst zuliebe, ihr zuliebe oder jemandem anderen zuliebe; das glauben Sie zumindest. Also frage ich mich eben, wie oft Sie in Ihrem Leben die Zeit damit verbracht haben, sich in Bewegung zu setzen. Wahrscheinlich ist es in vielerlei Hinsicht sicherer . . .
Was meinen Sie, Cindy? Bin ich gemein und bösartig, und . . .?
Cindy: Sie sagen genau das gleiche, was ich ihm auch gesagt habe.
Dr: Wann?
Cindy: Neulich fing er nachts an zu weinen. Er weinte wirklich . . .
Dr: Weswegen?
Cindy: Ich glaube, er weinte wegen Jennifer, weil er sie verloren hat. Und ich sagte: »Weißt du, es tut gut zu sehen, daß du normal reagierst und weinst . . .« Und er dann sofort . . .
Dr: Woher wissen Sie, daß es das Problem war?
Cindy: Tja, das hatte er gesagt.
Dr: Haben Sie das gesagt?
Cindy: Er sagte: »Mein ganzes Leben lang habe ich mit Verlusten zu tun gehabt.« Sehen Sie, das macht mich ganz verrückt, daß das Videoband läuft, aber, Zitat Anfang, Zitat Ende, er sagte: »Mein ganzes Leben habe ich mit Verlusten zu tun gehabt. Und das ist jetzt auch ein Verlust, und es ist schwer, für mich, damit fertigzuwerden, und du mußt mich weinen lassen und fühlen . . .«

Cindy antwortet für Van.

Dr: Ja?
Cindy: Und ich sage: »Es tut gut, dich endlich einmal weinen zu sehen und zu sehen, daß du auch Gefühle hast. Du zeigst deine Gefühle nie.«
Dr: Was sagte er dazu?
Cindy: Er sagte, mhm: »Ich weiß nicht, es ist, mhm . . Es ist nicht gut.«
Dr (wiederholt, was Cindy gesagt hat): Es ist nicht gut? Was meinen Sie, was ist es dann?

Cindy: Ich weiß nicht, das hat er eben gesagt. Und ich sagte: »Nun, dann weine eben, wenn du weinen willst.«
Van: Sprichst du von dem einen Mal, wo du rausgegangen bist?

> Er ist erstaunt, daß sie sich an diesen Vorfall erinnert, denn er selbst hat wahrscheinlich versucht, ihn zu vergessen.

Cindy: Ja. Es hatte zu regnen angefangen.
Van: Menschenskind, das ist einen Monat her.
Cindy: Ja. Nein, ich weiß nicht, wie lange das her ist. Zwei Wochen, drei Wochen?
Van: Nein, das war im Zusammenhang mit ...
Dr: Was?
Van: ... im Zusammenhang damit, daß es das erstemal war, daß ich eine Chance hatte, mich mit einigen meiner eigenen Gefühle auseinanderzusetzen, denn die meiste Zeit hatte ich das Gefühl, ich müßte dich wieder hinkriegen oder versuchen ... das ist unser altes Muster. Du klappst zusammen, und ich versuche dich wieder hinzukriegen. Und es war das erstemal, daß ich mir erlaubt hatte, einigen meiner eigenen Gefühle näherzukommen, bei allem, was so gelaufen war.

> Hier zeigt sich die Diskrepanz zwischen Vans und Cindys Erinnerungen an das gleiche Ereignis. Es hatte für jeden der beiden eine andere Bedeutung. Cindy ist erleichtert, daß Van endlich weinen kann. Van sieht darin eine Abwechslung, ein Wegkommen von Cindys Weinen, das ihn daran gehindert hatte, sich seinen eigenen Emotionen zu stellen.

(Dr. Paul spielt das Videoband ab, das drei Ausschnitte aus der Sitzung vom 3. Oktober 1972 enthält: Van, als er von seiner Familie und von seinem Vater sowie von Cindy und Scott spricht. Siehe dazu S. 112–115, S. 120–122 und S. 132–135.)
Dr (nachdem das Band abgelaufen ist): Ich finde das Ganze ziemlich gut dargelegt, nicht wahr?
Van: Was hast du gesehen?
Cindy: Tja, ich habe eben etwa zehn verschiedene emotionale Reaktionen auf verschiedenen Gefühlsebenen durchgemacht ... Es fing damit an, daß du [Van] mir wirklich leid tatest, denn es hörte sich an, als wärest du dein ganzes Leben lang ein Waisenkind gewesen. Und ich empfand, wie sehr du mir leid tatest, daß du als Kind nie nach dem Leben deiner Großeltern oder deiner Eltern auch nur gefragt hattest, oder, weißt du, du hattest ja nie wirklich ... Und dann kam ich auf mich ... als wir weg waren ..., und ich dachte an unsere Kinder, daß ihnen die Großeltern von

deiner Seite fehlen und deine Vergangenheit, und sie haben in dieser Hinsicht so viele Erfahrungen von meiner Seite her, aber überhaupt nichts von deiner Seite, da fehlt eben einfach etwas. Dann, als die Rede auf die Geschichte mit Scott kam, da wurde ich verdammt böse auf dich, denn du hattest mich schon wieder angelogen. Und dann wurde ich richtig sauer auf dich. Und dann hörte ich, ... hörte ich, wie du davon sprachst, daß du die Frau nie bekämst und in einem Schiff wegsegelst ... und ich dachte, verdammt noch mal, was bin denn ich für dich gewesen? Ich finde, daß ich ein Volltreffer bin! Ich meine, du hast das große Los gezogen, als du mich kriegtest, und ich finde, du hast ein gutes Leben mit den drei Kindern, und du begreifst nicht, daß ich der Filmstar bin und du mit mir in einem Schiff davonsegelst? Du mußt weinen, weil du der Verlierer bist? Und ich sah diese hübsche Frau, die dir soviel Liebe gegeben hat und ihr ganzes Leben für dich gelebt hat, und du sagst: »Ich bin der Verlierer. Ich kann sie nicht lieben, und ich will nicht, daß sie ..., ich kann ihre Liebe nicht erwidern; sie läßt mich kalt ...« Und, mhm: »Ich kriege den Star nie, den ich will. Ich kriege Jennifer nicht. Ich muß mich mit dem zufriedengeben, was ich habe.«

> Es hört sich an, als hätte Van das Gefühl seines Vaters, ein Waisenkind zu sein, nachgelebt.
> Cindy wird dann wütend, als Van sich als Verlierer bezeichnet; sie kann es anscheinend nicht aushalten, wenn ihr Empfinden, ein Verlierer zu sein, sich in ihm widerspiegelt.

Van (überwältigt): Ich sage, daß ...
Cindy: Und ich weiß ... ich sehe mich als den Vater!
Van: Ja.
Cindy: Du hast ... wenn du mit mir schläfst, dann ist das eine homosexuelle Sache, ja? Ich meine, dann schläfst du mit Dad, statt daß du mich leidenschaftlich liebst ...
Dr: Dies ist heute ...

> Ich zeige ihnen jetzt ein Split-screen-Videoband, das auf der einen Seite die Aufnahme der letzten Sitzung, auf der anderen Seite die Hoopes' der heutigen Sitzung zeigt, wie sie dieses Band betrachten (siehe S. 150). Das Split-screen-Bild läuft ohne Ton; darauf beziehe ich mich, wenn ich Van frage (siehe S. 153), was er in sich selbst sieht.

Cindy: ... Mit anderen Worten, wenn ich als Frau ganz heiß bin, kannst du dich nicht richtig erregen lassen, denn ich bin ein Daddy, mhm?
Van: Ich bin nicht sicher, daß ich das gesagt habe.

Cindy: Nein, aber ... *(seufzt)* ... ich frage mich ...
Van: Nein, ich glaube nicht, daß das, was du gehört hast ... *(seufzt)* ... die andere Seite von dem war, was ich sagte, und das ist das Verrückte an alldem ...
Cindy: Oh, ich hörte ...
Van: ... daß ich mich immer als Verlierer fühlte.
Cindy: Ja.
Van: Wie ich dir schon mal gesagt habe, das ist verrückt.
Cindy: Und ich habe dir schon mal gesagt: »Warum in aller Welt empfindest du dich als Verlierer?« Erstens hast du mich, zweitens hast du drei akademische Titel; du gingst ... du hast keine Eltern gehabt, die dich unterstützen konnten, aber du bist mit drei Titeln ganz oben gelandet ... will sagen, du hast ein Leben, wenn du dir das in deiner Phantasie vorgestellt hättest, du hättest davon nur träumen können, nehme ich an.
Van: Warum zum Teufel meinst du, daß ich hier bin und nicht in irgendeiner Wohnung?
Cindy: Okay.
Dr: Was heißt denn das?
Van: Das heißt, daß ich verstehe, was sie sagt, und daß, daß ein Teil von mir das akzeptiert, natürlich! Aber erst wenn ich etwas von dieser depressiven Scheiße wegkriege, sehe ich ein und begreife, was ich habe. Und wie wichtig das alles ist. Und, und die Tatsache, daß trotz des ganzen Krams ...
Dr: Nun, Sie haben es eigentlich nicht verdient ...

> Ich drücke damit etwas von Vans eigenen Gefühlen aus, die er bislang zu verleugnen gesucht hat; das heißt, er glaubt, er habe das Gefühl, es gehe ihm gut in der Ehe, eigentlich gar nicht verdient.

Van: Nun, das ist auch ein Teil der Dynamik, sicherlich, daß ich das Gefühl habe, ich verdiene das gar nicht, also muß ich die guten Dinge sabotieren. Ich glaube, da ist eine ganze Menge dran.
Dr: Tja, was wollen Sie beide nun machen?
(Pause)
Van: Das, das ist völlig offen; da bin ich mir noch nicht richtig klar. Ich ... ich glaube ganz sicher, daß es eine verdammte Menge Zeug gibt, mit dem, mit dem ich mich befassen muß.
Dr: Moment mal, ich unterbreche Sie jetzt. Sie müssen überhaupt nichts.
Van: Doch, muß ich.
Cindy: Ja.
Van: Ich muß es meinetwegen machen.

Dr: Was?
Cindy: Er schläft nicht, er ißt nicht. Wir gehen vor die Hunde.
Van (gleichzeitig mit Cindy): Ich muß es für Cindy machen.
Cindy: Er muß etwas unternehmen.
Dr: Sie müssen überhaupt nichts für sie unternehmen.

> Das ist der Versuch, die Identität eines jeden klar vom anderen abzugrenzen, der Versuch, jeden dahin zu bringen, daß er für sich selbst denkt und empfindet und nicht für den anderen Entscheidungen zu treffen braucht.

Cindy: Nein ...
Van: Ich würde ... Okay, wenn Sie andere Worte benutzen wollen; ich empfinde momentan sehr stark den Drang, einen Teil von diesem Zeug loszuwerden; da es mich so lange belastet hat, will ich es jetzt endlich zu den Akten legen, endlich, vielleicht mit einem schönen Umschlag drum herum, vielleicht, obwohl das ...
Dr: Sofern es nicht zuviel Mühe bereitet.
Van: Ich weiß nicht, warum Sie mich provozieren, aber ich habe das Gefühl, Sie tun's ...
Dr: Es ist nicht eine Frage der Provokation. Ich sage Ihnen nur, wie ich es sehe, ich sage Ihnen nur, was mir an Ihnen aufgefallen ist.
Van: Ich empfinde das aber jetzt gar nicht so. Vielleicht ... kommt es nur so heraus.
(Beide schreien fast.)
Dr: Nun, was haben Sie sich gedacht, als Sie sich dort gesehen haben? Als Sie da waren, auf der anderen Seite des Bildschirms? Was haben Sie an sich wahrgenommen? Den Pfeifenstiel so fest in Ihrem Mund, als würden Sie die Luft anhalten, um es durchzustehen ... dann ...
Van: Ich ... ich weiß nicht, was ich sagen soll, außer daß, daß jene Gefühle innen drin nicht vorhanden sind. Soweit ich mich überhaupt zu fassen kriege, habe ich das Gefühl, daß ich versuche, so offen und empfänglich zu sein, wie ich eben kann, und mit den Dingen umzugehen und das, was ich empfinde, auch wirklich zu empfinden und, so gut ich kann, darüber zu reden. Wenn es dann so kontrolliert herauskommt, so als wenn ich eine Rolle spielte, dann weiß ich nicht, was ich anders machen soll.
Dr: Ja?
Van: Genau über diese Fragen spricht Cindy manchmal, wenn ich mich mit Gefühlen beschäftige, dann sagt sie: »Du befaßt dich gar nicht mit Gefühlen.« Ich glaube, ich bin da so zugeknöpft, weil Cindy böse wurde, sie sagt: »Du lügst mich wieder an« – ach, zum Teufel, das ist ...
Cindy: Hast du auch gemacht!

Van: Da gibt's einen ganzen Sommer voll mit Lügen, natürlich! Und das war trotzdem nur ein Teil davon! Was zum Teufel willst du, daß ich mache, mich zurücksetzen und ... Wenn ich dich nicht gemocht, gemocht hätte, dann hätte ich wahrscheinlich gesagt: »Hau doch ab, und bumse mit Scott ... in Ordnung.«
Cindy: Benutze nicht den Ausdruck »mögen«. Du hast mich zu dem Zeitpunkt nicht gemocht. Du hast nur dich selbst gesehen. Du hast dich nicht um mich gekümmert. Nur dich selbst hast du gesehen ...! Wenn du auf mich eingegangen wärst, hättest du gesagt: »Ich habe seit einiger Zeit ein Verhältnis, und laß Scott ... hab du dein Vergnügen mit Scott. Ich weiß, wie es ist, wenn ein anderer Mensch auf einen eingeht.« Ich sagte zu dir: »Van, zum erstenmal seit einem Jahr ...«
Van: Das ist sicherlich ...
Cindy: »Scott hat mir eben etwas Tröstendes gesagt, und du hast drauf geschissen.« Und ich sagte: »Ich habe gesagt, daß ich ... daß ich seit langem gespürt habe, daß du in eine Affäre verstrickt bist«, und ich sagte: »Verdammt, sei doch ehrlich. Wenn du in einer Affäre drinsteckst, dann sag es mir hier und jetzt, damit ich das Gefühl genießen kann, das ich eben hatte und ich ...« Oooooh! *(Ihre Stimme ist eine Mischung aus Frustration und gerechtem Zorn.)*
Van: Du wolltest nicht ... du wolltest, daß ich dir die Erlaubnis gebe, runterzugehen und mit Scott zu bumsen. Es tut mir leid, daß ich das nicht konnte.
Cindy: Ah das ist ... ja, richtig! Du sitzt auf dem Glückstopf, aber du erlaubst mir nicht, auch drauf zu kommen!
Dr: Sie müssen ihn nicht um Erlaubnis bitten. Er hat Sie nicht um Erlaubnis gebeten, oder?

Das ist wieder ein Versuch, sie etwas auseinander zu bringen.

Cindy: Nein, verdammt, so habe ich es während der ganzen Ehe gemacht, ich habe immer um Erlaubnis gebeten, um zu sehen, was er meint ...
Dr: Nun, haben Sie das nicht eigentlich Ihr ganzes Leben lang so gemacht, schon bevor Sie verheiratet waren?

Ich versuche, die Intensität der Auseinandersetzung etwas zu mindern, indem ich Cindys Aufmerksamkeit auf ihr Bedürfnis lenke, ihre Eltern um Erlaubnis zu bitten, das ja schon vor der Ehe da war.

Cindy: Ja. Ich mußte mir jedermanns Zustimmung holen, bevor ich irgend etwas unternahm, um sicherzugehen, daß es alle in Ordnung fanden.

Dr: Das ist nun wirklich nicht so toll.
Cindy: Ist es auch nicht.
Dr: Also geben Sie ihm nicht die Schuld, denn Sie waren schon, ehe er auf der Bildfläche erschien, darauf eingestellt, andere immer um Erlaubnis zu bitten.
Cindy: Das ist auch wahr. Ich war sehr darauf aus, perfekt zu sein, und jedermanns Beifall zu bekommen für alles, was ich tat, und ... *(seufzt)*. Und ich habe immer allen anderen gegeben. Ich habe zehn Jahre mit dir gelebt, habe dich geliebt und mich um dein Wohlergehen bemüht und habe umgekehrt darum gebeten, daß du mich wiederliebtest. Das ist das einzige, worum ich dich gebeten habe: geliebt zu werden. Und die Art, wie ich dich bitte, stößt dich ab.
Van: Du hast dich nie von mir geliebt gefühlt?
Cindy: Nee. Ich fühlte es schon, ehe wir heirateten, als du wolltest, ...
Van: Oh, verdammt.
Cindy: Wenn es deinen Vorstellungen entsprach, fühlte ich mich geliebt. Aber wenn's so war, daß ich das Bedürfnis hatte und geliebt werden wollte, dann hast du die Jalousien runtergelassen. Es mußte immer nach deinem Kopf gehen. Weißt du, das ist der Teil an deiner Affäre, der mich besonders kränkt, denn ich weiß, daß mit dir und Jennifer, daß du die Initiative ergriffen und gesagt hättest: »Komm, wir treffen uns heut abend am Copley Square zum Essen.« Mit mir hast du das nie gemacht. Heute abend sagte ich: »Können wir nach deiner Vorlesung essen gehen?« Weißt du, ich hatte das Gefühl, die Initiative ergriffen zu haben. Und du mußtest dich umdrehen, ohne Begeisterung und so tun, als ob du keine Lust hättest. Und ich weiß, mit Jennifer warst du immer in der Lage, das Rendezvous im Motel einzuhalten und sie in Restaurants zu treffen und Termine mit ihr zu vereinbaren, und in unserer Ehe mußte ich immer diejenige sein, die irgendwelche romantischen Ideen entwikkelte.
Dr: Ich will Ihnen da eine Frage stellen: Warum werfen Sie ihm dies alles an den Kopf?
Cindy: Tja, weil ich mich nur dann geliebt fühle, wenn ich mich selbst einsetze, das heißt, wenn ich die Bedingungen dafür schaffe. Er macht so was nie.
Dr: Ja, aber ich will wissen, worüber beklagen Sie sich? Ich verstehe es nicht. Sie haben diesen ganzen Quatsch doch schon früher mit ihm durchgemacht; was soll er Ihrer Ansicht nach denn jetzt machen? Er kann nur das machen, was er machen kann.
Cindy (wehmütig): Er kann mich also nicht lieben? Ich höre dich sagen, daß du mich nicht lieben kannst.

Van: Ich habe nicht den Eindruck, das gesagt zu haben.
Cindy: Nein, okay. *(Ihre Stimme senkt sich.)*
Dr: Sie beide sind ganz schön in der Klemme.
(Pause)
Van: Ich glaube, vielleicht hast du mich genommen, weil ich nicht so eine launenhafte, kontrollierende Person war wie dein Vater, jedenfalls zum Teil.

Van kommt spontan auf die Bedeutung von Cindys Eltern für ihre jetzige Ehekrise zu sprechen.

Cindy: Richtig.
Van: Okay.
Cindy: Okay.
Van: Jetzt bestrafst du mich dafür, daß ich es nicht bin.
Cindy: Ich bestrafe dich? Ich dachte, ich sei diejenige, die bestraft würde. Ich dachte, ich schiebe dir die Gewinne zu.

Sie beginnen erneut, sich darum zu streiten, wer recht und wer unrecht hat. Dabei kommt normalerweise nichts anderes heraus, als daß beide Parteien zum Schluß verletzt und voller Groll sind. Streitereien sind eine gemeinsame Intrige, wodurch das Herausfinden jener destruktiven Verhaltensweisen vermieden wird, die ihre Wurzeln in den Ursprungsfamilien haben. Indem sie es versäumen, ihre Aufmerksamkeit darauf zu lenken, erfahren beide erneut dieselben Verletzungen, die sie vor der Ehe erlitten haben.

Dr: Welche Gewinne? Wer hat hier irgendeinen Gewinn?
Cindy: Ich dachte, er.
Dr (gähnt): Nee! Jeder von Ihnen beiden ist einfach zu sehr mit dem anderen beschäftigt.
Cindy: Ich weiß, daß ich mich zu sehr mit ihm beschäftige. . . . Er beschäftigt sich aber nicht mit mir.
Dr: Er ist damit beschäftigt, von Ihnen wegzulaufen.
Cindy: Richtig.
Dr: Das heißt, er ist damit beschäftigt . . .
Cindy: Und dieser Augenblick ist ein exaktes Beispiel für unser ganzes Leben. Da ist ein Mann, der gerade jetzt auf ihn wartet, und ich glaube nicht, daß er noch eine weitere Minute Zeit für mich und meine Sache übrig hat.
Dr: Ein Mann wartet auf Sie – wo?
Van: Oho . . .
Dr: Wo wartet der Mann auf Sie?
Cindy: Er hat zu dieser Zeit einen Klienten.

Van (spricht gleichzeitig): Ich habe einen Termin um halb fünf. Mhm, in Boston.

Cindy: Jedes Mal, wenn ich ein emotionales Bedürfnis habe oder so, wenn ich endlich an dich herankomme, dann ist da jemand, der schneller an dich rankommt, der wichtiger ist als ich. Du hast eigentlich nie . . .

Dr: Nun, es gibt verschiedene Möglichkeiten: Sie können so weiterleben wie bisher, Sie können sich trennen, Sie können jeder zu einer Einzelberatung gehen, was mit großer Wahrscheinlichkeit dazu führt, daß Sie sich trennen und scheiden lassen, so wie ich Sie beide sehe, mhm, und ich weiß nicht, was sonst . . . Wie sehen Sie sich selbst in dieser Situation, Van? Heute? Sie haben Cindys Kopf in Ihrem Kopf und umgekehrt.

> Manchmal gibt es nur einen Weg, die Leute dazu zu bringen, daß sie über das, was sie tun, nachdenken: sie ein bißchen durchzuschütteln, und zwar, indem man sie mit der Realität der existierenden Möglichkeiten konfrontiert.
>
> Ich spielte dann einen kurzen Abschnitt aus der letzten Sitzung mit Van allein ab. Ich lasse das Band ohne Ton laufen, damit Van und Cindy die wenigen Bilder, bei denen in das Kopfbild des einen der Kopf des anderen eingeblendet ist, besser wahrnehmen können (siehe S. 135), worauf sich mein Hinweis bezog, daß er ihren Kopf in seinem hätte und umgekehrt (siehe S. 96–103 und S. 112–115).

Van: Ich weiß nicht . . .

Dr: Was?

Van: Sagt mir gar nichts, wirklich nicht.

Dr: Nichts?

Van (seufzt): Als ich das Zeug anhörte, was ich beim letzten Mal sagte, da . . . es fällt mir schwer, objektiv, objektiv zuzuschauen, als ob ich jemand anderen sähe. Aber wenn ich mir das nochmal anhöre, sehe ich wieder die Trauer, die Depression, diese Geschichte von dem kleinen, verlorenen Jungen, die, glaube ich, schon so verdammt lange da herumgeistert. Alles andere ergibt sich daraus, wie ich mich fühle, nicht aus dem, was ich im Bilde sehe, es ergibt sich aus . . .

Dr: Nun, was *sehen* Sie?

Van: Tja, ich sehe jemanden, der dasitzt und zuhört und die Dinge sorgfältig überlegt. Ich sehe niemanden, der explosiv oder expressiv ist, ich sehe niemanden, der, mhm, übermäßig stark reagiert und . . .

> Van beschreibt sich selbst fast gänzlich unter dem Aspekt des *Fehlens* emotionaler Qualitäten. Dies entspricht der Vernachlässigung offen gezeigter Gefühle in seinem Leben.

Dr: Jemand, der sich ziemlich gut unter Kontrolle hat.
Van: Teufel, ja, es geht kontrolliert zu, aber es ist . . . es ist nicht . . . *Ich* sehe niemanden, der rigide ist, und, wissen Sie, . . . ich bin schon so gewesen, und wenn Sie meinen, dies sei das Bild von jemandem, der kontrolliert ist . . . vor zehn Jahren vielleicht hätten Sie wirklich das Bild von jemandem bekommen, der kontrolliert . . . und verängstigt ist. Ich sehe diesen Typ nicht als *verängstigt* und kontrolliert, so als würde er die Kontrolle über sich verlieren oder als würde die Welt zusammenbrechen.
Dr: Ich möchte wetten, wenn Cindy sich entscheiden würde, einen Anwalt zu nehmen und die Scheidung durchzuziehen, da würden Sie Angst kriegen und die Kontrolle verlieren. Solange Sie sie an der Jojo-Schnur haben, haben Sie die Dinge ziemlich gut im Griff.

Ich stelle sein Selbstbild, er sei absolut unerschütterlich, in Frage. Er ist ein Experte der Selbsttäuschung.

Van: Oh, ich bin sicher, daß, mhm, das habe ich auch die ganze Zeit sagen wollen, wenn ich meinte, daß sie die Trumpfkarten in der Hand hätte. Wenn sie sie ausspielen würde, dann wäre es wirklich katastrophal. Und es gäbe nichts, was ich tun könnte, außer, so darauf zu reagieren, wie ich könnte . . .
Cindy (zu Dr. Paul, klagend): Warum haben Sie . . . habe ich Sie richtig verstanden, als Sie sagten, die Wahrscheinlichkeit sei groß, daß wir uns trennen und scheiden lassen würden? Meinen Sie, daß es mit uns schon so weit gekommen ist?
Van: Das habe ich nicht so verstanden, aber vielleicht möchtest du, daß er antwortet.
Cindy: Ja.
Dr: Wenn Sie in eine Einzelberatung gingen, sagte ich.
Van: So habe ich es auch verstanden.
Cindy: Oh. Sehen Sie, ich bin froh, daß ich Sie darum gebeten habe, es nochmal zu sagen, denn ich geriet sofort in Panikstimmung, ich dachte, mein Gott, meinen Sie wirklich, daß wir schon so weit sind.
Dr (auf eine resignierte, unbeteiligte Art): Nun, es steht wirklich ziemlich schlimm mit Ihnen beiden.
Cindy: Es überrascht mich, daß Sie das sagen, denn ich war eben . . . ich fühlte mich eben jetzt ziemlich frohgemut, denn, zum erstenmal seit zehn Jahren habe ich das Gefühl, daß ich eben jetzt anfange, eine Ehe zu haben, gerade weil ich jetzt wirklich daran arbeiten und sie aufbauen will.
Dr: Nun, passen Sie mal auf, lassen Sie mich etwas rekapitulieren. Sie können erst dann eine Ehe haben, wenn Sie ein Selbst haben.

Cindy: Ja. Das leuchtet mir ein.
Dr: Und Sie *(an Cindy gerichtet)* haben kaum ein Selbst.
Cindy: Richtig.
Dr: Und Sie machen es wie viele Menschen, die versuchen, ein Selbstgefühl zu bekommen, indem sie in die Ehe springen.
Cindy: Richtig.
Dr: Und das klappt nicht. Nicht nur klappt es nicht, es *kann* gar nicht klappen. Und wenn es so aussieht, als hätte es geklappt, so klappt es auf gar keinen Fall mit den Kindern.
Cindy: Mhm.
Dr: Das ist ein Punkt, wo es nicht klappt.
Cindy: Mhm. Dann ist das vielleicht der Grund, warum es gerade jetzt aufregend für mich wird, weil ich gerade jetzt anfange, einiges zu empfinden, auf einer anderen Ebene. Neuerdings finde ich einige der Gefühle, die ich seit kurzem habe, richtig aufregend.
Dr: Zum Beispiel?
Cindy: Nun, ich habe, mhm, ich habe die Bücher *Open Marriage* und *Transactional Analysis* gelesen während der letzten Wochen . . .
Dr: Ja?
Van: Ich glaube, das ist es zum Teil, warum du dich so heftig an mich geklammert hast, darüber haben wir ja schon früher gesprochen. Du hast das auf mancherlei andere Art auch gesagt. Die Art, wie unsere Beziehung sich abspielt, ein Teil davon . . . *(seufzt)*

> Van scheint zu versuchen, alle zu verwirren, um sich seine eigene Rolle in der Ehe nicht eingestehen zu müssen, und um Cindy von dem Gefühl abzubringen, es liefe jetzt besser.

Dr: Sehen Sie, das Problem ist eigentlich, ob Sie erkennen werden, daß das, was Sie bis jetzt erlebt haben, ein Reinfall war, und dann versuchen, etwas anderes zu entwickeln. Ich spüre jedoch bei Cindy eine gewisse Art, sich festzuklammern, sie versucht, das, was ihrem Gefühl nach in der Vergangenheit gewesen ist, wieder einzufangen, wobei die Frage, ob es in der Vergangenheit tatsächlich vorhanden war oder nicht, gar keine Rolle spielt.
Cindy: Mhm.
Dr: Ich glaube es nicht.
Cindy: Mhm.
Dr: Denn wenn einer der Ehepartner meint, es fehle etwas, dann . . .
Cindy: Mhm.
Dr: . . . wird dadurch die Integrität der ganzen Ehe in Frage gestellt.

Cindy: Mhm.
Dr: Es könnte sein, daß Sie das ganze geräuschvolle Hin und Her veranstalten, das er bei sich unterdrückt, sehen Sie.
Cindy: Mhm.
Van: Das stimmt sicherlich für unsere frühen Ehejahre.
Cindy: Ja.
Van: Das ist etwas, das mich zu Cindy hingezogen hat, da bin ich sicher. Sie konnte meine Impulse da ausagieren, wo ich es nicht konnte. Die Dinge änderten sich erst, als ich zum erstenmal eine Therapie machte, als ich begann, mich zu verändern.
Cindy: Mhm.
Van: Ich brauchte das nicht mehr ...
Cindy: Mhm.
Van: ... und wir vertauschten die Rollen.
Dr: Sehen Sie, der Grund, weshalb ich Sie vor der Einzeltherapie warnen würde, ist der, daß die negativen Momente der Übertragung in der Einzeltherapie nie so gut bearbeitet werden können. Und der Ehepartner ist derjenige, der es dann abkriegt.
Cindy: Mhm.
Van: Ja.
Dr: Das Ganze hängt mit der Therapie zusammen oder der Analyse, und der andere kriegt es ab. Und beide wissen nicht, was, zum Teufel, los ist. Und das führt zu einer zunehmenden Entfremdung.

> Im Verlauf einer jeden Einzeltherapie oder Psychoanalyse entwikkeln sich beim Patienten sowohl positive wie negative Gefühle gegenüber dem Therapeuten. Diese Gefühle stehen im Kontext einer zunehmenden Abhängigkeit des Patienten vom Therapeuten. In jeder Beziehung, in der sich seine erhöhte Abhängigkeit entwickelt, entstehen negative Gefühle. Meistens bringt der Patient diese Gefühle gegenüber dem Therapeuten im Rahmen der therapeutischen Behandlung zum Ausdruck. Doch kommt es sehr oft vor, daß diese Gefühle außerhalb des therapeutischen Raumes andere Menschen in der Umgebung des Patienten erfassen. Sie können sich beispielsweise unvermutet auf einen Ehepartner richten. Mit der Zeit führt dies zu einer zunehmenden Entfremdung und zu Mißverständnissen zwischen dem Patienten und seinem Ehepartner.
> Obwohl es die Absicht des Therapeuten oder des Analytikers ist, seinem Klienten zu helfen, löst der Analytiker über den Klienten bis hin zu seinem Ehepartner eine solche emotionale Kettenreaktion aus, daß er sich nie aller Konsequenzen bewußt sein kann, die

eine Individualtherapie nach sich zieht. Indirekt, unbeabsichtigt deutet der Analytiker vielleicht an, daß bei dem Ehepartner irgend etwas nicht stimmt, wobei er sich hauptsächlich auf die subjektiv gefärbten Wahrnehmungen seines Patienten stützt. Es ist auch möglich, daß der Analytiker einmal sagt, sein Klient habe den falschen Ehepartner geheiratet. Dies ist ein folgenschweres Urteil, das man fällt, ohne daß die betreffende Person anwesend wäre, um ihre Position näher zu erklären.

Van: Ja. Ich glaube, Sie haben recht. *(Pause)* Tja, ich glaube, ich fühlte mich unter anderem deswegen zu Jennifer hingezogen, weil ich das Ganze unter dem Motto betrachtete: »Ich bin okay – du bist okay« . . .
Cindy: Mhm.
Van: . . . Daß die Art, wie sie die Dinge hingekriegt hatte, so war . . . so war, daß mein Verhältnis zu ihr ganz anders war als mein Verhältnis zu Cindy je gewesen war.
Cindy: Richtig. Ihr wart vielleicht sehr ähnlich in euren . . . Gefühlen und Handlungen, während du und ich immer . . . du bist der Elternteil, und ich bin das Kind, ich bin das . . . ja, vielleicht wart ihr beiden richtig zusammen und ich . . .
Dr: Da gibt's nicht den Schatten des Todes in Ihrem Verhältnis zu Jennifer, so wie zwischen Ihnen beiden.
Van: Mhm . . . kein Todesschatten? . . . der Tod meines Vaters?
Dr: Nein, ich meine, in der Ehe: bis daß der Tod uns scheidet.
Van: Hhm . . . O ja, zum Teufel, an einsamen Stränden spazierengehen ist etwas völlig anderes, als in einer intimen Beziehung leben. Man steht nicht unter dem gleichen Druck und dem gleichen, mhm . . . Ja. Man hat nicht die gleiche Verpflichtung. Das ist sicherlich wahr.
Dr: Sehen Sie, als Sie vorher sagten, Sie fänden nicht, daß sie verängstigt aussähen, da, glaube ich, hatten Sie Angst zu erfahren, wie sehr Sie Ihren Vater haßten.
Van: Ich bin da nie rangegangen, und ich will das jetzt wirklich tun.
Dr: Das ist zu beängstigend . . . zu belastend.
Van: Warum spüre ich es dann nicht? Warum empfinde ich keine Angst?
Dr: Sie können keine Angst haben, weil Sie wissen, daß Sie weglaufen werden, ehe Sie da sind. Und dann können Sie immer wieder sagen: »Nun, ich weiß, daß ich da rangehen sollte, oder ich will da näher rangehen . . .«
Van: Okay. Ich glaube nicht, daß meine Entscheidungen darauf beruhen, daß ich vor der Therapie weglaufe. Ich glaube, daß es, daß es in Angriff genommen werden muß. Ich spüre einen inneren Befehl . . .

Dr: Sehen Sie, Sie empfinden das als inneren Befehl ... viele Menschen spüren ihr ganzes Leben lang solche Imperative, ... wissen Sie: ich müßte dies tun, oder jenes müßte ich tun, und sie tun's nie.
Van: Okay. Das ist, tja ...
Dr: Sie schieben alles auf die lange Bank.
Van: Stimmt. Stimmt. Trifft auf viele Sachen zu.
Dr: Ja.
Van: Ich habe nicht das Gefühl gehabt, daß das die Motivation für meine Entscheidungen gewesen ist.
Dr: Wozu? Für welche Entscheidungen?
Van: Zum Beispiel die Entscheidung, die ich erwähnt habe, hierherzukommen und die ...
Dr: Tja, sehen Sie, ich glaube nicht, daß Sie erwartet hatten, daß sich die Dinge so schnell entwickeln würden, wie es hier geschehen ist.
Van (seufzt): Hmmm. Ich versuchte, das in Betracht zu ziehen. Aber ich hätte das nicht gedacht.
Dr: Nun, ich sagte Ihnen, wie ich das Ganze sehe.
Van: Ja. Okay, tja, ich muß das schon annehmen. Nun, ich meine, meine Aussagen waren ... ich weiß nicht, ob ich es Ihnen sagte oder nicht, aber ... ich freute mich, daß es so schnell vorangegangen ist. Ich bin auf Dinge gestoßen, an die ich in meiner früheren Therapie in zwei Jahren nicht rangekommen war. Aber jedenfalls.
Dr: Sehen Sie, Cindy, in gewisser Weise repräsentieren Sie den Schatten seines Vaters, und das war auf einer symbolischen Ebene der Grund, warum er sich nicht zu sehr mit ihnen beschäftigen konnte, weil Sie sozusagen das Todessymbol sind. Er muß laufen. Kapiert?
Cindy: Mhm.
Dr: Wie waren Sie in Leichtathletik?
Van: In Leichtathletik lief ich hundert Yards in zwölf Sekunden; ich war ziemlich gut.
Cindy: Ganz schön schnell.
Van: Ziemlich gut.
Dr: Ziemlich guter Läufer.
(Keiner lacht)
Dr: Tja, ich konnte Ihnen nur sagen, was ich denke ... ich kann Ihnen nur sagen, was ich denke. Und deshalb weiß ich nicht, was Sie machen wollen. Außer laufen.
Van (stockend und sehr leise, kaum hörbar): Halten wir einen Termin für nächste Woche fest ... tja ... verflucht, ich kann nicht. Ich muß meinen Terminkalender anschauen und nachsehen ...

Vans Bitte um einen Termin zeigt in gewisser Weise, daß er sich der Gültigkeit dessen bewußt ist, was zuvor über ihn gesagt worden ist.

Cindy: Bitte, räum dir selbst einmal die Priorität ein vor den ...
Dr: Er kann nicht, weil sein Vater es nicht tat.
Cindy: Das ist es, was mich stört. Wenn nur ...
Dr: Das ist der Punkt, an dem sein Vater sehr stark in seinem Kopf drinsteckt.
Cindy: Alle möglichen Leute rangieren vor dir.
Dr: Vor wem?
Cindy: Ehe er selber rankommt.
Dr: Nun, er ist es nicht wert. Er war seinem Vater auch nicht soviel wert.
Van: Jetzt sagst du aber Dinge, die genau das Gegenteil sind von dem, was er mir vorher sagte, als er mir zu verstehen gab, ich sollte mich selbst am wichtigsten nehmen aber heute bist du ...
Cindy: Nun, das machst du in gewisser Hinsicht.
Van: Auf alle Fälle muß ich *(seufzt)* ... ach, Mist ...
Cindy: Was gibt's im Terminkalender in der nächsten Woche, was so dringend ist?
Van: Ich habe jeden Dienstag um fünfzehn Uhr eine Stabsbesprechung.
Cindy: Ja, ich weiß, aber ich meine, sicherlich ... vielleicht können wir dafür eine andere Zeit finden.
Dr: Nun, ich kann es am nächsten Dienstag um fünfzehn Uhr nicht einrichten.
Cindy: Ehe Sie es ganz streichen, sehen Sie doch einmal nach, welche anderen Termine Sie frei hätten.
Dr: Lassen Sie mich schauen. *(Holt seinen Terminkalender)*
Cindy (zu Van): Kannst du deine Sekretärin bitten, für zehn Minuten alles am Laufen zu halten?
Van: Welche Zeiten sind bei Ihnen noch offen?
Dr: Nächste Woche? Nächste Woche ist der dreiundzwanzigste ... am Freitagmorgen?
Van: Um wieviel Uhr?
Dr: Zehn Uhr dreißig.
Van: Nein. Ich habe eine Vorlesung um elf. Die Woche ist saumäßig. Nennen Sie die Zeiten, und ich sehe nach. Montag, Mittwoch und Freitag ist, mhm, acht Uhr dreißig oder neun Uhr ...
Dr: Morgens?
Van: Acht Uhr dreißig, glaube ich. Gegen Viertel vor neun könnten wir hier sein.

Dr: Donnerstag, vormittags, paßt Ihnen das nicht?
Van: Donnerstagvooormittaaaaaag . . .
Dr: Ich sag Ihnen was. Ich muß nachschauen; ich könnte Sie heute abend anrufen. Sind Sie heute abend zu Hause?
Van: Ja.
Dr: Um wieviel Uhr sind Sie wieder da?
Van: Ich bin gegen halb neun, neun zurück.
Dr: Gut, dann rufe ich Sie an, und ich sehe zu, was ich machen kann.
Van: Okay. Ja, ich sehe zu, was ich verlegen kann. Donnerstagmorgen muß ich nach Newport. Ich habe da eine Beratung.
Dr: Okay.
Van: Jeden zweiten Donnerstag, also . . . diesen Donnerstag bin ich nicht da, aber nächsten Donnerstag.
Dr: Ich sage Ihnen eines, wenn Sie voran . . . Zwei Dinge, auf die es bei diesem Unternehmen hier ankommt: das eine ist, daß Sie sich die Bänder anhören, und das zweite, andere Familienmitglieder mit reinzuholen, weil sich dadurch die Chancen verbessern, etwas Positives zu erreichen.
Van: Das dürfte schwierig sein, denn sie leben alle weit weg in South Dakota*.

Van antwortet für Cindy; es sind ihre Eltern, die in South Dakota leben.

Dr: Na ja, ich sage es Ihnen nur, so im Laufe der Zeit, wissen Sie.
Van: Ja. Okay.
Dr: Und dann heben Sie die Bänder auf, und wenn alles vorbei ist, können Sie sie anhören und feststellen, aus welchem zoologischen Paradies Sie gekommen sind. Okay? Ich rufe Sie dann an.
Van: Okay.
Cindy: Du mußt anrufen . . .
Van: Ja, ich muß anrufen, mhm . . . Wo ist die Schachtel geblieben [für die Kassette]?
Dr: Hier . . . Der Grund, warum ich hart werden mußte, ist, daß ich Sie hart finde.
Van: Mich ärgert die Tatsache, daß es notwendig war . . . *(am Telefon)* . . . Guten Tag, könnten Sie, mhm, ja, hier ist Dr. Hoopes, aber könnten Sie meinem Klienten, der um halb fünf kommt, sagen, daß ich etwas später komme? Aber ich werde dasein. Okay, danke.
Dr: Sie ärgert was?

---

* Der Staat South Dakota ist etwa 2500 km von der Ostküste (Boston), wo Dr. Paul seine Praxis hat, entfernt. Anm. d. Übers.

Van: Daß ich etwa sechs Stunden arbeiten muß, um diese eine Stunde zu bezahlen! Ich ärgere mich wirklich darüber, und ich versuche, mich nicht zu ärgern.
Dr: Nun, wenn Sie sich ärgern, denken Sie daran: Wenn Sie sich die Bänder anhören, dann sind Sie um so schneller hier wieder draußen.
Van: Sehr nobel. Mitteilung gehorsamst notiert und festgehalten.
(Alle lachen)
Dr: Okay. Tschüß.

». . . Damit mußt du anfangen.
Wenn du jetzt Dinge an dir entdeckst . . .,
Die dir nicht gefallen: nun, dann denke daran,
Daß manche Menschen viel schlimmere Dinge über sich
Erfahren mußten, und das viel später,
Wenn es schwieriger ist, sich wiederzufinden und neu anzufangen.«

*Edward**

---

* T. S .Eliot: »Die Cocktail-Party«. *Die Dramen.* Frankfurt/M. (Suhrkamp) 1966, S. 299.

Der Wendepunkt
Fünfte Sitzung,
1. November 1972

»Ich verbrachte mein Leben mit Versuchen, mich selbst zu vergessen,
Versuchen, mich mit der Rolle zu identifizieren,
Die ich mir gewählt hatte. Und je länger wir uns verstellen,
Desto schwerer wird es, das Verstellen aufzugeben,
Von der Bühne abzutreten, in die eigenen Kleider zu schlüpfen
Und aus uns selbst zu sprechen.«

*Lord Claverton**

Van: Oh, ich fahre immer noch.
Dr: Bitte?
Van: Ich fahre immer noch ...
Dr: Seit wann?
Van: Seit dem Zug.
Dr: Welcher Zug?
Van: Mhm, der Expreß aus Providence. Es schüttelt einen ganz schön durch.
Dr: Haben Sie ein Band?
Van: Ja.
Dr: Okay ... 1. November 1972. Wer will heute anfangen?
(Leise) Wer will heute anfangen?
Cindy: Oh, heute anfangen. Mhm.
Van: Nun, ich muß meine Gedanken ein bißchen sammeln ... Mhm. Mhm. Tja, wir haben uns das Band angehört ...

Dies ist der Durchbruch.

Dr: Ja? Irgendwas dabei rausgekommen?
Van (mit weniger kontrollierter Stimme): Viel, mhm, eine Bestätigung dessen, mhm, was Sie gesagt haben. Wissen Sie, ich fange an festzustellen, daß ich immer und immer wieder das gleiche bringe. Ich trete auf wie ein, wie ein langweiliger, schwerfälliger Professor.
Dr: Ja?
Van: Die Stimme auf dem Band ist in der Hinsicht unglaublich. Mhm, ich fange an zu erkennen, wie die Menschen darauf reagieren ... Ich fange an zu erkennen, wie Cindy auf mich reagiert, weil ich so kontrolliert und,

* T. S. Eliot: »Ein verdienter Staatsmann«. *Die Dramen.* Frankfurt/M. (Suhrkamp) 1966, S. 484.

mhm, zugeknöpft bin. Ich habe etwas, etwas Kopfarbeit geleistet; ich weiß nicht, wieweit ich an Gefühle rangekommen bin, aber ich habe etwas Kopfarbeit geleistet, und ich habe dabei auch Cohens Konzept der Transaktionen und der Beziehungen und seine Beschreibung, mhm, der Grenzen ... der Raum-, Zeit- und Energiegrenzen benutzt. Und ich glaube, es ist mir sehr klar geworden, daß Cindys Energiegrenzen und die Art, wie sie mit Energie umgeht, ganz anders ist als meine. Und auch hier ist es wieder, wie immer, eine Frage der Kontrolle; ich muß mich vergewissern, daß alles genau richtig ist, und ich nehme Informationsbits langsam auf, und wenn sie zu schnell kommen, muß ich sagen: »Moment mal, mach mal langsam, damit ich es aufnehmen kann«, damit, damit ich es kapiere ...

> Van scheint wie üblich eine intellektualisierende Erklärung für die Auseinandersetzung mit seinen Gefühlen zu benötigen. »Informationsbits« ist ein Begriff aus der Computersprache.

Dr: Oder es auslösche.
Van: Oder es auslösche. Ja. Richtig. Und ich konnte ... ich mußte daran denken, daran denken, ich ging dazu über, an Dinge zu denken wie, mhm, Sex, daß, mhm, Cindy, wenn sie orgasmiert, mhm, da flippt sie nicht aus, sie, wissen Sie, sie genießt es wirklich, wirklich, irgendwie, mhm, sie gerät manchmal ganz schön in Ekstase.

> »Wenn sie orgasmiert« – noch eine mechanistische Phrase. Orgasmus wird als Nomen, nicht in der Verbform gebraucht. Der Sinn dieser falschen Ausdrucksweise ist es, sich die Realität vom Leibe zu halten. Van sagt, sie »orgasmiert«, anstatt »sie kommt« oder »gerät außer sich«, weil ein Ausdruck wie »außer sich geraten« den Beigeschmack von »verrückt werden«, »spinnen«, »nicht mehr ganz richtig sein im Kopf« u. ä. hat, und damit in die Nähe dessen rückt, wovor er Angst hat.

Cindy (kichert)
Van: Das, mhm, hat mich in der Vergangenheit manchmal abgestoßen. Und ich versuchte ... ich habe versucht, herauszubekommen, warum das so ist, und was es ist an unserer sexuellen Beziehung, daß, mhm, daß es so gekommen ist.
Dr: Wie ist was gekommen?
Van: Nun, daß es mir so schwerfiel, so auf sie zu reagieren, wie sie meinte, daß ich auf sie reagieren sollte; wobei sie sich vorstellte, daß ich mich in unserer sexuellen Beziehung dann auch wohler fühlen könnte. Ich glaube, das ist ein Teil desselben Problems. Ich drücke Gefühle, ich

drücke die Dinge körperlich auf eine sehr viel kontrolliertere Art aus, mhm, sehr viel stärker intellektualisierend, sehr viel mehr, mhm, Cindy sagt immer eingebildet dazu; ich glaube nicht, daß es das so sehr ist, als daß es ... es ist eine Frage der Kontrolle. Ich glaube, ich will damit sagen, daß ich anfange zu begreifen, wie in den verschiedensten Bereichen unserer Beziehung dieses Kontrolliertsein alles durchdringt, was ich mache.

> Es scheint, als ob Van, solange er von ihrer sexuellen Beziehung spricht, bestimmte Aspekte davon nochmals erleben würde; wegen der Angst, die damit verbunden ist, daß er sich nun mit seiner Rolle innerhalb ihrer sexuellen Beziehung auseinandersetzt, hört sich das Ganze etwas verworren an.

Dr: Ja.
Van: Und es steht, mhm, einigen von den Dingen, die wir machen müssen, im Weg. Ich weiß nicht, wovon ich spreche ... und ich weiß nicht, was ich rede.
Dr: Nun, lassen Sie mich etwas sagen oder auf das reagieren, was Sie gerade sagten über ...
Van: Ja.
Dr: Über ihren Orgasmus.
Van: Ja.
Dr: Mhm, er ist schön unter Kontrolle, aber die Angst ist da vor dem Verlust dieser Kontrolle.
Van: Mhm.
Dr: Und was mit Menschen passieren kann, die außer Kontrolle geraten. Und ... um noch weiter zu gehen ..., es ist, als ob sie, wenn sie einen Orgasmus hat, außer Kontrolle gerät, und ich glaube, das Signal, das Sie dabei empfangen, sagt Ihnen, sie könnte ausflippen. Sie sagten ausflippen ...
Van: Mhm.
Dr: Und nicht zurückkommen.
Van: Mhm.
Dr: Permanent ausflippen.
Van: Mhm.
Dr: Und dann geht mir die ganze Frage durch den Kopf ... Welche Beziehung besteht zwischen Sex und Wahnsinn? Wissen Sie, wenn Sie auf eine streng bibelgläubige Erziehung rekurrieren.
Cindy: Mhm.
Van: Ja, nach dem Motto: Wenn du ihn berührst, wirst du blind.
Dr: Richtig. Oder du wirst verrückt.

Van: Ja.
Cindy: Mhm.
Dr: Also folgt daraus, daß die Verweigerung von Sex eine Möglichkeit wäre, sie vor dem Wahnsinn zu schützen.
Van: Mhmmm. *(Seufzt)* Ja. Ich versuche, mich an das zu erinnern, was ich über Sex so mitgekriegt habe. Und da ist eine vollkommene Leere. Das, was ich von meinen Eltern mitkriegte, war, daß sie überhaupt keinen Sex hatten. Ich erinnere mich an ein Vorkommnis, das mir besondere Schuldgefühle bereitete. Ich glaube nicht, daß ich es jemals erzählt habe, aber, mhm, mein Vater hatte in einer bestimmten Zeit ziemliche finanzielle Schwierigkeiten, und das war, als er, gerade nachdem er, glaube ich, sich selbständig gemacht hatte, vielleicht war es kurz davor, ich kann mich nicht genau erinnern. Ich glaube, es war direkt danach. Aber wir wohnten in einer sehr kleinen Wohnung, und, mhm, es gab nur zwei Schlafzimmer. Ich schlief im gleichen Schlafzimmer mit meiner Mutter und meinem Vater.
Dr: In welchem Alter?
Van: Oh, das war, als ich in der elften oder zehnten Klasse der High School war.
Dr: Und wie war das mit dem Schlafen arrangiert?
Van: Mhmmmmm. Ich versuche ... ich bin sicher, daß es wahr ist. Ein Teil meiner Erinnerung sagt nein, das ist nicht wahr; ich schlief auf der Couch. Aber, mhm ...
Cindy: Hm-hm [das heißt nein].
Dr: Sie waren dort?
Van: Nein, du warst nicht da.
Cindy: Nein, aber ich weiß was ... ich erinnere mich daran, daß deine Mutter mir einmal erzählte, wie sie dieses Arrangement empfunden hat.
Dr: Was sagte sie?
Cindy: Sie sagte, sie, sie ... das bezieht sich zum größten Teil auf Vans Schwester, die elf Monate jünger ist als Van, und wie Dorothy immer alles bekam, und seine Mutter sagte einmal: »Es tut mir immer so leid, daß der arme Vanni im gleichen Raum mit Dad und mir schlafen mußte.«
Dr: Wie lange?
Cindy: ▶▶▶Ich weiß nicht, aber sie sagte: »Wir dachten, es sei wichtig, daß Dorothy ihr eigenes Zimmer hatte, und dem armen Vanni blieb nichts anderes übrig, als eben das Beste daraus zu machen.« Und sie sagte: »Es hat mich immer gestört, daß er mit seiner Mama und seinem Dad in einem Raum schlafen mußte.«
Van: Ich habe nur undeutliche Erinnerungen daran. Ich kann mich noch erinnern, als meine Schwester eine auswärtige Schule besuchte, da be-

kam ich ihr Zimmer. Also hatte ich während des letzten Schuljahres mein eigenes Zimmer. Aber es muß wohl während des zehnten und elften Schuljahres gewesen sein, daß ich entweder auf der Couch schlief in so einer kombinierten Wohnküche ... Zum Teufel, es gab nur drei Zimmer in der ganzen doofen Wohnung. Aber ich ... Mann Gottes, das ist ... daran zu denken, manchmal, ich denke nicht daran, weil es eine ziemlich schreckliche Situation war. Aber jedenfalls kann ich mich daran erinnern, wie ich ... das war während des letzten Schuljahres, denn ich kann mich erinnern, wie ich von meinem Zimmer aus durchs Badezimmer in das Schlafzimmer meiner Eltern ging ...

Dr: Ja.

Van: ... und sie hatten gerade Verkehr miteinander.

Dr: Also hatten sie doch Verkehr.

Van: Nun, das war das einzige Mal, daß ich es sah. Aber ... als ich ins Zimmer kam, da weiß ich noch, daß mein Vater sich von meiner Mutter runterrollte, und er war oben gewesen.

Dr: Ja.

Van: Und ich kann mich erinnern, daß er sich umdrehte und sich irgendwie auf seine Bettseite hinüberwälzte, mit dem Rücken zu meiner Mutter, und sie war unheimlich sauer auf mich.

Cindy: Oh.

Van: Sie ... sie sagte später, ich glaube, das war entweder an dem Abend, oder es war am nächsten Tag, da sagte sie: »Das ist seit langem das erste Mal, daß dein Vater mich wieder als Frau behandelt hat« und dann, jedenfalls dem Sinn nach: »Du hast das zerstört.«

> Vans Mutter hätte ihre sexuellen Probleme ihrem Sohn eigentlich nicht mitteilen dürfen. Dadurch wurden seine Inzestphantasien und die damit zusammenhängenden Schuldgefühle sowie sein Schuldgefühl darüber, »es zerstört zu haben«, noch verstärkt. Seine Mutter scheint unterschwellig verführerisch gewesen zu sein.

Cindy: Oh.

Van: Und ich weiß noch, wie elend ich mich gefühlt habe. Einfach miserabel, weil ich ohne Vorwarnung einfach reinspaziert war. Oder so was.

Dr: Warum hatten Sie das getan?

Van: Ich wollte mir ein Glas Wasser aus der Küche holen.

Dr: Nun, Sie wissen ja selbst, es ist eigentlich eine Frage der Höflichkeit, anzuklopfen.

Van: Ja, vielleicht verstehen Sie das Arrangement der, der ... nicht, es war irgendwie ... das war nicht üblich, es war nichts Ungewöhnliches für mich, durch das Schlafzimmer zu gehen.

Dr: Nein, aber es hat mit dem zu tun, wovon Sie heute zuerst sprachen ... mit dem Raum. Es ist, als wäre das ein Teil ...
Van: Ihrer Grenzen [der Eltern].
Dr: Ihrer Grenzen. Und Ihre Grenzen und die Grenzen Ihrer Eltern waren austauschbar. Ihr Raum und der Raum Ihrer Eltern waren ein und dasselbe.
Van: Ja. Das heißt, es war jedenfalls ein paar Jahre lang so. Ich kann eigentlich nicht ...
Dr: Haben Sie sie gesehen, wenn Sie in ihrem Schlafzimmer waren, daß sie sich umzogen, oder ...
Van: Nein, ich kann mich nicht erinnern.
Dr: Oh, Sie können sich nicht erinnern. Das scheint eine gefühlsmäßig stark besetzte Szene gewesen zu sein.
Van: Das ist es auch. Überwältigend.

> Vans Verwirrung macht deutlich, daß er die Situation erneut durchlebt, er spricht so davon, als ob sie sich gerade abspielte.

Dr: Wissen Sie, Sie hatten die Möglichkeit, darum zu bitten, daß ..., Sie hätten einen Schlafsack bekommen und in der Küche schlafen können, wenn es zu eng war. Wissen Sie, Kinder haben schon Möglichkeiten, ob sie daran denken oder nicht.
Van: Deshalb sage ich, daß ich eine ziemlich verworrene Erinnerung habe. Ich weiß, es gab Zeiten, als ich im Wohnzimmer auf der Couch schlief. Aber zu einer anderen Zeit, daran erinnere ich mich genau, da schlief ich in jenem Schlafzimmer.
Dr: Haben Sie jemals daran gedacht, Ihre Mutter zu bumsen?
Van: Tja ...
Dr: Das wäre logisch, ich meine, nach dem, was Sie beschreiben.
Van: Ich erinnere mich an sehr negative Gefühle, negative Gefühle hinsichtlich allem Erotischen ihr gegenüber. Und es muß ... ich bin sicher, daß es irgend etwas mit der Abwehr bestimmter Gefühle zu tun hat. Denn ich kann mich erinnern ... es war fast eine Kettenreaktion.
Dr: Mhm.
Van: Das heißt, meine Mutter war recht füllig, und nie konnte ich ...
Dr: Welche Haarfarbe hatte sie?
Cindy: Blond. Sie war blond und hatte blaue Augen. Aber ich kann mich noch erinnern, daß ihr Gewicht abstoßend auf mich wirkte. Ich habe sie nie als eine attraktive Frau empfunden. Ich fand sie zu dick. Ihre Beine waren sehr dick. Ich weiß noch ...
Dr: Sie war immer dick?
Van: Nein, früher, als ich ein kleines Kind war ...

Dr: Ja.
Van: Sie ... früher, als ich ein kleines Kind war, da wog sie wahrscheinlich zwischen sechzig und fünfundsechzig Kilo.
Dr: Wie groß war sie etwa?
Van: Sie war etwa ein Meter achtundsechzig. Aber während fast meiner ganzen Pubertätszeit wog sie etwa hundertfünf Kilo. Sie hatte also ziemliches Übergewicht.
Dr: Vielleicht nahm sie zu, um nicht anziehend auf Sie zu wirken.
Van: Nein, sie hat schon lange davor ganz schön viel gewogen. Ich glaube, sie hat aus anderen Gründen zugenommen, früher als kleines Kind. Sie hatte überhaupt keine Beziehung zu ihrem Vater und ihrer Mutter. Rumgeschubst, wohnte mal hier, mal dort, bei einer Tante, und ihr Vater war immer auf der Suche nach dem großen Los, und ...
Cindy: Es gibt Bilder von ihr, auf denen sie ein richtig dickes kleines Kind ist.
Van: Sie war als kleines Kind auch dick und rund. Ja, ich versuche zu verstehen, was Sie sagen. Ich würde sagen, daß sie es schwer gehabt haben dürfte mit Beziehungen außerhalb der Ehe, und nachdem mein Vater gestorben war. Daß ihr Gewicht sie vor ihrer Weiblichkeit schützte. Oder sie davor schützte, sich damit auseinanderzusetzen.

> Van begibt sich in langatmige Abwehrmanöver, wodurch er einer direkten Antwort auf meine Frage nach seinen inzestuösen Phantasien aus dem Wege geht.

Dr: Was für eine Beziehung hatten Sie denn zu ihr?
Van: Ahh *(seufzt).*
Dr: War das nicht eine ziemlich stark besetzte Beziehung?
Van: Mir fallen alle möglichen Dinge ein, ich habe so eine vage Erinnerung, daß ich ein Muttersöhnchen war. Eine schreckliche Zeit. Ich hatte so etwas wie eine Schulphobie in der ersten Klasse. Ich schrie und brüllte, wenn sie wegging. Ich war sehr, sehr auf sie fixiert. Ich verbrachte fast die ganze frühe Kindheit in sehr starker Abhängigkeit von ihr.

> Neuere Untersuchungen über Schulphobien zeigen sehr deutlich, daß die Hauptursache einer übermäßigen Abhängigkeit des Kindes von der Mutter deren eigene Abhängigkeit von ihrem Kind ist. Das Kind agiert dann die meist unbewußte Abneigung der Mutter aus, es von sich weggehen zu lassen.*

---

* A. M. Johnson, E. I. Falstein, S. A. Szurek und M. Svendsen: »School Phobia«. In: *American Orthopsychiatry*, 11 (1941), S. 702–711.

Dr: Sie hatten nicht allzuviel von Ihrem Vater, also bestand in dieser Hinsicht ein Ungleichgewicht.
Van: Nein, das ist wahr. Ich kann mich kaum erinnern, je irgend etwas mit meinem Vater allein unternommen zu haben. Eigentlich erinnere ich mich an gar nichts, außer an das eine Mal, wo sie sich stritten, da nahm mein Vater meine Schweser und mich mit auf eine Autofahrt. Wir waren in echter Panikstimmung. Ich jedenfalls hatte eine richtige Panik. Meine Schwester und ich weinten beide, denn wir dachten, er würde unsere Mutter nun verlassen. Im Verlauf einer heftigen Auseinandersetzung warf sie ihren Verlobungs- und ihren Ehering in die Küchenspüle, und er nahm uns im Auto mit fort und fuhr einige Stunden mit uns in der Gegend herum. Kein Wort wurde gesprochen; er sagte die ganze Zeit kein einziges Wort. Das Ganze war also emotional stark geladen. Ich fühlte mich ihr sehr nah.
Dr: Er war dabei, Sie Ihrer Mama zu entführen.
Van: Ja. Ich glaube, das war die Angst, die nicht ausgesprochen wurde, aber ich glaube, diese Angst hatten wir.
Dr: Ich weiß nicht, was sie meinte ... Hat sie Ihnen jemals gesagt, was sie während jener Szene empfand?
Van: Bei der Gelegenheit, glaube ich ... bei der Gelegenheit sprach sie sich wohl schon eine Weile mit meiner Schwester und mir darüber aus, daß sie auf Dad böse war.
Dr: Ich wollte sagen, haben Sie sich mit Ihrer Schwester über diese Dinge unterhalten?
Van: Oh, meine Schwester war, mhm ... sie kam mit der Situation zu Hause ganz anders zurecht als ich. Sie reagierte darauf, indem sie böse wurde und sich aufregte ... bei jeder Gelegenheit ging sie hoch, sst!

Seine Schwester, Dorothy, läuft offensichtlich auf eine etwas andere Art davon – sie läuft noch schneller als Van.

Dr: Ihre Schwester?
Van: Ja.
Dr: Ich meine aber, Sie sprachen trotzdem mit ihr darüber?
Van: Ja: Sie ärgerte sich also über das Ganze. Ich dagegen erlebte es so, daß meine Eltern mir leid taten, soweit ich mich erinnern kann. Das Ganze tat mir richtig weh für meine Eltern ... ich fühlte mich schuldig, vielleicht fühlte ich mich irgendwie mitverantwortlich für ihre Schwierigkeiten. Während sie immer irgendwie außerhalb blieb und nie wirklich betroffen war.
Dr: Sie war schon betroffen, aber sie ließ sich nichts anmerken.
Van: Ja, ich wurde der Vertraute meiner Mutter. Sie sprach mit mir über

alle Probleme und Schwierigkeiten. Irgendwie war ich ein Ersatz für einen stummen, unbeteiligten Vater oder Ehemann, der ... du liebe Zeit, fast sein ganzes Leben saß er einfach auf der Couch herum, sah fern und las ... und arbeitete. Er verbrachte sein ganzes Leben mit Arbeiten.
Dr: Machen Sie das genauso?
Van: Früher wohl, früher verdammt mehr als heute. Du kannst besser darüber berichten als ich. Früher war es wirklich so.
Dr: Vermissen Sie Ihre Mutter?
Van: Hmmm?
Dr: Ob Sie Ihre Mutter vermissen.
Van: Ich empfinde das nicht so. Es gibt Zeiten, wo ich sie vermisse.

Er leugnet, daß er sie vermißt; dann sagt er, er vermisse sie.

Dr: Weil sie Ihr Rettungsanker war, als Sie ein Kind waren.
Van: Ja *(seufzt, hält inne)*. Ich vermisse beide Eltern. Ja. Und manchmal laufe ich vor jenen Gefühlen weg. Es gibt Zeiten, da sagt Cindy: »Ich weiß, du denkst jetzt bestimmt an deine Mutter.«

Das ist eine Projektion von Cindy. Sie sagt später, daß sie am Muttertag sehr empfindlich sei (siehe S. 176). Sie kann nicht wissen, wann er an seine Eltern denkt, aber sie kann spüren, daß *sie* sich Sorgen um ihre eigenen Eltern macht.

Dr: Mhm.
Van: Oder: »Du denkst bestimmt an deine Eltern, weil heute ein Feiertag ist« und so weiter, und ich sage meist: »Ja«, aber ... oder, ich bin nicht sicher; ich laufe schon vor diesen Gefühlen weg.

Van bestätigt einige der Bemerkungen, die ich während der vierten Sitzung gemacht habe, als ich sagte, er sei ein »Läufer« (siehe S. 144 und S. 162).

Dr: Cindy, was für ein Gefühl haben Sie, wie läuft es so zwischen Ihnen beiden?
Cindy: Wirklich toll. Ich mache zur Zeit wirklich erregende Erfahrungen mit, mhm, mit meinem Mann und mit meiner Ehe.
Dr: Inwiefern?
Cindy: Und mit mir selber. Tja, es ist einfach ... wir verhalten uns einfach anders zueinander, wir ... ich meine, ich habe immerzu Glücksgefühle, ich habe nicht mehr das Gefühl, daß sich mir innerlich alles verkrampft, und ich, ich empfinde die Dinge einfach anders, ich reagiere anders, ich ... wir haben drei Situationen gehabt, wo die alte Cindy sich sonst innerlich vollkommen verkrampft hätte, und jetzt werde ich damit

fertig. Und ich sehe, wie Van wirklich vorankommt. Wir machen etwas, mhm ... ich weiß nicht, ich kann's nicht beschreiben, aber ich glaube, es ist ... wir haben einige neue Verhaltensweisen *(lacht)* oder irgendwas ... wir sind wirklich in einer ex ... irgendwie, glaube ich, in einer experimentellen Phase, aber ich sehe wirklich, daß ...
Dr: Das sind wir immer, im Experimentierstadium.
Cindy: Ich habe wirklich das Gefühl, daß wir versuchen, einiges von unseren Einsichten zu leben.
Dr: Was halten Sie von den Bändern; meinen Sie, daß sie nützlich sind?
Cindy: O ja. In der Tat ...
Van: Es ist erstaunlich, wie viel man vergißt.
Dr: Ja.
Cindy: Und wie ich mich anhöre, wenn ich mit dir spreche ... wenn ich meine, daß ich einfach rede ...◀◀◀
Van: Wir waren uns einig, daß Cindy als Kastrationshexe auftritt oder als widerspenstiger Zankteufel, und ich als kleiner Professor, mhm ...

> Ein Riesenfortschritt für die Hoopes': Jeder ist fähig, die Art, wie er dem anderen erscheint, mit Humor aufzunehmen. Diese Ebene der Erkenntnis ist hauptsächlich durch die häusliche Beschäftigung mit den Tonbändern erreicht worden. Die Fähigkeit der Hoopes', ihre Rollen so rasch zu erkennen, ist allerdings ungewöhnlich. Ich glaube, dies hat zum größten Teil damit zu tun, daß Van seine heimliche Trauer um seinen Vater erkannt hat, und mit Cindys Fähigkeit, zu verstehen, daß Van kein Computer ist und eigene Gefühle hat. Dies wiederum gibt ihr das Gefühl, daß sie nicht alleinsteht.

Cindy: Ja.
Dr: Wie ein eingeweichtes Brötchen.
Van: Ja. Oh, sicher! *(Alle lachen)* Igitt! Es ist schrecklich.
Cindy: Kasper.
Van: O Gott, ja, es ist, mhm ... ich entdecke, daß die Dinge weniger bedrohlich sind, wenn wir darüber reden, daß ich Fragen stellen oder versuchen kann, über die Dinge zu reden, und daß Cindy darauf reagieren kann, ohne daß ich die Dinge so sehr personalisiere, daß ich Angst haben muß, sie geht kaputt, wenn ich etwas offen ausspreche.
Dr: Mhm.
Cindy: Ja. Nun, zum erstenmal reagiere ich da innen nicht mehr so, und ich weiß nicht warum. Aber mein Inneres reagiert im Moment nicht mehr so.
Van: Ja, und ich weiß es auch nicht. Aber es ist ein verdammt viel ange-

nehmeres Gefühl als die Spannung, die vorher über unserer Beziehung lag.

Cindy: Tja, eins ist sicher, ich habe jetzt erkennen können, daß die Art, wie Van immer mit mir umgegangen ist, nicht damit zusammenhing, was ich tat ... nun, das nehme ich jedenfalls an, aber auf alle Fälle ... nichts, was ich tat oder zu Van sagte, war bedrohlich für ihn. Er nahm die Information auf, verarbeitete sie und blieb kühl, ruhig und gesammelt. Und dann machte er ...

Van: Jedenfalls oberflächlich.

Cindy: Tja, sehen Sie, das ist es. Aber ...

Dr: Er war wie ein Computer, der es verarbeitete, ein Datenverarbeiter.

Van: Ja.

Cindy: Wenn ich wie jetzt einfach zuhöre, wie er spricht, da merke ich, wie gefühlsbetont ich bin, und wie wenig emotional er ist, denn ich bin am Muttertag sehr feinfühlig, weil ich da meine Mutter wirklich vermisse ... ich spüre sofort, welchen Verlust er erlitten hat, den Verlust seiner Mutter. Und ich will das aufgreifen ... und ich sage: »Mensch, ich fühle mich heute deinetwegen deprimiert, weil ich weiß, daß du deine Mutter vermißt«, und ...

Van: Ich mußte mich immer davor schützen.

Cindy: Und ich erkenne jetzt ...

Van: Mein ganzes Leben habe ich damit verbracht, andere zusammenzuhalten. Meinen Vater mußte ich einigermaßen zusammenhalten, meine *Mutter* mußte ich stützen, weil mein Vater am Zusammenbrechen war, meine Schwester mußte ich, mhm ... ich wurde der Vermittler, der Retter, der Therapeut, der Psycho der Familie ...

Cindy: Ja.

Van: ... Der Unterhändler ... all das waren meine Rollen.

Cindy: Ja.

Van: Und ich ... also laufe ich wohl vor jenen Gefühlen weg. Ich befasse mich nicht damit, weil das immer etwas war, wo ich mir den Luxus gar nicht leisten konnte, mich damit auseinanderzusetzen.

Cindy: Ja. Ich weiß.

Van: Ich durfte nicht traurig werden, meine Mutter war ... mein ... oder *und* mein Vater waren die ganze Zeit so verdammt traurig.

Cindy: Und dann kriegtest du diese Ehefrau, die immer so übertrieben reagiert ...

Van: Warum zum Teufel meinst du, daß ich dich genommen habe? Weil du Dinge machen konntest, die ich nicht schaffte. Vielleicht wußte ich unbewußt, daß jene Art von Spontaneität ... *mir* helfen könnte zu wachsen.

Cindy: Ja. Und ich ...
Van: Und du brauchtest meine Kontrolle.
Cindy: Ja.
Van: Ich glaube, trotzdem ...
Cindy: Ich weiß, vor ein paar Tagen zum Beispiel sagte Van ... ich meine, ich bin nicht ganz sicher, wie er es ausdrückte, aber vor kurzem sagte er ... Es ärgert dich, wenn ich versuche, mich daran zu erinnern ... jedenfalls, in der Auseinandersetzung wegen Jennifer, sagte er: »Ich hatte gehofft«, oder so etwa, »daß du, als ich dir davon erzählte, vielleicht sagen würdest: ›Wir sind in einer Krise, was tun wir jetzt?‹ anstatt einfach durchzudrehen.« Wissen Sie, ich bin Amok gelaufen ... Und ich dachte, grade drum, weil er immer ruhig, kühl und gesammelt gehandelt hat. »Laß uns drüber reden.« Und ich hab immer übertrieben reagiert; ich möchte weinen und schreien und Sachen durch die Gegend schmeißen, und so habe ich immer reagiert. Und er war enttäuscht, daß ich diese Mitteilung nicht in den richtigen Kanal kriegte und das Beste daraus machte, anstatt einfach durchzudrehen.

> Sie haben begonnen, die Dinge auseinanderzuhalten und zwischen sich zu unterscheiden: »Das war ich, und das warst du.« Jeder steht zu seiner Vergangenheit. Allmählich werden sie ihr Verhalten richtig in den Blick bekommen.

Dr: Wie denn? Was haben Sie denn gedacht, wie sie reagieren würde?
Van: Ich weiß nicht, ich hatte, irgendwie hatte ich die Erwartung, daß, wenn es endlich ... die Dinge hatten einen Punkt erreicht, wo sie einfach ... Wissen Sie, es war verrückt, so weiterzumachen. Es war zum Verzweifeln.
Dr: Ja.
Van: Die Dinge waren ... Also, ich glaube, ich hatte das Gefühl, daß ich ... als ich ihr das sagte, daß ich zu ihr sagen würde: »Schau, wir sind an einem Punkt angelangt, wo nichts mehr stimmt, wir schlagen uns gegenseitig tot, wir müssen etwas dagegen unternehmen; wir sind an einem Punkt angekommen, wo wir etwas unternehmen müssen. Und hier habe ich noch eine Neuigkeit, die bestätigt, wie beschissen die Lage ist. Also, was zum Teufel sollen wir tun?« So ähnlich habe ich mir das gedacht ...
Cindy (lacht leise)
Van: ... und da fiel die Scheiße auf den Ventilator.
Cindy: Mhm.
Van: Und ich ... nachdem ich das gesagt hatte, nachdem ich gesagt hatte, daß ich erwartet hätte, du würdest mit den Dingen anders zu Rande

kommen, dachte ich bei mir: Nun, das ist verdammt viel, was du von den Leuten erwartest.

Cindy: Natürlich ist es viel, besonders wenn du sagst, daß die Möglichkeit bestand, daß du dich beinah von mir hättest scheiden lassen und eine andere Frau geheiratet hättest, und ich sollte das alles hinnehmen und sagen: »Oh!« Zum Beispiel wie beim erstenmal, als er mir von Jennifer erzählte ... das allererste Mal, wir waren im Bett, und er sagte: »Ich bin dieser Frau begegnet, zu der ich mich sehr stark hingezogen fühle. Ich weiß nicht, wohin es führen wird, aber ich will die Sache erstmal laufen lassen. Sie wirkt auf mich richtig erregend.« Und ich liege da, und ich höre ihm zu, und ich denke: »Oh, okay, prima.« Am nächsten Morgen wache ich auf und muß mich übergeben und so weiter, und ich laufe zum Campus und suche sie. Er will sie nach Hause bringen, damit sie auf die Kinder aufpassen kann, und er will ...

Dr: Wie bitte? Damit Sie alle drei zusammen ins Bett können, oder?

Cindy: Das ist es ja gerade, er wollte ein glückliches Trio aus uns machen. Also gehe ich auf den Campus, um ...

Van (in lustigem Ton): Das habe ich noch nie probiert, es könnte sich lohnen.

Cindy (lacht): Ich versuchte, sie kennenzulernen und um meines Mannes willen ihre Freundin zu sein, denn es ist das erste Mal, daß er offen zu mir ist. Aber ich schaffe es nicht.

> Bei Cindy finden wir ein interessantes Verhaltensmuster: Sie ist ihrem Mann gegenüber immer sehr zuvorkommend. Das war schon einmal so, als Van sich für eine andere Studentin (Melissa) interessierte (siehe die zweite Sitzung, S. 81).

Dr: Sie hätten sich mehr Mühe geben müssen.

Cindy: Und ich war so eifersüchtig, und ich sagte zu ihr: »He, Mädchen, ich weiß, daß du es auf meinen Mann abgesehen hast. Hände weg, er gehört mir«, und sie versprach, ihn nie wieder zu sehen, und er versprach, daß ... aber jedenfalls hat er mich darum gebeten, mich damit abzufinden ...

Van: Okay, aber ...

Cindy: ... vollkommen ohne Gefühl.

Van: Okay, aber es gibt eine weitere, historische Information, von der ich, glaube ich, noch nicht gesprochen habe ...

Cindy: Mhm.

Van: ... welche als weiteres rechtsgültiges Dokument der Prozeßführung der Bundesanwaltschaft dienen möge.

Die Einleitung eines Verfahrens durch die Bundesanwaltschaft bedeutet die Durchführung eines großen Prozesses von bundesweiter Bedeutung, einschließlich Anklage, Beweiserhebung vor dem Hohen Gericht, Plädoyer der Anklage, usw.

Cindy: Das ist wahr.
Van: ... Womit ich auch gekämpft habe.
Cindy: Ja.
Van: Meine erste Erfahrung mit vergleichender Anatomie ...
Dr: Ja.
Van: Mein erster Kursus in vergleichender Anatomie, ich muß vier, drei oder vier gewesen sein, mit Sophie, einem kleinen Mädchen von nebenan. Und ich kann mich erinnern, ... es war eine wirklich aufregende Erfahrung, wir machten Kleinkinder-Geschichten, ich zeige dir meins und du zeigst mir deins und all das. Tja, meine Schwester entdeckte uns, und sie erzählte es meiner Mutter. Meine Mutter rief mich ins Haus, und sie sagte, mhm: »Du hast zwei Möglichkeiten.«
Dr: Einfach so?
Van: Einfach so. Und ich kann beinahe ... sie war sowohl ... sie bot mir das an, was die TA-Leute ein »Geschäft unter dem Galgen« nennen.

TA heißt Transaktionsanalyse. Geschäft unter dem Galgen: jede unangemessene lächelnde oder lachende Reaktion auf das Unglück eines anderen.

Dr: Ja.
Van: ►►►Sie sagte zu mir: »Das ist was ganz, ganz Schlimmes«, aber sie sagte es lächelnd, so als ob sie das innerlich genießen würde, weil ich ein kleines Kind war, das mit seinem Penis spielte. Also bekam ich ... ich kann mich an jene zwei Mitteilungen erinnern. Sie sagte: »Du hast zwei Möglichkeiten. Du kannst ordentliche Schläge kriegen und den ganzen Tag nackt im Haus herumlaufen, denn wenn du das willst, dann will ich es dir erlauben. Oder du kannst zur Strafe nackt um den Block laufen.«

Der Zweck dieser Strafe ist für seine Mutter wohl letztlich der, Van zu beschämen und ihm überhaupt keine Würde zu lassen, nicht einmal das bißchen Würde, das einem Kinde zusteht. Sie läßt ihn wählen, auf welche Art er sich selbst zur Sau macht. Sie hat ein feines Gespür für Demütigungen.

Dr: Also, was machten Sie?
Van: Ich wählte die Prügel und saß im Hause herum.
Cindy: Oh!
Van: Ich weinte den ganzen Tag und bedeckte mich mit ...

Cindy (schockiert): Oh.
Van: ... allem, was ich eben finden konnte.
Dr: Haben Sie sie je nackt gesehen?
Van: Meine Mutter? Ja. Ich erinnere mich daran, daß ich reinspaziert bin, als sie auf dem Klo saß. Daß ich auf ihrem Schoß gesessen habe.
Cindy (lacht)
Dr: Auf dem Klo?
Cindy (lacht)
Van: Ja. Ich kann mich sogar erinnern, daß ich einmal reinspazierte, als meine Großmutter auf dem Klo saß.
Cindy: O Gott!
Van: Und sie ist beinah, ... sie ist beinah in Ohnmacht gefallen, wissen Sie *(vergnügt)*.
Cindy: Du bist auch ihr auf den Schoß gekrabbelt?
Van: Oh, mein Gott.
Dr: Stellt sich dar wie eine neue Version der Mutter Gottes mit dem Kind.
Van: Tja, es war ... sie war auf dem Thron. Das war irgendwie eine, mhm, es war überhaupt nicht unangenehm. Das weiß ich noch genau.◀◀◀
Cindy: Mensch, neuerdings wollte Brian das auch machen, mit mir.
Van: Ja, zum Teufel, wir sind in der Hinsicht auch offen. Wenn die Kinder reinkommen, sagen wir nicht: »Oh! Oh! Raus mit euch, raus!«
Cindy: Nein.
Dr: Dennoch müssen Sie herausbekommen, wo die Generationsgrenzen zwischen Ihnen und den Kindern verlaufen sollen.

> Familien bestehen aus Eltern und Kindern, aber oft übersehen die Eltern die Notwendigkeit, einen Lebensstil zu finden, der den Kindern das Bewußtsein vermittelt, daß zwei Generationen nenschlicher Wesen anwesend sind: Eltern und Kinder. Viele Eltern meinen, es sei wünschenswert, gelegentlich nackt herumzulaufen, um ihren Kindern zu helfen, ein positives Körpergefühl zu entwickeln. Andere Eltern meinen, es sei natürlich, wenn die Kinder mit ihnen in einem Bett schlafen und gelegentlich beobachten, wie die Eltern Geschlechtsverkehr haben. Egal, wie gut solche Eltern es auch meinen: Kinder aus solch einer familiären Umwelt werden oft genug Schwierigkeiten in anderen, außerhäuslichen Bereichen haben, wie zum Beispiel mit dem Lernen, weil sie ständig sexuell stimuliert sind. Dieser Ablenkungsreiz kann in der Adoleszenz sehr intensiv werden, wenn zum Beispiel ein Junge zu

onanieren beginnt, während er an den Körper der Mutter denkt. Aus diesem Grunde ist es wichtig, daß das elterliche Schlafzimmer für die Kinder mit Eintrittsverbot versehen wird, vor allem wenn die Eltern sich anziehen oder Verkehr haben. Ich finde, eines der billigsten Mittel, mit dem man einem Kinde Sicherheit geben kann, sind Haken und Öse an der Innenseite der Tür zum Elternschlafzimmer. Das ist in jedem Haushaltsgeschäft zu haben und kostet nur wenige Pfennige. Es vermittelt dem Kind das Gefühl der Sicherheit und die Fähigkeit, mit dem nächtlichen Alleinsein im eigenen Bett fertigzuwerden, wenn man ihm nicht erlaubt, das elterliche Schlafzimmer zu betreten. Das Kind weiß, daß es nicht völlig ausgeschlossen ist, denn wenn es einen Elternteil braucht, kann es an die Tür klopfen.

Wenn dies eine Änderung bedeutet, sollten die Eltern den Kindern auf jeden Fall erklären, daß die Tür nachts abgeschlossen wird, und daß sie eine Privatsphäre haben wollen; wenn das Kind hereinkommen will, kann es anklopfen. Das gleiche gilt für das Badezimmer. Dieses Vorgehen kann bereits bei Kindern im Alter von einem Jahr angewandt werden.

Wenn die Wohnung zu klein ist, kann das Kind, anstatt im Schlafzimmer bei den Eltern zu schlafen, auch mit einem Schlafsack im Wohnzimmer bleiben.

Cindy: Das finde ich auch.

Van: Ja.

Dr: Sonst pfropft man ihnen nur die Köpfe voll mit sexuellen Phantasien.

Cindy: O ja.

Van: Ja, ja. Aber ich meine, tja, die Frage, die ich da angehen wollte, der Prozeß der Bundesanwaltschaft, den ...

Dr: Für den Sie eine starke Antenne haben.

Van: Ja ... Oh, ich kann mich erinnern, welche Schuldgefühle ich hatte ... mein Gott, hatte ich Schuldgefühle. Ich war als Kind sowieso sehr empfindlich und hatte ein sehr, sehr großes Bedürfnis zu gefallen. Sehr viel davon ist immer noch in mir vorhanden. Ich habe ein so starkes Bedürfnis zu gefallen. Es fällt mir schwer, autoritären Personen gegenüberzutreten; es ist sehr schwer für mich, böse zu werden, schwer, auszusprechen, was ich will, in Anwesenheit von Großen Daddies oder Großen Müttern, oder überhaupt verärgert zu sein, jemandem gegenüberzutreten und Grenzen zu ziehen, wissen Sie?

Jedes Kind ist empfindlich.

Dr: ▶▶▶Sie werden wohl letztes Mal etwas sauer auf mich gewesen sein.
Van: O ja, war ich. Ich bin da ziemlich dicht rangekommen, als ich sagte, daß Sie mich reizen. Ich, eigentlich ... ich habe Ihnen eigentlich nicht gesagt, wie böse ich war.
Dr: Wie wütend fühlten Sie sich innerlich?
Van: Ganz schön wütend. Und, aber es ist ein gemischtes Gefühl. Ich fühlte mich wütend und hilflos. Und ich erinnere mich, daß ich nach der Sitzung zu Cindy sagte, als Sie ... ich meinte, daß Cindy mich im Stich gelassen hätte, und ich saß hier und dachte: »Verdammt nochmal!« ... und etwa um die Zeit sagten Sie zu Cindy: »Warum geben Sie ihm eins drauf, was wollen Sie denn, daß er macht?«
Cindy: An ihm rummeckern.
Van: Ja. Und ich sagte so etwa zu mir, Gott sei Dank, wissen Sie, das tat gut, daß jemand sagte: »Gib mal einen Augenblick Ruhe«, weil es schon wieder so eine Frage der Grenzen war, daß mir alle so viel Zeug an den Kopf schmissen, so daß ich es nicht wegschieben konnte, aber auch nicht wußte, was ich dann anfangen sollte. Aber dann, sehen Sie ...
Dr: Jetzt möchte ich wissen, wie Sie sich innerlich gefühlt haben, als sie so wütend auf mich waren.
Van: Es konzentriert sich auf ... ich glaube, so wie es sich mir darstellt, daß es etwas mit dem Widerstand zu tun hat. Aber das haben Sie mich nicht gefragt.
Dr: Nein. Sie machen aus einer Bauchsache eine Kopfsache.

Van intellektualisiert, um Gefühle zu vermeiden.

Van: Ich weiß, ich weiß.
Dr: Es ist, als ob es Ihnen ein bißchen mulmig davor wird, mir zu sagen, was sich in Ihrem Inneren abspielte.
Van: Ich glaube, ich bin eher in der Lage ... ach, zum Teufel. Ich machte es das erste Mal, da sagte ich, als Sie reinkamen, nachdem Sie das Band, das ich mir anhörte, abgespielt hatten, da sagte ich: »Norman Paul, Sie Dreckskerl!« Ich sagte es nicht auf eine ... Ich sagte es auf eine Art, daß ich dabei lächelte und einen Scherz daraus machte ...

Scherze machen ist eine Möglichkeit, unbewußten Ärger und Angst zu zerstreuen.

Dr: Als ob es ein Witz wäre.
Van: Aber ich glaube, daß ich ... ja. Aber ich glaube, daß ich böse auf Sie bin, weil Sie sich auf mich eingeschossen haben und an meinen Abwehrstellungen vorbeikommen. Es ist auch eine Rationalisierung, vielleicht.

Ich weiß nicht, was ich sonst sagen soll. Ich glaube, ich bin böse, daß Sie so viel Geld nehmen.

Abwehrstellungen sind Barrieren gegen Gefühle.

Dr: Ja.
Van: Und daß ich es bezahlen muß. Ich bin böse, daß es Augenblicke gibt, wo Sie mir das Gefühl geben, ein kleiner Junge zu sein. Vielleicht ist es zum Teil das. Daß Sie eine sehr mächtige Figur sind.
Dr: Wie Ihre Mama.
Van: Ja, und ich fühle mich in die Mangel genommen,◀◀◀ und daß ich mich verteidigen muß, oder ich muß, mhm, ich muß Dinge rauslassen, um meinen Fall klarer darzustellen, und solche Sachen.
Dr: Sind Sie auch böse, weil die Dinge jetzt in Fluß gekommen sind?
Van: Ich versuchte, darüber nachzudenken, als Sie das gesagt hatten; ich hörte es auf dem Band, darüber, mhm, vielleicht sagte ich deshalb, es sei die letzte Sitzung, weil die Dinge sich so schnell entwickelten. Ich kann es nicht wirklich so empfinden, und trotzdem leuchtet es mir ein. Ich würde meinen, daß ich hier schnell vorankommen will, will ich wirklich ... hier ... aber es leuchtet mir schon ein, daß das »Schnell-Vorankommen« auch in das gleiche alte Muster reinpaßt, daß es immer meine Entscheidung sein muß.
Dr: Es muß Ihr Schrittempo sein.
Van: Mein Tempo, meine Kontrolle. Also leuchtet es mir auf alle Fälle ein, daß ich zum Teil deshalb wütend bin, weil Sie mich schneller vorwärtsschieben, als ich will.
Dr: Was ich folgendermaßen interpretieren würde: Der Weg, den Sie gehen wollen, ist, daß Sie glauben, Sie wollten irgendwohin gehen, und dabei nirgendwohin gehen.
Van: Ja, das ist wahrscheinlich richtig. Ich bin sicher, daß mir das leichtfallen würde.
Cindy: Er meint, daß du und ich ... unterbreche ich? ... Ich meine, es tut mir leid, daß ich sage, was Sie [Dr. Paul] denken, aber ich habe das Gefühl, daß er sich mit Jennifer beschäftigen möchte und damit, was das Ganze zu bedeuten hat, und er meint, daß Sie und ich dies verhindern. Daß er sich damit nicht richtig beschäftigen kann, wenn ich dabei bin ... Meinst du [Van] nicht, daß das, was ich sage, zutrifft?
Van: Du mußt es aber in der Vergangenheitsform sagen, denn sicherlich habe ich es vor einem Monat so empfunden.
Cindy: Okay.
Van: Ich weiß nicht, ob ich es immer noch so empfinde.
Cindy: Das ist wichtig. Ich hatte gerade das Gefühl, als ob wir eine Sit-

zung verließen, und er immerzu sagen würde: »Ich muß mich wirklich damit beschäftigen, und ich will mich wirklich damit beschäftigen ...«

Van: Ich war immer noch verletzt ... und deprimiert.

Cindy: Und ich dachte ... ich denke ..., daß wir es zulassen, daß die Sache mit Jennifer fallengelassen wird, daß ihr beide es zulaßt. Ich frage mich, ob das etwas mit diesem Tempomachen zu tun hat. Er hat sich wohl gefühlt. Die ganze Familie hat gespürt, daß er sich wohl fühlte.

Dr: Können Sie es ertragen?

Van: Ich?

Dr: Ja.

Van: Mein Gott, ich hoffe, daß ich es nicht sabotiere.

Cindy: Tja, heute morgen hättest du das beinahe gemacht, aber du hast dich gefangen. Deshalb fragte ich dich.

Van: Nun, das ist das erste Mal seit einiger Zeit, daß ich gnatschig war.

> Meint Cindy, Menschen, die sich wohl fühlen, könnten nie böse oder deprimiert oder gnatschig werden?

Dr: Wie fühlen Sie sich heute, hier in der Praxis?

Van: Nun, wir hatten wieder so eine Episode, Cindy sprach davon, als ich aufstand. Alles war in Ordnung, ich war bereit zu gehen und gespannt, worüber wir reden würden ...

> Er tut so, als ob er keine Kontrolle über das haben würde, was nun geschieht.

Dr: Ja.

Van: Und Cindy war nervös, weil die Kinder nicht schnell genug fertig wurden.

Dr: Ja.

Van: Und als wir alle Komplikationen hinter uns hatten und die Kinder versorgt waren und wir im Zug saßen und so, da hatte ich das Gefühl, ich sagte das zu Cindy, in eine Mordsangst reinzurutschen, das ist irgendwie, mhm, da sitzt man rum und knirscht mit den Zähnen und fühlt sich elend.

Dr: Ja.

Van: Und es war einfach, ich hatte das Gefühl, als ob, iiuuaaa *(er macht ein entsprechendes Geräusch)*, ich in ein schwarzes Loch sinken würde.

> Wenn es der Laut ist, an den ich dabei denken muß, so wurde er früher in den Comicheften folgendermaßen wiedergegeben: IIIIUUUUAAAA!

Dr: Ging es Ihnen so, wenn Sie in der Nähe Ihrer Mutter waren?

> Ich versuche, die Rede wieder auf die Vergangenheit zu bringen.

Van: Ich weiß nicht. Ich weiß nicht.
Dr: In ihr schwarzes Loch zu versinken ...
Van: Gott, die Symbolik ist unglaublich. Ich bin sicher, daß ich vieles davon mit etwas anderem assoziiere. Ich bin sicher, daß, daß vieles, was sich abspielte, solange ich ein Heranwachsender war, und selbst jetzt noch abspielt, mit ihr zu tun hat. Ich bin sicher, daß, zumindest bin ich sicherer, daß solche Sachen, wie – auf Distanz wollte ich zum Beispiel immer mit ... mich mit Blondinen verabreden, aber ich bin immer mit Braunhaarigen ausgegangen. Daß es immer etwas Unantastbares gab ...

> Siehe dazu die Seiten 171–172. Im Hinblick auf Vans negative Gefühle gegenüber jeglicher Erotik im Zusammenhang mit seiner Mutter versuchte ich, seine Aufmerksamkeit auf die Zeit seiner Adoleszenz zu lenken, als er darum rang, sich von allen erotischen Phantasien gegenüber seiner Mutter zu distanzieren. Gleichzeitig bezog ich einen Teil seiner schrecklichen Angst und momentanen Depression auf jene Zeit.

Dr: Welche Haarfarbe hat Ihre Schwester?
Van: Sie ist blond.
Dr: Auch blond.
Van: Ich kann mich an mehrere Gelegenheiten erinnern, wo ich mir immer irgendwie vorstellte, mit Mädchen verabredet zu sein, die ... Mädchen, von denen ich meinte, es wäre schön, in ihrer Nähe zu sein; ich versuchte es nicht einmal. Bewunderte sie sozusagen aus der Ferne. Es waren immer Braunhaarige, mit denen ich mich verabredete. Ich bin sicher, daß das etwas mit den tiefsitzenden ödipalen Komplexen zu tun hat ... oder wie Sie es nennen möchten ... gegenüber meiner Mutter, daß blonde Menschen, tabu, tabu waren. Es war zu bedrohlich, zu beängstigend, zu sehr, als wenn man die Mutter ficken würde oder so etwas.
Dr: Sie waren durch Mama sexuell überstimuliert?
Van: Ich glaube schon.
Dr: Und Sie konnten nur damit fertigwerden – so wie Sie über die heutigen Auswirkungen dieser Erfahrungen sprechen –, wenn es Ihnen zuviel wird, müssen Sie es stückchenweise nehmen, oder Sie verdrängen es. Ich glaube, Sie haben sich, als Sie heranwuchsen, immer so verhalten.
Van: Ja. *(Pause, nachdenklich)* Natürlich, das war ja außerdem die Zeit, in der mein Vater abbaute. Ich war schließlich ein netter Kerl, ein blonder Junge ... bin der Welt auf diese Art gegenübergetreten. Seid nett zu mir, ich bin auch nett zu euch. Ich wurde gewählt, als der bestangezogene ... ach, ach Scheiße! *(lacht)* ... der bestangezogene und ordentlichste Junge in der sechsten Klasse. Was für ein Scheiß! Wenn man's

sich überlegt. Verdammt nochmal, ein kleines Kind, ein kleiner Junge, müßte sich dreckig machen dürfen. Man müßte rumlaufen und wie ein Schmuddelkind aussehen dürfen.

Dr: Aber wenn Sie es getan hätten, wären Sie mit Ihrer Mutter über Kreuz gekommen.

Van: Ja.

Cindy: Kann ich dir noch etwas anderes über dich erzählen, woran ich mich gerade erinnere? Als du im fünften Semester auf dem College warst, kam meine Mutter auf den Campus, um Van kennenzulernen, und seine Mutter war auch da. Und wir waren in einer großen Cafeteria, es waren also viele Menschen da. Wir wollten gerade gehen, und Van küßte seine Mutter auf den Mund. Und meine Mutter sagte ... später sagte sie: »Ich wußte, Cindy, daß er dir ein guter Mann sein würde, weil die Art, wie er seine Mutter behandelt ...«

Van: Ich war meiner Mutter ganz ergeben.

Cindy: Ergeben. Und nachdem wir weggegangen waren, verabschiedete sich seine Mutter von meiner Mutter: »Wissen Sie, Vanni hat mir zum Abschied immer einen Kuß gegeben, und er ist noch nicht zu groß, um sich nicht mit einem Kuß von mir zu verabschieden.« Weißt du das noch?

Van: Ich erinnere mich überhaupt nicht daran.

> Wenn eine Mutter ihren Sohn auf den Mund küßt, kann man davon ausgehen, daß sie einander als Geliebte betrachten. Die Mutter trägt dazu bei, bei ihrem Sohn intensive erotische Phantasien zu erregen, die einfach zu einer Vielzahl von schuldbehafteten Erfahrungen führen müssen. Es ist in diesem Fall interessant, daß Van dieses Ereignis vollkommen vergessen hat; daran wird die Intensität der Schuldgefühle deutlich, die er empfand.
>
> Was das Küssen auf den Mund betrifft, so frage ich mich außerdem, wie stark Vans Mutter ihren Ärger über den Vater durch ein verführerisches Verhalten Van gegenüber ausagierte.

Cindy: Damit hast du meine Mutter wirklich überzeugt *(lacht)*.

Dr: Sie haben keinen Zungenkuß mit ihr gemacht?

Van: Nein, aber wir ...

Cindy: Aber he!

Van: Es gibt etwas, das wir, ich, eben so hingekriegt haben. Cindy hat sich immer beklagt, daß ich sie nie küssen mag, und ich habe immer gesagt, ich weiß nicht, einmal sagte ich etwas, was immer wieder auftaucht, an das ich mich eigentlich gar nicht erinnere.

Cindy (lacht)

Van: Es hatte etwas zu tun mit, mhm, der Art, wie Cindy und ich uns küsen. Und ich lag im Bett, und plötzlich wurde mir bewußt, daß ich mich erinnern kann, daß ich es als Kind ärgerlich und abstoßend fand, wenn meine Mutter mich küßte. Weil sie den Mund aufmachte, und wenn sie mich küßte, machte sie, wissen Sie, in etwa, ich meine, so, als ob sie *(schlürft)* so etwas machen würde. Und meine Lippen waren immer naß, wenn sie mich geküßt hatte. Ich erinnere mich, sogar schon als kleines Kind, empfand ich, Gott, nein, oder so ähnlich. Und ein Teil davon war eben sehr ähnlich mit, mhm, Dingen, über die ich mich früher zumindest beklagt hatte.
Cindy: Genau! Wir machten, ... wenn wir Verkehr hatten, drückte er das Gesicht in das Kopfkissen. Er wollte überhaupt keinen Mundkontakt haben.
Dr: Um seinen Kopf zu schützen.
Cindy: Ich weiß nicht ... Aber ich sagte zu ihm, daß ich dachte, es sei die Sache mit dem Küssen, und da sagte er, nun, irgend etwas, ich weiß nicht, aber jedenfalls bemerkte er irgendwas über meine Art zu küssen.
Van: Ja.
Dr: Nun, mit den Augen eines kleinen Kindes von drei oder vier Jahren gesehen, wenn die Mutter einen auf diese Art küßt, nehmen wir das halt als Beispiel, da fragt sich ein kleines Kind, ob es wohl in Mamas Mund verschwinden wird. Also hat man zwei dunkle Löcher. Eins im Mund und eins weiter unten.
Van: Ich bin sicher, daß dieses Empfinden, verschlungen zu werden, sehr weit zurückgeht.
Cindy: Mhm.
Van: Ich hatte es schon, als ich noch sehr klein war, in ganz frühem Alter.
Cindy: Du hast es nie gemocht, wenn ich dich anfaßte. Wissen Sie, da sehen wir fern oder sitzen in einem Autokino oder so, und ich versuche ihn anzufassen, zu berühren und ... nun, früher, jetzt nicht ... aber du hast mich recht oft weggeschoben. Und dann natürlich interpretierte ich das Ganze als Zurückweisung, als Ablehnung meiner Person, daß er nicht ... daß er sich von mir abgestoßen fühlte.

Van war abgestoßen durch das Bild seiner Mutter, das er auf Cindy projiziert hatte.

Van: Meine Schwester sagte auch so etwas zu mir. Sie sagte: »Jedes Mal, wenn ich dich umarme, Van, da bist du ... bist du ganz steif.« Ich sagte: »Ja, ich weiß, Dot, ich kann nicht ...« Es trifft nicht zu bei ... es stimmt *schon* bei vielen Frauen, glaube ich ... Freundinnen. Auf jeden Fall trifft es bei ihr zu; es fällt mir sehr schwer, entspannt zu sein. Ich bemerke es vor allem bei Dorothy. Das, das ist auch zu bedrohlich. Ich erinnere mich, daß ich Dorothy gegenüber erotische Empfindungen gehabt habe. Einen Sommer haben Dot und ich allein zusammen verbracht. Das war, als meine Mutter meinen Vater nach, mhm, Michigan brachte.

Dr: Das war, als Sie ...

Van: Ich war etwa in der elften Klasse.

Dr: Auf der High School?

Van: Auf der High School. Meine Schwester wäre demnach in der zehnten Klasse gewesen.

Dr: Haben Sie mit ihr zusammen geschlafen?

Van: Nein, aber ich dachte daran, es zu tun.

Dr: Haben Sie Petting gemacht?

Van: Nein, aber auch daran habe ich gedacht. Ich hatte im Zusammenhang damit allerlei erotische Phantasien. Ich kann mich erinnern, daß ich daran dachte, nackt zu schlafen und die Decke vielleicht wegzuschieben oder so, damit sie mich sehen würde, wenn sie reinkäme.

Cindy (räuspert sich)

Van: Nein, ich habe nie ... nie die Phantasien ausagiert. Ich hatte viele Phantasien im Zusammenhang mit ihr. Ich hatte als Heranwachsender ein sehr reiches Phantasieleben. Mehr Phantasie und Onanie als alles andere.

Dr: Nein, mhm, als Sie 1965 mit dem therapeutischen Training begannen, welche Zeit war da seit dem Tode Ihrer Mutter vergangen?

Van: Es war danach ... im Februar, oder wann das war. Ja, ich war nach Weihnachten zur Ordination runtergefahren, richtig.

Cindy: Wir hatten außerdem ein Baby verloren ...

Van: Cindy hatte im Herbst zuvor eine Fehlgeburt gehabt.

Dr: In welchem Monat?

Van: Ich glaub nicht, daß ich vor September 1965 mit der Therapie anfing. Also, ungefähr vier, fünf, sechs Monate nach dem Tode meiner Mutter. Ich kann mich an einen Ausdruck erinnern, in dem Brief, den Thornton [sein früherer Therapeut] an John Mayhew schrieb, der mich dann weitervermittelte. Er [John Mayhew] zeigte mir den Brief. Ein Ausdruck darin war: »latent depressiv«. Unter anderem sprachen wir darüber, daß ich eine Reihe von Verlusten erlitten hätte, die ich nie wirklich erlebt hätte. Ich hatte mir nie erlaubt, sie wirklich zu empfinden oder zu verarbeiten. Ich spürte das wirklich ganz stark.

Dr: Sie meinen, während jener zwei Jahre?

Van: Ja. Ich war ziemlich deprimiert, hin und wieder ... ich bin hin und wieder ziemlich stark deprimiert, während eines großen Teils meines Lebens.

Dr: Diese Sache mit Jennifer ist also in Wirklichkeit ein Versuch, die Mutter zurückzuholen, zum Teil.

Jennifer war auch blond und blauäugig.

Van: Ich hab mir diesen Gedanken ganz schön durch den Kopf gehen lassen, eine ziemlich lange Zeit. Ich verstehe nicht, was Jennifer für mich bedeutet. Das ist eine Möglichkeit. Mhm ... es kann sein, daß ich ...
Dr: Oder Dorothy.
Van: Ja, oder das ... ich bin an einem Punkt angelangt, wo die Dinge wirklich gut laufen; ich habe meine Dissertation zu Ende geschrieben, wissen Sie, ich bin ganz obenauf, und dann muß ich das alles irgendwie kaputtmachen. Indem ich etwas Doofes anstelle.

Vans Reaktion auf den Abschluß seiner Ausbildung ist nicht ungewöhnlich; nach der Erfüllung einer wichtigen Aufgabe erlebt man häufig eine Art Tief, verbunden mit dem Bedürfnis, die Freude über den Erfolg zu zerstören. Diese Reaktion steht sehr oft im Zusammenhang mit latenten Schuldgefühlen Erfolgen gegenüber.

Dr: Das Bedürfnis zu trauern.
Van: Ja, zu trauern ... Ich muß Trauer tragen. Wenn ich keinen Grund zum Trauern finde, dann suche ich mir einen.
Dr: Das hört sich so an, als würden Sie auf Cindy Ihr eigenes Problem projizieren: Wissen Sie, wenn sie besonders großes Vergnügen empfindet, sagen wir einen Orgasmus, Orgasmus gleich Freude ...
Van: Ja.
Dr: ... daß sie überschnappen wird. Es ist, als wenn *Sie* ausflippen könnten, wenn Sie sich keine Trauer auferlegen.
Van: Hmm.
Dr: Und daß *Sie* vielleicht schließlich in jenem Sanatorium in Michigan landen könnten.
Van: Ich weiß, es gibt im Zusammenhang damit eine Menge Angst, die ich mir nie wirklich eingestanden habe.
Dr: Haben Sie irgend etwas unternommen, um der Sache nachzugehen?
Van: Ja, ich sprach am Telefon mit meiner Schwester ... Und wir haben den Namen eines Arztes. Sie glaubt, eine Adresse bekommen zu können, also werden wir ...
Cindy: Oh, prima.
Van: Wir werden es versuchen; sie will es genauso gern wissen wie ich. Wir wissen jetzt den Namen des Arztes, sie erinnerte sich daran: Fleming.

Cindy: Warum versuchst du es nicht mit Melvin Frye? Er müßte einiges darüber wissen.
Van: Ja, das stimmt.
Cindy: Ich würde meinen, deine Mutter könnte . . .
Van: Nein, es war Alfred Eliot, von der Baptistenkirche in Alabama.
Dr: Wenn Sie mir die notwendigen Informationen geben können, schreibe ich und verlange die Akten, sofern welche vorhanden sind.
Van: Dorothy meinte, die Anstalt hieß Fleming Sanatorium.
Dr: Wissen Sie, wo es liegt in Michigan?
Van: Es könnte unserer Meinung nach am ehesten in Detroit sein.
Dr: Ich hoffe, es existiert noch.
Van: Ich weiß nicht. Ich glaube, es war ein privates . . . ich bin sicher, daß es ein privates Sanatorium war. Fleming war der Psychiater in Alabama; das Ganze gehörte seinem Vater. Jedenfalls soweit wir uns erinnern können. Oder sein Vater gehörte zumindest zum Stab des Hauses.
Dr: Also könnte es einen anderen Namen gehabt haben.
Van: Ja.
Dr: Nun, sehen Sie zu, was Sie erreichen, und ich werde der Sache dann weiter nachgehen. Ich möchte jetzt, daß Sie beide sehen, wie Sie das erste Mal hier hereingekommen sind, und was seitdem passiert ist.
Van: Es kommt uns sicherlich ganz anders vor. Das ist schon interessant.
Dr: Es ist der 22. September. Eines möchte ich wissen. Sie wissen, daß es etwa fünf Wochen her ist. Ich will aber wissen, wie lang Ihnen die Zeit vorkommt. Der zeitliche Abstand kann Ihnen anders vorkommen, als er tatsächlich war.

> Ich möchte ihnen dazu verhelfen, daß sie ein genaues Zeitgefühl bekommen und den Fortschritt, den sie innerhalb dieser Zeitspanne gemacht haben, besser erkennen.

(Video-Rückspiel der ersten Sitzung, siehe S. 42–44, S. 46–54 und S. 64–68. Während das Band läuft, werden folgende Bemerkungen gemacht):
Dr (zu Van): Sie können Eigenheiten Ihrer Eltern, mit denen wir uns noch nicht befaßt haben, eventuell besser wahrnehmen, wenn Sie sich das jetzt anschauen.
Van: Ich erlebe gerade einige Gefühle, die auch das widerspiegeln, was sich jetzt hier abspielt. Sie [Dr.] kommen mir sehr weit entfernt vor. Ich weiß nicht, ob es an mir oder an Ihnen liegt.
Dr: Ja.
Van: Doch die Art, wie Sie irgendwie da drüben, weg von mir sind, mit dem ganzen Krimskram um Sie herum . . . das aktiviert bei mir irgendwie

die gleiche Sorte von Gefühlen, daß ich nicht sicher bin, ob ich Sie erreichen kann, ich bin nicht sicher, ob ich Ihnen nahe kommen kann. Oder daß Sie das überhaupt wollen. Und vielleicht kommt ein Teil des Ärgers daher. Und als Sie aus dem Zimmer hinausgingen, da spürte ich's wieder ... ich sage, Herrgott nochmal, ich bezahle diesem Kerl soviel Geld, und er geht einfach aus dem Zimmer!

Dr: Es ist, als ob ich ein Kippschalter wäre; je nach Ihrer momentanen Gefühlslage bin ich zeitweilig die Große Mama und jetzt ...

Van: Es ist mein Vater.

Dr: Ja. Und außerdem projizieren Sie Ihre eigenen Vorstellungen von sich selbst auf mich.

Van: Hmmm. Ich weiß nicht, inwiefern das ... das, wodurch das alles aufgerührt wurde, war, glaube ich, außerdem das Gerede darüber, hier zu sein, und wie es war, als man ein Kind war.

(Das Videoband geht zu Ende.)

Dr: Wie lange ist das Ihrem Gefühl nach her?

Van: Als es anfing, kam es mir vor wie Jahre ... etwa ...

Dr: Wie viele Jahre etwa?

Van: Ich glaube, ich würde sagen, sechs.

Dr: Sechs Jahre.

Van: Ja. Teilweise ist es immer noch sehr aktuell. Aber zum Teil scheint es so lange zurückzuliegen.

Cindy: Es ist sehr interessant, daß du das sagst; genauso habe ich es empfunden ... Aber andererseits kam es mir wahrscheinlich deshalb so vor, weil es ... ich hab mich seit sechs Jahren nicht mehr so gefühlt, seitdem Melissa auf der Bildfläche erschienen ist ...

Van: Ist das sechs Jahre her?

Cindy: Ja.

Dr: Was meinen Sie dazu, zu dem, was Sie da sahen, Cindy?

Cindy: Ich dachte daran, daß, tja, ich dachte daran, daß ich mich nur zweimal in meinem Leben so gefühlt habe, und wie doof es sich anhörte und anzusehen war, sich so zu fühlen. Es ist wirklich, es ist wirklich komisch, daß ich das so stark empfunden habe und so traurig war, nur wegen der Dinge, die da geschehen waren. Das heißt, ich war wirklich ... ich sah aus, als ob meine ganze Welt zusammenbräche, und ich ... ich hörte, was ich sagte, und ich dachte: Wie doof, daß ich so heftig reagiere.

> »Doof« scheint sich auf das echte Erleben schmerzlicher Gefühle zu beziehen, die in ihrem Elternhaus verpönt und entwertet worden waren.

Dr: Was ist daran doof? Das ist es, was ich nicht verstehen kann.

Cindy: Tja, weil es nicht wirklich . . . ich meine, was sie so sagt, es hört sich nicht so an, als ob es das wert wäre, daß man deswegen in eine so schlimme Depression verfällt, in einen so schlimmen Zustand, daß man damit einfach nicht fertig wird. Und ich wurde nicht fertig damit.

Cindy fällt es sehr schwer zu erkennen, daß sie diejenige war, die so verzweifelt deprimiert war.

Dr: Vor sechs Jahren kam Cathy auf die Welt.
Cindy: Ja.
Van: Also muß es . . .
Cindy: Wart mal, wir hatten einen schlimmen Sommer, ehe wir Cathy bekamen.
Van: Heiliger Bimbam.
Cindy: Im Mai kam er wieder mal nach Hause und sagte mir, daß er mit dieser netten Person zu Mittag essen würde, die eine sehr gute Freundin von mir war.
Van: War das vor Cathy?
Cindy: Ja. Es war im Sommer, ehe wir Cathy bekamen.
Dr: Im Mai 1966?
Cindy: Und er hatte vor, in Providence mit ihr zu Mittag zu essen, und, mhm, ich drehte durch. Und reagierte genau gleich. Er kam zurück und sagte, sie hätten sich belegte Brötchen gekauft und seien spazierengegangen, und sie hätten dagesessen und über Bücher gesprochen, und es war wieder eine blauäugige, hochkultivierte, hochintelligente Person, und er wollte meine Zustimmung, daß er das machen konnte. Und sie rief am gleichen Abend noch an, um mit ihm zu reden, und ich drehte durch und reagierte wieder genauso, das gleiche Gefühl. Ich weiß noch, wie ich in das Babyzimmer ging . . . ich hatte das Zimmer etwa vier Monate vorher schon eingerichtet, ehe wir Cathy bekamen, weil wir nicht genau wußten, zu welchem Zeitpunkt . . ., und ich weiß noch, wie ich da reinging und mich irgendwie auf das Baby schmiß . . . auf das Babybett, und wie ich schrie und eine schreckliche Wut hatte. Hast du das vergessen?
Van: Nein, nein, nein, ich bin einfach überrascht, daß das vor sechs Jahren passiert ist, und daß sich die gleichen Dinge abgespielt haben.
Cindy: Genau. Und ich ging daraufhin in therapeutische Behandlung, und, mhm . . .

Offensichtlich war irgend etwas mit Cindy nicht in Ordnung, daß sie so aus der Fassung geriet, als Van sich mit einer anderen Frau einließ.

Van: Das war der Zeitpunkt, als du anfingst, . . . o ja, richtig. Du fingst damals an, Ladd zu besuchen.

Cindy: Ja.
Dr: Hmmm. Jetzt ist heute. Sehen Sie mal, welche Veränderungen stattgefunden haben.
(Videoband-Rückspiel: Van erinnert sich, wie er das Schlafzimmer mit seinen Eltern geteilt hat, *siehe S. 169–175.)*

Das, was die eigentliche Veränderung ausmacht, ist auch unter den günstigsten Umständen schwer zu fassen. Veränderung im menschlichen Verhalten läßt sich nur ermessen, indem man zu zwei verschiedenen Zeitpunkten die Tatsachen miteinander vergleicht. In diesem Falle belegen die Fakten, die Videobänder vom 22. September und die von heute, wie sich diese beiden Menschen zu zwei verschiedenen Zeitpunkten verhalten haben. Indem ich Cindy und Van mit den Bändern konfrontiere, können sie selber feststellen, was sich verändert hat. Ohne einen solchen Vergleich können sie nur unklare, vage Vorstellungen davon haben.

Dr: Was halten Sie von diesen Menschen?
Cindy: Ich mag sie.
Van: Verdammt anders als auf dem ersten Band. Ja. Verdammt anders.
Dr: Können Sie das ertragen? Das ist das wirkliche Problem.
Van: Hm! *(Lacht)* Ja, ich glaube schon. Ich hoffe es. O Gott, wenn ich's nicht könnte ... das wäre schlecht. Ja, es passieren eine Menge positiver Sachen im Augenblick. Ich glaube, wir sind viel eher fähig, einander ab und zu mal zu streicheln.

Streicheln: jede Handlung, die ausdrückt: »Ich weiß, daß du da bist.«

Dr: Mhm.
Van: Ich fühle mich eher in der Lage, Cindys Bedürfnisse zu erfüllen, ohne mich dadurch ausgelaugt zu fühlen.
Cindy: Und ich komme ihm nicht mehr mit so vielen Bedürfnissen.
Van: Ja, ich sehe, wie du immer mehr ein Mensch wirst.
Cindy: Ich war gestern abend mit ein paar Frauen auf einer Kneipentour. Meine neue Befreiung ... ich konnte es kaum erwarten, wieder zu Hause zu sein.
Dr (zu Van): Haben Sie den Sechstkläßler gesehen, der der Ordentlichste in der Klasse ist?
Van: Ja, immer noch. *(Lacht)* Immer noch.
Dr: Seine Krawatte ist zerknautscht.
Van: Ja.

Dr (neckend): Zerknautscht ..., das ist schlimm ... schlimm *(humorvoll).*
Van: Ich war mir dessen wohl bewußt, ich fühlte mich wohler dabei.
Dr: Mhm.
Van: Und es war angenehm. Ich werde trotzdem immer wieder mal von meinen Freunden aufgezogen, daß ich ein Kleidergestell sei. Einige meiner Studenten haben einmal darüber gewettet, wie viele Kleiderschränke ich besitze. Das ist gemein.
Cindy (lacht)
Van: Ich bessere mich aber in der Hinsicht.
Cindy: Ich sehe gar kein Problem darin.
Van: Nun, es paßt schon ins Bild. Es ist symbolisch.
Cindy: Nun ...
Van: Ich spüre auf verschiedene Art, daß ich mir inzwischen einiges erlauben kann, was ich mir früher nie erlaubt hätte.
Cindy: Mhm.
Van: Diese Veränderung zeigt sich auch in meinem Unterricht, es spiegelt sich in meinen Beziehungen mit anderen, mit Freunden, und in unserer Beziehung und mit den Kindern. Ich kann jetzt auf alle Fälle viel länger, viel mehr mit ihnen zusammen sein.
Dr: Ja.
Van: Der ganze Sommer ist irgendwie eine ... böse Sache. Ich war eigentlich gar nicht da, als ich da war.
Dr: Ja. Sehen Sie, das läßt die Hypothese zu, die meines Erachtens auch richtig ist, daß Sie, sobald Sie Vater wurden, die unbewußte Angst hatten, Sie würden irgendwann einmal in einem Sanatorium landen.
Van: Mhmmmm.
Dr: Und deshalb ist es wichtig, die Fakten herauszubekommen.
Van: Mhmmmm. Menschenskinder. Puuh! Wie ist das, wenn man so heranwächst, großer Gott! Wenn man in das Alter kommt!
Dr: Ja. Deshalb sollten Sie diese Bänder aufheben und sie sich in gewissen Zeitabständen anhören ... ein Teil Ihres Lebens ist hier auf den Bändern.
Van: Mhmm.
Dr: Nachdem wir mit dem hier durch sind, damit Sie es nicht vergessen.
Van: Ja. Ich lehre über die Entwicklung in der Adoleszenz, Fallstudien. Heiliger Strohsack. Ich schreibe ein Buch über die Entwicklung in der Adoleszenz. Ich frage mich, ob einiges davon da auch mit reinkommt. Einiges davon arbeite ich gerade noch einmal durch.
Dr: Sie versuchen wohl, Heranwachsende vorm Ausflippen zu bewahren.
Van: Ja. Vielleicht ...

Dr: Sehen Sie, daraus kann man den Schluß ziehen, daß Sie, als Sie damals Ihre Eltern überraschten ... die Szene damals ... daß Sie ihr wirklich zu einem Orgasmus hätten verhelfen können, Ihrer Mutter, und wer hätte damals eigentlich ausflippen sollen?
Van: Ja.
Dr: Und irgendwann zu der Zeit, mitten in dieser Geschichte, muß Ihr Vater ins Sanatorium.
Van: Ja.
Dr: Als Sie sagten, Sie hätten das Gefühl, daß Cindy allmählich ein Mensch wird, da drückt sich eine sehr subtile Art von Projektion aus. Es ist, als ob *Sie* allmählich mehr zu einem Menschen würden; Sie geben ihr irgendwie das Gefühl, daß sie sie selbst sein kann.
Cindy: Mhm.
Dr: Das beruht auf Gegenseitigkeit.
Van: Ja, das glaube ich schon. Das ist sicherlich wahr.
Dr: Aber Ihre Hauptangst besteht sicherlich darin, Vater zu sein und in seine Fußstapfen zu treten.
Van: Mhm. Ja, es fällt mir alles mögliche ein, das ich in Verbindung bringe mit ... der Angst davor, erfolgreich zu sein, ich war ja so verdammt deprimiert, nachdem ich meinen Dr. phil. gemacht hatte; Erfolg zu haben, bedeutet für mich, du wirst gleich bei der nächsten Gelegenheit zusammenbrechen.
Dr: Oder Sie können Ihre Mama nun endlich erobern. Sie möchte, daß Sie erfolgreich sind.
Van: Ja ... sagenhaft.
Dr: Dann könnte sie Ihr Baby austragen.
Van: Hmmm.

Ich überlege, ob Van den Erfolg und die damit verbundene Erregung auf der Phantasieebene so empfindet, als hätte er ein inzestuöses Erlebnis mit seiner Mutter. Der Höhepunkt jener Phantasie wäre ein Orgasmus Vans im Verkehr mit seiner Mutter, der zur Zeugung ihres Kindes führen würde. Dies ist offensichtlich die dahinter verborgene Phantasie.

Dr: Wir müssen in ein paar Minuten zum Schluß kommen. Lassen Sie mich auf ein paar Sachen aufmerksam machen. Mhm, zum einen ... In dem Maße, wie Sie sich besser fühlen, stellt sich uns die Frage, wie weit wir da noch rein müssen, und daraus folgt wiederum die Frage, wie Sie es empfinden würden, mich zu verlieren. Das wird dann wieder eine ganze Reihe anderer Verlusterfahrungen aktivieren.

Van: Ja.
Dr: Das ist dann eine Möglichkeit ... die Möglichkeit, dem zu begegnen, läge darin, eine langfristige Beziehung mit jemandem einzugehen.
Van: Hmmm.
Dr: Wodurch wahrscheinlich nicht viel erreicht wird, aber Sie könnten dadurch den Normalisierungsprozeß, den Ablösungsprozeß mildern oder vermeiden, da das der Punkt ist, an dem Sie am verletzlichsten sind.
Cindy: Mhm.
Van: Ja, ich habe mich nie von Thornton verabschiedet.
Dr: Nein?
Van: Ich war eigentlich nie wirklich fertig mit ihm; ich bin einfach nicht mehr hingegangen. Ich hab's nie durchgesprochen. Ich bin mir dessen seit langem bewußt. Daß ich nicht »Auf Wiedersehen« sagen konnte.
Dr: Haben Sie Ihren Eltern »Auf Wiedersehen« gesagt, als sie starben?
Van: Ich bin nicht ganz sicher, daß ich überhaupt weiß, wie man das macht. Wußte. Wenn Sie meinen, ob ich wirklich um sie trauerte und die Trauer verarbeitet habe ...

> Der erste Schritt der Trauerarbeit besteht in der bewußten Erkenntnis, daß jemand, den man mochte oder liebte oder an dem man sehr hing, tot ist. Die bewußte Erkenntnis, daß jemand tatsächlich tot ist, heißt, fähig sein, sich den endgültigen Abschied von diesem Menschen bewußtzumachen. Ohne die Anerkennung des Todes und den endgültigen Abschied kann es gar keine Trauer geben. Es gibt Menschen, die anscheinend jahrelang um jemanden trauern, ohne sich jemals mit der Tatsache auseinandergesetzt zu haben, daß der Mensch tot ist. Man kann dieses Verhalten Pseudotrauer nennen, denn es kleidet sich in die Form von Weinen oder Jammern, das dem Zweck dient, die Realität des Todes zu verleugnen; es ist ein Ausdruck der Wut auch nur dem Gedanken gegenüber, der Mensch könnte tot sein.

Dr: Sie können Ihnen »Auf Wiedersehen« sagen. Es gibt dazu verschiedene Möglichkeiten. Mhm, lassen Sie mich sagen, was ich meine. Zum einen meine ich, Sie sollten die ... mir jene Information über Michigan verschaffen, und ich werde dem weiter nachgehen. Zweitens finde ich, ehe Sie nach Cardiff gehen, oder wo Sie hingehen in Europa ... ich meine schon, es wäre sinnvoll, wenn Sie vorher noch eine Reise zum Grab Ihrer Eltern unternehmen würden ...
Cindy: Oh! *(überrascht)*
Dr: ... und feststellen, was sich dort ergibt, was immer es auch sei. Manche nehmen einen kleinen Kassettenrecorder mit, um ihre Reaktio-

nen, wie auch immer, möglichst authentisch festzuhalten. Und sie können es sich später anhören. Ich überlege nämlich, wie ich Sie beide dahin bringen kann, daß Sie in der Lage sind, trotz aller Widrigkeiten, mit denen man nun einmal rechnen muß, und aller Unsicherheiten, daß Sie in der Lage sind, den Dingen, die kommen, mit dem Gefühl einer gewissen, neuen Erfahrungen offenen Überlegenheit zu begegnen.
Cindy: Mhm.
Van: Ja. Der erste Gedanke, der mir kam, als Sie anfingen, davon zu sprechen, war, mhm, wir haben .. ich hab mich verdammt viel besser gefühlt. Ich weiß, daß es Cindy auch so geht, aber das sollte keine Flucht in die Gesundheit sein ...

> »Flucht in die Gesundheit« ist ein psychologischer Ausdruck, mit dem man das Gefühl bestimmter Patienten beschreibt, die sich plötzlich gesund fühlen. Eine Flucht in die Gesundheit ist ein Widerstand dagegen, tiefer in die eigenen Probleme einzudringen bzw. vergangene Probleme neu zu bearbeiten. Wenn man das eigene Verhalten entziffert, so führt das nicht dazu, daß sich die Natur der eigenen Probleme ändert, sondern daß sich die eigene Sichtweise ändert und daß man die Fähigkeit entwickeln kann, die eigenen Gefühle und Phantasien zu ertragen.

Dr: Mhm.
Van: ... keine Ausflucht, ich wollte, daß das eine dauerhafte Möglichkeit wird, sich mit dem, was kommt, auseinanderzusetzen, ja.
Dr: Die Bänder haben eine Schlüsselfunktion für Sie, sie sind eine wichtige Unterstützung, nicht eine Flucht in die Gesundheit; sie tragen zu einer Stabilisierung und zum Gesundwerden bei.
Cindy: Mhm.
Dr: In gewissem Sinne sind Sie sich wohl beide darüber im klaren, daß das Wichtigste das ist, was Sie beide aus eigener Kraft erreichen können.
Van: Wissen Sie was? Mir kommen die Tränen, wenn ich daran denke, was Sie da sagten, daß ich die Gräber besuchen sollte. Das ist eine gottverdammte Wallfahrt. Aber ich muß es wohl machen. Ich sollte es schon machen. Nein, ich will es nicht so ausdrücken. Es ist eine Wallfahrt, die sehr hilfreich sein kann.
Dr: Es geht darum, ihnen zu verzeihen und sich selbst zu verzeihen. Alles, was mit Vergebung zu tun hat, ist da emotional ganz schön aufgeladen.
Van: Ja. Die Sache steht schon so gottverdammt lange an. Ach! Ich bin wirklich davor weggelaufen! *(Seufzt)*

Dr: Es ist Zeit, nicht mehr davonzulaufen, Ihretwegen ... Nun, was meinen Sie dazu, werden Sie in etwa drei Wochen wiederkommen?
Van: Zur gleichen Zeit?
Dr: Können wir uns etwas später am Nachmittag treffen? Wäre das möglich?
Van: Ja, ich werde einfach einen von meinen Kursen ausfallen lassen.

Van ist jetzt in der Lage, flexibler mit seinem Zeitplan umzugehen.

Dr: Es ist der Tag vor dem Thanksgiving Day. Haben Sie da nicht ein paar Tage frei?
Van: Ich glaube, um zwölf hört alles auf; das wäre gut.
Dr: Wie wäre es mit vier Uhr nachmittags?
Van: Klar.
Dr: Sie, Cindy, werden vielleicht eines Tages dankbar sein, daß er sich mit Jennifer eingelassen hat.
Cindy: Ich habe ihm schon gesagt, daß das der Fall ist. Ich glaube, ich bin ...
Dr: Sehr komisch, nicht wahr?
(Alle lachen)
Van: Scheiße.
Dr: Und dann kann es vielleicht Frieden geben.
Cindy: Während wir die ganze Woche Schinkennudeln essen und Ihnen unsere Lobeshymnen singen. Ich habe da ziemlich gemischte Gefühle.
Van: Sag das nicht.
Cindy: Oh, tut mir leid.
Van: Ist schon in Ordnung, du kannst das sagen. Ich empfinde es überhaupt nicht mehr so.
Cindy: Aber ich ... Ich merke, daß ich so aufgeregt bin ... ich betrachte Sie wie ein Heilmittel gegen Krebs. Wenn wir Krebs hätten, würden wir auch den besten Chirurgen dafür bezahlen, daß er ihn beseitigt. Also kann ich auch die Therapie nicht so betrachten, als würden wir unseren ganzen Familienetat dafür opfern.
Van: Ich staune einfach darüber, wie schnell sich die Dinge entwickelt haben, und wie sehr ich jetzt beteiligt bin ...
Dr: Mhm.
Van: Und wie schwer ich den Verlust empfinden würde. Das überrascht mich mächtig, denn ich habe solche Gefühle normalerweise nicht, was ich ja auch die ganze Zeit über gesagt habe.
Cindy: Ich finde es einfach aufregend, daß ich hier sein und es miterleben

kann, das ist für mich das Aufregende an der Ehetherapie. Wenn sich das nur unter vier Augen abgespielt hätte, könntest du mir zuhause nicht davon erzählen.
Van: Sicherlich nicht auf die gleiche Art. Aber jetzt müssen wir uns beeilen.
Dr: Okay, fein. Auf Wiedersehen.
Cindy: Auf Wiedersehen.
Dr: Auf Wiedersehen.
Van: Danke schön.
Dr: Bitte sehr.

»Wenn ein Mann einen Menschen hat, nur einen in seinem Leben,
Dem er willens ist, alles zu bekennen –
Und das heißt, wohlgemerkt, nicht nur sträfliche Dinge,
Nicht nur Niedertracht, Erbärmlichkeit und Feigheit,
Sondern auch Lebenslagen, die einfach lächerlich sind,
Wenn er ein Narr war (und wer war das noch nie?) –
Dann liebt er diesen Menschen, und seine Liebe wird ihn retten.
Ich fürchte, ich habe nie jemand wirklich geliebt.«

*Lord Claverton**

* T. S. Eliot: »Ein verdienter Staatsmann«. *Die Dramen.* Frankfurt/M. (Suhrkamp) 1966, S. 484.

Was es heißt,
ein Mann zu sein –
was es heißt,
eine Frau zu sein
Sechste Sitzung,
22. November 1972

Dr: Das hier ist vorweihnachtlich. Die Leute flippen aus.

Am Türrahmen hängt eine Plastikbanane, und Cindy und Van fragen danach.*

Van: Jawohl.
Cindy: Ich möchte rasch zur Toilette gehen.
Van: Kann ich das Ihrer Sekretärin geben?

»Das« bezieht sich auf Krankenversicherungsvordrucke für eine teilweise Rückerstattung der Sitzungsgebühren, die ausgefüllt und zu den Unterlagen genommen werden müssen.

Dr: Okay, danke, ich lege sie erst mal hierhin. Hat da jemand geklopft?
Van: Scheint so.
Dr: Wie läuft's?
Van: Gut.
Dr: Wirklich?
Van: Ja. Ich stehe eigentlich allem ziemlich positiv gegenüber.
Dr: Heute ist der 22. November 1972.

Das Datum wird routinemäßig erwähnt, um später jedes Band identifizieren zu können.

Cindy (kommt gerade wieder ins Zimmer): Jetzt werde ich still sitzen.
Dr: Wie, was meinen Sie, wie haben sich die Dinge entwickelt?
Cindy: Einfach prima. Ich habe ein paar Rückfälle gehabt.
Dr: Ja.
Cindy: Aber im Grunde ist alles immer noch einfach ganz toll. Mhm, ich meine, ein paarmal haben wir uns einige schöne Stimmungen irgendwie verdorben, aber wir haben uns ziemlich schnell wieder gefangen.

Cindy deutet damit an, daß das Leben eigentlich ein ständiger Begeisterungszustand sein sollte. Wenn das ihre Erwartung ist, sind natürlich Enttäuschungen schon vorprogrammiert. Sie scheint an

* Dr. Paul benutzt oft den Ausdruck »going bananas«, der in der Übersetzung meist mit »ausflippen«, manchmal auch mit »überschnappen«, »verrückt werden« oder »durchdrehen« wiedergegeben ist. Deshalb die Anspielung auf die aufgehängte Banane. Anm. d. Übers.

den Mythos zu glauben, daß jeder Mensch von Natur aus dauernd glücklich sein müßte. Daraus folgt, daß jegliches Leiden entweder verleugnet werden muß, oder – sofern es als solches anerkannt wird – die Schuld bei jemand anderem liegen muß.
Die andere Möglichkeit ist, die Unvermeidlichkeit des Leidens als Teil der menschlichen Existenz zu akzeptieren. In diesem Falle steht das Individuum vor dem Problem, dieses Leiden zum Verschwinden zu bringen oder mit ihm, so gut es geht, zu leben.

Dr: Haben Sie sich irgendwelche Bänder angehört?
Cindy: Jawohl.
Van: Wir hörten uns das letzte an.
Cindy: Ich hörte mir mein Band mit Ihnen alleine an, und dann hörte ich mir das letzte an. Einige der Gefühle, von denen ich Ihnen auf dem Band erzähle, spüre ich überhaupt nicht mehr.
Dr: Mhm.
Van: Welche Gefühle?
Cindy: Den Wunsch, eine Affäre anzufangen, den Wunsch, daß jemand mit mir schläft.
Dr: Sie beide schlafen miteinander?
Cindy: Mhmmm *(ein sehr neutrales Geräusch).*
Van: Ja. Wir, mhm ... ha, ha *(lacht, und Cindy lacht auch)* ... es ist guter Sex gewesen.
Cindy: Er läßt mich schreien und strampeln und ... *(lacht).* Es ist guter Sex gewesen, wirklich. Es war ganz prima.
Dr: Moment mal. In der letzten Zeit habe ich ziemlich viel um die Ohren gehabt ...
Cindy: Sie sollten die Plätze tauschen.
Dr (lacht, verläßt den Raum)
Van (schaut sich den Filmvorführapparat an): War das die Filmsache, die du gesehen hast? Du hast einen Film ...?
Cindy: Ja.
Van: Ich will mir das anschauen. Ich hab es nie zu sehen gekriegt.
Cindy: Vielleicht leiht er ihn dir aus, und du kannst ihn mit nach Hause nehmen. *(Lacht)* Jetzt möchte ich ihn in unserem eigenen Schlafzimmer anschauen, denn ich will, daß du einige Dinge siehst, die du mit mir machen sollst. *(Lacht)*

Das, was Cindy sagt, hört sich ein bißchen egoistisch an. Der Satz »Ich will, daß du einige Dinge siehst, die *du mit mir machen sollst*« ist etwas beunruhigend. Sie scheint sich nicht allzusehr dafür zu interessieren, was sie *zusammen versuchen* könnten. Man sollte jedoch in diesem Zusammenhang ihre früheren Erlebnisse nicht vergessen, als Van sich stark von ihr zurückzog.

Van: Welche Dinge zum Beispiel?
Cindy: Oraler Sex. Du mußt den Film sehen. Van, es ist zu schade, daß wir ihn nicht bei mir zu Hause sehen können.

Cindy hat gelernt, sich selbst stärker zu behaupten, denn sie weiß, daß Van es jetzt annehmen kann. Dennoch betrachtet sie ihr gemeinsames Zuhause als »ihr Zuhause«. Sie hat ihn dort noch nicht wieder hineingelassen.

Van: Das ist wahr.
Cindy: Wie findest du das alles, Van?
Van: Es geht besser.
Cindy: Ich weiß, daß du nicht genug Zuwendung bekommst. Ich habe das Gefühl, du machst es einfach deshalb nicht, weil du weißt, daß ich es will.
Van (lacht)
Cindy: Worüber lachst du denn?
Van: Ich weiß nicht. *(Lacht wieder)* Ich weiß nicht ... Er [Dr. Paul] fragte mich, wie alles geht, und ich sagte: »Beschissen!«

Van versucht hier offensichtlich, Cindy zu necken, entweder, um ihre Begeisterung über die Ehetherapie etwas zu dämpfen, oder um sie dazu zu bringen, daß sie sauer auf ihn wird.

Cindy: Wirklich?
Van: Nein, hab ich nicht. Ich sagte: »Gut«.
Dr (kehrt zurück): Wissen Sie ..., wie erklären Sie es sich, daß alles so rasch gegangen ist? Ich dachte eben, es sind jetzt gerade zwei Monate.
Cindy: Was mich angeht, so habe ich viel ... viele Hausaufgaben gemacht. Ich lese gerade das Buch *Ich bin o. k., Du bist o. k.*,* nur so, für mich. Es trifft einfach in so vielen Punkten genau meine Gefühle während dieser Krise. Ich weiß nicht, ob da ein Zusammenhang besteht, aber im Grunde hat es mir geholfen, indem es mir eine Art – nun, eine Art umrißhafter Beschreibung einiger meiner Frustrationen gab.
Dr: Ja. *(zu Van):* Was meinen Sie? Ich finde, es ist sehr schnell gegangen. Nicht wahr? Ich weiß nicht ...
Van: Ja. Ich sitze hier und denke, mhm, ich hoffe, daß es um Gottes wil-

---

* Thomas A. Harris: »Ich bin o. k., Du bist o. k.« Dt. Reinbek b. Hamburg (Rowohlt) 1973.

len, daß es nicht eine Flucht in die Gesundheit ist. Weil es wirklich schön ist.

Cindy: Das Erlebnis im Restaurant, weißt du, ich ... das hat mich in Panik versetzt, in gewisser Weise, weil ich dachte ...

Van: Welches?

Cindy: Mein Geburtstag.

Van: O ja.

Cindy: Weil ich dachte, wir hatten wirklich einen Auftrieb bekommen, es war einfach alles zu schön, um wahr zu sein, und dann, wums! wurden wir böse aufeinander, das war wirklich eine schlimme Szene.

Dr: Ja.

Cindy: Ich meine nicht, daß wir gewalttätig geworden wären, ich meine, wir waren wirklich böse aufeinander, und ich dachte, jetzt ist alles vorbei; ich wollte sagen, es ist nicht alles so vollkommen, wie ich gedacht hatte.

> Hier findet ein kleiner Durchbruch bei Cindy statt: sie kann endlich unterscheiden zwischen Ärger ausdrücken und gewalttätig werden.

Dr: Ist es das, was Sie suchen, das Vollkommene, so hört es sich an?

Cindy: Wahrscheinlich, denn ich glaube, das ist immer ein Teil meines Wollens gewesen ...

Van: Ich bin nicht perfekt in deinen Augen.

Cindy: Nein.

Dr: Und dann geraten Sie in Schwierigkeiten.

Cindy: Ja, richtig.

Van: Mhm, ich ... ich nehme an, ich empfinde es nicht, aber mein Verstand sagt mir ...

Dr: Ja.

Van: ... obwohl vieles davon Empfindungen sein können, die ganz von unten kommen ... einige Mauern sind wieder da, so daß ich an einen Teil dessen, was mich quält, nicht richtig rangekommen bin. Aber ich glaube nicht, daß das unbedingt wahr ist, weil ich ... nun, ich will mal sehen. Ich muß es mir überlegen, weil es irgendwie immer noch ... ich denke an dein Unbehagen und ...

Dr: Wobei?

Van: Bei meinem, mhm ... *(Pause)* ... ich glaube, nun, sehen Sie, ich will es mal so sagen: Ich glaube, was ich gemacht habe, war, daß ich irgendwie gesagt habe: Jennifer ist weg, jetzt kannst du davon sprechen, weil das beunruhigend ist.

Dr: Mit wem?

Van: Mit Cindy.
Dr: Ja.
Van: Und ich frage mich, ob ich nicht schon wieder das gleiche mache. Ich frage mich, ob ich meine Gefühle blockiere, damit du nicht darauf reagieren kannst.
Cindy: Nun, das machst du ... Du machst es mir schon recht schwer ...
Van: Aber sie ist weg ...
Cindy: Weil du dich mir zugewendet hast, indem du mich zum ersten Male seit langer, langer Zeit hast fühlen lassen, daß ich die Nummer eins in deinem Leben bin, und indem du mir so etwas wie Gewißheit gegeben hast, daß ich dir wieder wichtig bin.
Van: Tja, wir können wieder auf Parties gehen.
Dr: Es ist interessant, wie schwer es fällt, das verfluchte Zeug zu artikulieren, das sich da abgespielt hat.
Van: Ja, stimmt.
Dr: Und sehen Sie, was Sie von dem Buch *Ich bin o. k., Du bist o. k.* sagen – ich bin nicht so sicher, wenn Sie das Buch vor einem Jahr gelesen hätten, ob Sie damit so viel hätten anfangen können.
Van: Stimmt.
Dr: Ich glaube, es wäre damals eine rein verstandesmäßige Sache gewesen, ohne direkten Bezug zu Ihrem eigenen Leben.

> Wenn ich manchmal unsicher bin, in welche Richtung eine Situation sich entwickeln wird, fange ich meine Unsicherheit dadurch auf, daß ich intellektualisiere. Insofern reagiere ich ähnlich wie Van in der Anfangssitzung.

Cindy: Mhm.
Dr: So denke ich darüber. Es überrascht mich oft, wie schwierig es ist, zu artikulieren, was geschehen ist, wenn die Sache erst wieder klappt.
Van und *Cindy:* Mhm.
Van: Ja.
Dr: Sehen sie, ich glaube, wissen Sie, ich sage Ihnen halt, was in meinem Kopf vorgeht. Wissen Sie, das ist jetzt die sechste Sitzung. Das ist jetzt Sitzung Nummer sechs.

> Cindy bringt die Tatsache, daß sie für Van wichtig geworden ist, in einen direkten Zusammenhang mit der Entwicklung einer harmonischen sexuellen Beziehung, und er bestätigt dies, indem er sagt, sie könnten nun wieder auf Parties gehen, wobei er »Party« im Sinne von Sexspiel benutzt. Ich versuche, sie vom Thema »Party« und »dauerhaftes Glück« abzubringen. Ich möchte ihnen nahebringen, daß es schwierig ist, festzustellen, wodurch positive

Veränderungen zustande kommen, ebenso, wie es schwierig ist, ausschließlich aus Büchern zu lernen.
Ich beginne jetzt zu überlegen, wie und wann ich einen homosexuellen Film in die Sitzung einbauen kann. Da Van und Cindy sagen, daß sich ihre sexuelle Beziehung gebessert habe, suche ich nach den noch vorhandenen Problemen. Eins davon könnte die Frage der geschlechtlichen Identität sein, ein Kernproblem für jeden Menschen. Das Gefühl der Männlichkeit oder der Weiblichkeit – der Geschlechtsidentität – enthält auch die Frage der Fähigkeit, sich als Angehörigen des anderen Geschlechts vorstellen zu können. Diese Fähigkeit steht im Zusammenhang mit der (nach Freud) angeborenen Bisexualität jedes Menschen. Die Frage, die sich dem Therapeuten stellt, ist die: Wie kann ich dem einzelnen helfen, einen größeren Teil seiner verborgenen homosexuellen Phantasien zu akzeptieren? Um dies zu erreichen, benutze ich den homosexuellen Film, der dazu führen soll, daß die Phantasien akzeptiert und die Schuldgefühle des Patienten gemindert werden. Bei der Verwendung solcher Filme beziehe ich mich theoretisch auf Sandor Ferenczi (siehe Literaturverzeichnis). In einer Reihe von Aufsätzen wies Ferenczi darauf hin, wie wünschenswert es sei, einige Probleme der Psychoanalyse zu lösen. Er versuchte, der Passivität des Analytikers durch bestimmte Aktivitäten zu begegnen, wie 1. Vermeidung oder Verschreibung gewisser Verhaltensweisen: Zum Beispiel sollten nach Ferenczi bei Individuen mit Wahnvorstellungen Rituale vermieden werden, während phobische Patienten zu Erfahrungen ermuntert werden sollten, die ihre Phobie aktivieren; 2. willkürlich festgelegte zeitliche Begrenzungen der Therapie; 3. die Anwendung »forcierter Phantasien«, um die Aufdeckung unbewußter Konflikte zu beschleunigen; 4. Annahme einer Rolle gegenüber dem Patienten, um die neurotischen Übertragungsreaktionen des Patienten zu stimulieren und dadurch die Behandlung zu beschleunigen.

Van: Ich will ein bißchen übertreiben und es mal so sagen, tja, verdammt noch mal, wir sind so richtig voll da . . .

Solche nachträglichen Feststellungen verschleiern lediglich die Tatsache, daß man eigentlich nicht genau weiß, warum sich eine Veränderung ergeben hat. Während der ersten Sitzung schien Cindy keineswegs allzugut beieinander zu sein, wenn man daran denkt, daß sie am vorangegangenen Abend einen Selbstmordversuch unternommen hatte, und Van hatte seine eigene Vergangenheit recht weitgehend ausgeblendet. Diese Bemerkung Vans ist also nicht haltbar.

Dr: Ja?
Van: Richtig.
Dr: Ich weiß nicht, was zum Teufel das bedeuten soll.
(Alle lachen)
Van: Ich weiß nicht. Ich glaube, unsere Beziehung ... ich will sagen, sie war nicht so viele Jahre lang so schrecklich ...
Dr: Sie wollen die Kinder einmal mitbringen?

Ich bringe das Gespräch auf die Kinder, da die Frage, ob die beiden voll auf der Höhe sind, meines Erachtens in eine Sackgasse führt. Ich möchte den Kindern helfen, alle ihre Gefühle – Unsicherheit, Schuldgefühle oder was sonst – auszudrücken, die sie möglicherweise im Zusammenhang mit ihrer Rolle bei der Krise ihrer Eltern entwickelt haben.
In extremen Fällen entwickeln Kinder aus einer unharmonischen Ehe selbstzerstörerische Verhaltensweisen – zum Beispiel Drogensucht –, um ihre Schuld- und Schmerzgefühle auszulöschen. Außerdem möchte ich ihre Kinder gerne kennenlernen: Cathy, Mary Lee und Brian. Ich bin dann eher in der Lage, Van und Cindy andere Möglichkeiten vorzuschlagen, mit ihren Kindern umzugehen, so daß sie sich in ihrer Rolle als Eltern wohler fühlen können.

Van: Warum nicht?
Cindy: Sicher.
Dr: Und mal sehen, wie's mit ihnen steht?
Cindy: Ich glaube nicht, daß ich immer noch eine sehr ... ich meine, daß, zum Beispiel letzte Nacht, das ist so eine Sache, wo ich glaube, daß ich einen Teil meiner alten Verhaltensmuster immer noch nicht überwunden habe, mhm ...

Cindy kehrt zu der Situation in der vergangenen Nacht zurück. Sie läßt mich auf diese Weise wissen, daß sie noch nicht bereit ist, sich mit den Kindern zu befassen; daß es Dinge gibt, die sie selbst betreffen und die nach wie vor Aufmerksamkeit verlangen.
Wenn Cindy »meine alten Verhaltensmuster« sagt, bezieht sie sich auf ihre Neigung, wütend zu werden, sobald sie das Gefühl hat, Van ziehe sich von ihr zurück. Der Grund dafür, daß sie Veränderungen so schwer annehmen kann, liegt zum Teil darin, daß sie

Zweifel hat, ob sie ein solches gestärktes Selbstwertgefühl überhaupt verdiene. Diese Haltung steht offensichtlich im Zusammenhang mit der Frage, ob man überhaupt etwas Besseres als der gleichgeschlechtliche Elternteil verdient habe. Obwohl sie intellektuell begriffen hat, daß sie ein Recht auf Glück hat, stellt sich in regelmäßigen Abständen ein unterschwelliges Schuldgefühl ein.

Dr: Ja.
Van: Da läuft immer noch einiges.
Cindy: Ja, ich glaube, vielleicht bin ich ...
Dr: Was?
Cindy: Vielleicht gebe ich unser häusliches Leben nicht richtig wieder, aber es gibt immer noch Höhepunkte und Tiefpunkte, aber, mhm ...
Dr: Es wird immer Höhepunkte und Tiefpunkte geben.
Cindy: Aber wir kommen da jetzt anders raus als früher.
Dr: Ja.
Cindy: Wir schnauzen uns immer gleich an.
Dr: Immer noch.
Cindy: Ja. Er kam ... Du bist gestern abend richtig sauer auf mich geworden, als du ins Bett gingst, und ich habe nicht verstanden, warum ich nicht sauer sein durfte, denn in der Situation hätte ich sauer sein müssen, und warum du eigentlich sauer geworden bist, anstatt mich sauer sein zu lassen.
Van: Ja, das war ähnlich wie früher.
Cindy: Ja.
Van: Das war wieder der gleiche alte Kram.

Van scheint Cindy als Vater wahrzunehmen, der sich für ihn nicht interessiert. Er hält sie deshalb von sich fern. Cindy ihrerseits versucht, näher an Van heranzukommen, sie versucht, ganz in ihm aufzugehen. Diese Situation führt oft dazu, daß die Ehemänner Affären mit anderen Frauen eingehen.
Außerdem stellt sich die Frage, ob Cindys Vater Ähnlichkeit hat mit Van, das heißt, ob er auch Affären mit anderen Frauen hatte. Dann läge der Schluß offensichtlich nahe, daß Cindy den Konflikt ihrer Mutter ausagiert.

Dr: Interessieren Sie sich für ... ich meine, haben Sie immer noch so viele Phantasien über andere Frauen wie früher?
Van: Lassen Sie mich überlegen. *(Pause)* ►►► Ich glaube, ich möchte darauf antworten, indem ich überlege, wie es früher war, im Gegensatz zu dem, wie's heute ist.
Dr: Vielleicht wissen Sie nicht, wie es früher war?

Van: Nun, ich versuche, es zusammenzukriegen.
Dr: Ja?
Cindy: Warum mußt du dir die Frage überlegen? Warum kannst du nicht sagen: Ja oder Nein?

> Sie ist Van gegenüber kurz angebunden und aggressiv: sie erlaubt ihm nicht, die Frage nach diesen Phantasien sorgfältig zu durchdenken. Ihr Drängen verweist auf ihre nach wie vor bestehende Unfähigkeit, Vans Phantasien über andere Frauen zu akzeptieren. Vans Zögern läßt vermuten, daß er ihre Reaktion fürchtet.

Dr: Er versucht zu vergleichen.
Cindy: Oh.
Van: Ich versuche, das beides zu vergleichen. Denn früher, da gab's eine Zeit ... ich habe davon schon erzählt ... John ...
Cindy: Ja? Okay.
Van: ... Die Zeit, als ich immer nur daran dachte, mhm, oder, oder als alle Gespräche mit meinen Freunden sich darum drehten, mhm, wie es wäre, was das für eine Situation wäre, mhm, wie es sein würde, wenn wir rausgingen und jemanden fickten.
Dr: Ja?
Van: Da gab's also eine Menge, mhm, Phantasien über Liebe, wir haben uns viel damit beschäftigt, mhm, wer die größten Titten hat, und wäre es nicht schön, sie zu bumsen, und ich lief an der RU [Rhode Island University] rum, als ich meine Doktorarbeit schrieb und so, mhm, Mensch, guck mal das Weib an ... ich schaue mir immer noch gerne hübsche Mädchen an, und ich habe immer noch Phantasien, aber ich fühle mich nicht mehr so wie früher davon gefesselt. Ich habe nicht das Gefühl, als ob, als ob ...
Dr: Als ob Sie direkt Ausschau danach halten würden?
Van: Ja.
Dr: So, wie Sie es früher taten.

> Es liegt in der Natur eines gesunden Menschen, sexuelle Phantasien zu haben und sich sexuell zu vielen verschiedenen Menschen hingezogen zu fühlen, ob man nun verheiratet ist oder nicht. Solche Phantasien nicht zu haben, würde Stagnation bedeuten. (Die meisten Menschen sind sich gar nicht bewußt, wie sehr sie stagnieren.) Das Hauptproblem besteht darin, zu erkennen, daß Phantasien nicht in Taten umgesetzt werden müssen.

Van: Ich glaube nicht, daß ich in gleicher Weise auf der Suche bin, ja ..., wie ich es früher war. Nun, viel liegt daran, daß unsere sexuelle Beziehung jetzt viel besser ist. Weil ich jetzt mit dir auf eine Art zusammensein kann, wie ich es früher vielleicht nie konnte.

> Van sagt Cindy sehr deutlich, daß er den Verkehr sowie die emotionale Intimität mit ihr genießt.

Cindy: Das ist sicher.
Dr: Ist er anders, als er früher war?
Van: Ich kann viel aktiver sein. Ich kann genießen, ich kann Cindys Aktivität genießen.
Dr: Ja?
Van: Es hat wirklich gestimmt, diese Sache, daß Sex bedeuten kann, man wird wahnsinnig, oder die Frage mit der Kontrolle, und als das stimmte, da konnte ich es irgendwie, irgendwie genießen, in das Vergnügen einsteigen ... ein interessanter Ausdruck fällt mir ein ...

> Es ist interessant, wie Van seine neue Fähigkeit zeigt, Cindys Außer-Kontrolle-Geraten zu akzeptieren und im sexuellen Bereich zu genießen.

Cindy (lacht in sich hinein)
Van: In das Vergnügen einsteigen und es genießen.
Cindy: Ja.
Van: ... Irgendwie mitmachen, anstatt ...
Cindy: Ja, ich kann Frühstück machen oder so etwas, und jetzt möchtest du mich dabei anfassen.
Van: Ja, ich bin mir bewußt, daß ich körperlichen Kontakt brauche.
Cindy: Du hast jetzt selber solche Empfindungen, und das ist genau das, was ich mir wünschte ...
(Alle reden gleichzeitig)
Dr: Entschuldigen Sie, Van. Sie waren in den Jahren 1965 bis 1967 zwei Jahre in Therapie, ja?

> Ich wechsle das Thema, weil ich die unterschiedlichen Ergebnisse der gegenwärtigen Sitzungen einerseits und der erwähnten zweijährigen Behandlung andererseits etwas näher untersuchen möchte. Außerdem deute ich an, daß ich es für fraglich halte, ob Van eine weitere Einzeltherapie überhaupt nötig hat.

Van: Ja.
Dr: Und bewirkte das auch eine solche Veränderung?
Van: Sie hat nicht diese Veränderungen bewirkt.
Cindy: Sie hat negative Auswirkungen gehabt.
Van: Nun, sie führte zu ... einer »Elternamputation«.

»Elternamputation« bezieht sich wohl auf das Herausschneiden unbewußter, hemmender oder Schuldgefühle verursachender Aspekte, die von einem Elternteil und auch von einem selbst herrühren. Er wurde dadurch ein Stück weit freier vom elterlichen Einfluß. Diese Freiheit kam aber auch darin zum Ausdruck, daß er sich Cindy vom Leibe hielt, der er unbewußt Eigenschaften seiner Eltern zuschrieb.

Cindy: Ja.
Van: Die Therapie ließ mich ein Stück weit wachsen, aber so, wie ich es jetzt sehe, war es eine Entwicklung von dir weg. Sie verstärkte meine eigenen Ressourcen, so daß ich mich mehr zu einer eigenständigen Person entwickeln konnte. Ich weiß nicht, ob du es auch so empfunden hast, aber ich hatte das Gefühl, daß ich immer weniger abhängig wurde von dir, weniger abhängig, als ich früher war, und deshalb glaubte ich zu wachsen. Aber ich glaube nicht ... es ..., daß ich fähig war zu wachsen, indem ich das gleichzeitig in unsere Beziehung integrierte; vielmehr entwickelte ich mich von dir weg.
Cindy: Ja. Und vielleicht habe ich dich jetzt dort eingeholt, wo du gerade bist?
Van: Ich glaube, die Art, wie unsere Beziehung *jetzt* ist, ist ganz anders als früher ...
Cindy: Ja.
Van (leise): ... in unserer Ehe. Die Art, wie wir uns über die Dinge unterhalten können. Obwohl ich immer noch bei manchen Dingen auf der Hut bin, und ...
Cindy: Ja, und du warst gemein ... du warst richtig gemein zu mir.
Dr: Wie?
Cindy: Mhm, er brachte es nach Hause, ein, mhm ...
Van: Ich habe das nicht für gemein gehalten.
Dr: Was?
Cindy: Es *ist* gemein. Dr. Paul soll sagen, ob *er* meint, daß es gemein ist.
Dr: Was?
Cindy: Er brachte etwas nach Hause, ein, ein Bi ... eine Zeitung, eine Studentenzeitung, und da ist eine nackte Frau drin, ein Ausklappbild in der Mitte, und er zeigte es mir, und ich konnte einfach nichts drauf sagen, wie *Playboy* oder sonst was, und er sagte etwas wie, mhm, sie ist in meinem Seminar. Und ich sagte: »Mensch, prima ...«
Dr: Ja?
Cindy: Und er sagte, mhm: »Ja, ich weiß nicht mehr ganz genau, aber sie ist, mhm, die Verlobte von dem Redakteur der Zeitung, und sie ist in

meinem Seminar«, und ich sagte: »Mensch, das erstemal hast du mir doch erzählt, daß sie nicht an der Uni wäre, daß sie von auswärts käme«, das hast du gesagt, und ich sagte: »Warum erzählst du mir jetzt die Wahrheit?«, und du sagtest: »Weil ich dachte, daß du das damals nicht verkraftet hättest, daß sie jeden Tag in meinem Seminar ist.«

Van: Kicher, kicher. Ich weiß noch, wie ich sagte: »Kicher, kicher.«◀◀◀

Cindy: Ja. Also zwei Tage lang laufe ich im Hause herum und denke: »Verdammt, er liest das Buch *Ich bin o. k.* wohl nicht mehr, wenn er glaubt, er müsse immer noch lügen.« Also dann ...

> Der Wortwechsel zwischen Cindy und Van ist eines der Neckmanöver, das die vergangenen Unstimmigkeiten nochmals lebendig werden läßt. Zum Teil steht dieser Rückfall im Zusammenhang damit, daß die beiden nicht glauben können, daß ihre Ehe jetzt so anders ist, und auch mit ihrer Unfähigkeit, ein so lang eingeschliffenes und vertrautes Verhaltensmuster aufzugeben. Vans »Kicher, kicher« ist dafür eine Bestätigung, als ob es ihm ausgesprochenes Vergnügen bereite, Cindys unbewältigtes Mißtrauen neu zu beleben oder zu stimulieren.

Dr: Nun, wollen Sie heute noch auf neue Gebiete übergehen?

> Ich denke immer noch daran, den homosexuellen Film vorzuführen. Die Unfähigkeit, Unsicherheit hinsichtlich der eigenen Geschlechtsidentität zu ertragen, drückt sich sehr oft in Phantasien über andere Partner aus. Indem Van von diesem Mädchen spricht, das in seiner Vorlesung sitzt, deckt er nicht nur seine eigene Unsicherheit Cindy gegenüber auf, sondern auch seine fortdauernde Angst hinsichtlich seiner eigenen geschlechtlichen Identität. Er lenkt sich selbst ab, indem er Cindy provoziert.

Van: Sicher.

Cindy: Mhm.

Van: Ich weiß nicht, was das soll *(etwas aggressiv)*.

(Alle lachen)

Van: Weil Sie das, wovon wir sprechen, nicht hören wollen, oder ...

Dr: Nein ...

Cindy: Er versucht, überzuleiten auf ...

Dr: Was?

Cindy: Versuchen Sie, an einen anderen kritischen Punkt heranzukommen, um eine Krise bei uns zu bewirken?

Dr: Nein. Nein, ich versuche Ihnen zu zeigen, wie man, indem man bestimmte Phantasien vorwegnimmt, Krisen vermeiden kann. Kapieren Sie das?

Dieser Hinweis steht im Zusammenhang mit der Hauptthese dieses Buches: Durch die Vorwegnahme bestimmter Phantasien kann man Krisen vermeiden.

Van und *Cindy:* Ja . . .
Dr: Mhm, und, lassen Sie mich einfach ein paar Sachen erklären. Nein, ich . . . haben wir uns jemals mit dieser ganzen Frage beschäftigt, wir haben sie kurz berührt, die Rolle homosexueller Phantasien?
Van: Sie haben es mir gegenüber erwähnt, und ich weiß nicht . . . das war während meiner Einzel- . . .
Dr: Richtig, und erzählte ich Ihnen von der Frau, die in meiner Praxis war?
Van: Ja.
Dr: Und von den Filmen, den homosexuellen Filmen? Ich glaube nicht.
Van: Ich erinnere mich, daß ihre Phantasie oder ihre Schwierigkeit darin bestand, als er oralen Sex haben wollte, da wollte sie . . . da war sie nicht in der Lage, das zu machen.
Dr: Richtig. Haben Sie sein Band dazu gehört?
Cindy: Er wollte nicht . . . ich glaube, daß du mich das nicht hören lassen wolltest, oder?
Van: Nun . . . Wo ist das Band? Ich weiß nicht . . .
Cindy: Du sagtest mir, es wäre in deiner Aktentasche.
Dr (lacht und verläßt den Raum, um einen dringenden Telefonanruf entgegenzunehmen.)
Van: Bleiben Sie schön dran!
Dr: Auf Wiedersehen.
Cindy (lacht)
Van: Ich glaube nicht, daß er das sagen wollte. Ich glaube, er sagte, wir hätten noch viel Arbeit vor uns. Ich glaube, das stimmt.
Cindy: Oh, ich weiß.
Van: Ich habe das Gefühl, daß ich noch viel Arbeit leisten muß.
Cindy: Gestern abend war noch so eine Sache, und . . .
(Dr. Paul kehrt zurück.)
Van: Nun, ich habe wirklich das Gefühl, daß ich noch eine Menge Arbeit leisten muß.
Dr: Tja, warum wollen Sie nicht, daß sie sich Ihr Band anhört?
Cindy: Ja, warum nicht? Warum läßt du mich nicht?

Es ist wieder die alte Frage der gegenseitigen Kontrolle. Wenn Van Cindy das Band überläßt, lernt sie einen weiteren Teil von ihm kennen, den er ungern zeigt, aus Angst, dadurch noch mehr zu ihrem Privatbesitz zu werden. Es ist interessant, daß dieses defensive Manöver der Beschäftigung mit dem homosexuellen Phantasiesystem vorausgeht und beide davon abhält, sich dem neuen Bereich zuzuwenden.

Dr: Meinen Sie, daß sie es nicht verkraften kann?
Van: Es wird wohl wieder das alte Verhaltensmuster sein.

Wie oben beschrieben, hat sich Vans Abneigung, durchschaut zu werden, analog zu der Undurchschaubarkeit seines Vaters entwikkelt. Diese Abneigung provoziert Cindy dazu, noch mehr Kontrolle auszuüben, was wiederum Vans Zurückhaltung rechtfertigt.

Dr: Okay, ich werde mit dieser Sache jetzt weitermachen. Wenn wir heute damit vorankommen, dann wird's ihr leichter fallen ... oder Ihnen, sich vorzustellen, daß sie sich damit [mit dem Band der dritten Sitzung] beschäftigt. Ich unterhielt mich mit Van über die Rolle homosexueller Phantasien bei der Partnerwahl ... Ich erläuterte, wie ich auf die Relevanz des homosexuellen Phantasiesystems gekommen bin ...
Van: Mann, bin ich angespannt. Wirklich ... schon, wenn Sie bloß davon reden.

Van hat jetzt direkten Kontakt zu seinen Gefühlen. Er kann sie äußern.

Dr: Ah, das glaube ich Ihnen. Okay. Mhm, nicht nur bei der Partnerwahl, sondern auch in dem Verhältnis zwischen Mutter und Tochter und zwischen Vater und Sohn. Und, nur kurz, lassen Sie mich erzählen, wie ich vor etwas mehr als vier Jahren darauf gekommen bin ... jetzt ist es fast fünf Jahre her. Die Jahre rauschen nur so vorbei. Ich hatte ein Ehepaar in Behandlung, einen Rechtsanwalt und seine Frau, sie hatten drei heranwachsende Kinder. Und eines Tages kamen sie herein, und die Frau sagte, sie könne Sally – ihre sechzehnjährige Tochter – nicht ausstehen. Und was konnte sie an Sally nicht ausstehen? Sie empfand das Kind als abstoßend. Und es passierte ganz zufällig, daß sie [Sally] sich den Ellenbogen beim Tennisspielen verrenkt hatte, ein paar Wochen zuvor, so daß sie den Arm nicht nach innen drehen konnte. Also bat sie ihre Mutter, ihr den BH zuzumachen. Und das war es, worum sie ihre Mutter gebeten hatte, und was die Mutter völlig aus der Fassung gebracht hatte. Wissen Sie, sie empfand das Kind als abstoßend, und das Abstoßendste an ihr war die Tatsache, daß sie größere Brüste hatte. Ich konnte sie nicht dazu bringen, Genaueres über das Thema »größere Brüste« zu sagen. »Größer als Ihre? Oder als andere?« »Nein, ich kann dieses Mädchen einfach nicht

ausstehen.« Also ... ich hatte die Kinder zuvor ein paarmal gesehen, und nach meiner oberflächlichen Einschätzung war eigentlich nichts Ungewöhnliches an Sallys Oberweite. Ich fuhr dann zu irgendeinem Kongreß. Ich versuchte, eine Erklärung für die ganze Sache zu finden. Was steckt hinter dem Ganzen? Ich las dann *Portnoys Beschwerden*. Haben Sie das auch schon gelesen? *(Beide nicken.)* Und ich, ich habe eine komische Art, Sachen zu lesen; ich lese zum einen den Inhalt, und dann lese ich aber auch das, was nicht drin steht. Und irgendwie grübelte ich über Sally und ihre Mutter nach. Was bedeutet das Ganze? *Portnoys Beschwerden* handelt, oberflächlich betrachtet, von einer Mutter und einem Sohn, zwischen denen eine geheime Abmachung besteht, sich ihre Phantasien, Geschlechtsverkehr miteinander zu haben, nicht einzugestehen. Und sie lösen das Problem so, daß Mutter und Sohn sich als eine untrennbare Einheit betrachten, oder aber, sie streiten dauernd miteinander. Gewöhnlich treten beide Lösungen zugleich auf, bei Müttern und Söhnen oder Vätern und Töchtern. Der Grund, weshalb das Buch in der Öffentlichkeit soviel von sich reden machte, war, daß es so genau schilderte, wie Alexander seine sexuellen Phantasien mit all diesen Frauen ausagierte. Ich denke also darüber nach, ich denke über die »größeren Brüste« nach, und an Sally und ihre Mutter, und dann fiel mir ein, daß es eine Nebenfigur in diesem Buch gibt: Portnoys Schwester. Und ich dachte, wenn es zwischen Mutter und Sohn dieses heterosexuelle Phantasiesystem gibt, was läuft da wohl zwischen Mutter und Tochter?
Cindy: Mhm.
Dr: Ich kam dann zu dem Schluß, daß es eine Parallele geben *muß*, ein homosexuelles Phantasiesystem zwischen Mutter und Tochter ... Und eins, mit dem sie in ähnlicher Weise fertigzuwerden versuchen; entweder sind sie wie aus einem Ei, vollkommen miteinander verschmolzen, oder sie bekämpfen sich ständig.

> Der Grund für dieses symbiotische Verschmelzen bzw. den beständigen Streit ist klar zu erkennen: Die Symbiose bedeutet, daß sie sich nicht als zwei getrennte Wesen empfinden können. Das ständige Streiten dient dazu, sich von den homosexuellen Phantasien abzulenken bzw. sie zu vermeiden.

Van: In jeder Familie ...?
Dr: Aufgrund dessen, was ich beobachtet habe, glaube ich, daß dies ein universelles Phänomen ist, sowohl bei Jungen als auch bei Mädchen, wobei es sich bei Mädchen anders darstellt als bei Jungen. Ich habe diese Frage inzwischen bei etwa dreihundert Familien untersucht, und es ist tatsächlich so, daran besteht einfach kein Zweifel. Und wenn eine

Mutter ein Mädchen zur Welt bringt, ist das eine ganz andere Sache, weil da der Drang besteht, das Kind zu einer Kopie ihrer selbst zu machen. Bei einem Jungen ist es schon aufgrund des Geschlechts ganz anders. Sie versuchen vielleicht, ihn zu formen, aber nicht als Abbild des eigenen Selbst. Es ist anders. Und es gibt eine Menge Frauen, die ziemlich durcheinandergeraten, weil sie die Vorstellung haben, lesbisch zu werden, wenn sie eine Tochter stillen. Sie erfahren ja irgendeinen sinnlichen Genuß, und dann kommt ihre Phantasie und schwupp, fangen sie an zu glauben: »Mensch, ich bin nicht normal.« Das bedeutet nicht, daß sie nicht normal wären, es heißt nur, daß sie eine Phantasie erleben; das ist alles. Das trifft, in einem gewissen Sinne, den Kern dessen, was in unserer Kultur ein Hauptproblem ist: die verwirrende Vermischung von Phantasie und Realität.
Van: Ja.
Dr: In der Tat schadet es nichts, wenn man sich alles mögliche vorstellt, solange man weiß, daß es nicht ausgelebt werden muß.

> Mit anderen Worten: Etwas denken ist etwas anderes, als etwas tun.

Van: Das ist, das ist die verdammte Jesus-Moral.
Dr: Was meinen Sie damit?
Van: Ein Mensch ist so, wie er in seinem Herzen denkt.
Dr: Ja. Richtig. Richtig. Da haben Sie eine wunderschöne Bestätigung durch die religiöse Doktrin, die dazu beiträgt, die Menschen zu verwirren und, zum Teil, glaube ich, auch dazu, daß sie durchdrehen.
Van: Ja.
Dr: Ich meine, so wie Sex die Leute verrückt macht.
Van: Ja.
Dr: Ich meine, mhm, man kann alles glauben, und man kann verrückt werden, wenn man auch nur einen Teil davon glaubt. Aber wie dem auch sei, ich holte mir einige pornographische Filme, mhm, leicht lesbisch akzentuierte Pornofilme, und zeigte sie nach meiner Rückkehr Sallys Eltern. Und ich sagte in etwa, mhm, daß ich die Spielregeln bei diesem Vorgehen ganz klarmachen wollte. »Ich werde diesen Film zeigen, einen Kurzfilm, mhm, und das soll auf keinen Fall so ausgelegt werden, als glaubte ich, daß Sie eine Lesbierin seien, eine Homosexuelle, oder daß Sie lesbische oder homosexuelle Neigungen hätten. Ich will lediglich wissen, was Sie meinen, und was Sie empfinden, wenn Sie ihn sehen.« Damit ging ich raus, und als ich zurückkam, da war die Mutter ziemlich bissig. »Sie zeigen mir dreckige, schmutzige Bilder, sie sind abstoßend und widerlich« – die gleichen Worte, die sie für ihre Tochter benutzt hatte.

Und dann kommen ihr Erinnerungen, und eine Erinnerung an die Zeit, als sie etwa zwölf Jahre alt war, das war vor dreißig Jahren, als sie und eine Kusine ersten Grades einmal ein gemeinsames Streichelerlebnis hatten, das sie ziemlich erregte. Später erfüllte sie das so sehr mit Schuldgefühlen – mit Schamgefühlen –, daß sie immer, wenn sie diese Kusine zufällig sah, rasch in eine Seitengasse oder ein Geschäft schlüpfte; lediglich zu festlichen Angelegenheiten wie zum Thanksgiving Day oder zu Ostern und Weihnachten konnte sie sich zusammenreißen. Aber das Faszinierende daran war, daß dieses Verhalten zu einem automatischen Reflex geworden war. Mit anderen Worten: Sobald sie diese Kusine sah, machte sie, daß sie fort kam, aber sie hatte schon seit zehn Jahren vergessen, was dieses Verhalten damals ausgelöst hatte, bis sie den Streifen sah, der sie daran erinnerte [daran, was vor dreißig Jahren passiert war]. Dann erinnerte sie sich, daß sie eines Abends, und darüber hat auch Van gesprochen, eines Abends, als sie oralen Sex mit ihrem Mann probierte, da erinnerte sie sich, daß sie, als sein Kopf sich im Dunkeln auf ihre Genitalien zubewegte, die Vorstellung gehabt hatte, daß sein Kopf der Kopf einer Frau sein könnte. Das jagte ihr eine Riesenangst ein. Das heißt, die Macht der Phantasie ist enorm. Auf jeden Fall, ein paar Wochen später kam der Mann vor seiner Frau hier an, und wir sprachen über einige andere Sachen, und er sagte, er wüßte nicht, was zu Hause los sei, aber Sally sei ein paar Nächte zuvor zu ihm gekommen und habe gesagt, sie hätte Angst. Angst, ihrer Mutter zu sagen, daß sie zum erstenmal spürte, daß ihre Mutter sie wirklich liebte. Und dies passierte, ohne daß das Mädchen sonstwie davon erfahren hätte.
Und ich wußte nicht, wie ich diese Art von Material verwenden sollte. Wissen Sie, ich wußte nicht, was passieren würde. Danach, nach dem erstenmal, nach jener ersten Szene, untersuchte ich das weiter; ich hatte damals, vor ungefähr vier Jahren, nachdem ich die Fachliteratur durchgearbeitet hatte, angenommen, daß sich etwas Ähnliches abspielte wie zwischen Vätern und Söhnen. Ich stellte dann fest, daß die meiste Literatur von Männern stammt. Es gab deshalb so wenige Hinweise auf das weibliche homosexuelle Phantasiesystem, weil nur sehr wenige Frauen darüber geschrieben hatten. Und das zeigt tatsächlich nur, daß man, wenn man das weibliche homosexuelle Phantasiesystem vom männlichen Standpunkt aus verstehen will, fähig sein muß, sich vorzustellen, eine Frau zu sein. Und umgekehrt. Auf alle Fälle, wenn man heiraten will und versuchen will, die Bedürfnisse des anderen zu befriedigen, dann muß man sich vorstellen können, der andere zu sein. Nicht einfach so, wissen Sie, sondern körperlich, als Geschlechtswesen, was sehr bedrohlich sein kann. Mhm, besonders wenn man dazu erzogen worden ist, vor der Homose-

xualität auf der Hut zu sein. Ich habe es bei Männern, bei vielen Männern habe ich es erlebt, daß sie Angst haben, wenn sie weinen, sie würden homosexuell. Peng. Wie durch Zauberkraft. Also, ich wollte Ihnen zwei Arten von Filmen zeigen, einen männlich-homosexuellen Streifen und einen weiblich-homosexuellen Streifen. Mhm, das zeigt sich an der Abneigung, die Mütter und Töchter oft haben, einander zu berühren.

> Das Thema: Wenn man heiratet und die Bedürfnisse des anderen erfüllen möchte, muß man sich vorstellen können, körperlich, physiologisch und emotional jener andere zu sein.

Cindy: Mhm.
Dr: Gewöhnlich ist es die Tochter ...
Cindy: Mhm.
Dr: ... gegenüber der Mutter. Mhm, und gewöhnlich ist dies das einzige, woran sie denken, wissen Sie, an die Berührung; manche Mädchen meinen, ihre Mutter versuche, sich ihnen in verbotener Weise zu nähern. Und Jungens haben solche Empfindungen gegenüber Vätern zeitweilig ganz gewiß. Und man fragt sich, woher die Phantasie kommt? Man weiß wirklich nicht, woran man ist, weder mit dem betreffenden Elternteil noch mit dem Kind. Sehen Sie, bei Ihnen, Van, würde ich sagen, die Zurückhaltung, die Ihr Vater Ihnen gegenüber zeigte, kann gut mit jener Angst Ihnen gegenüber, die in ihm selbst steckte, zusammenhängen.
Van: Mhm.
Dr: Und meines Erachtens hat jeder Mensch gleich starke heterosexuelle wie homosexuelle Tendenzen in sich ... Phantasien, meine ich.
Van: Dabei fällt mir in erster Linie ein, daß mein Vater sich fast allen Menschen gegenüber sehr distanziert verhielt. Und das mag ... das mag zum Teil für sein Verhältnis zu mir bestimmend gewesen sein, aber ich glaube, er hatte auch sonst genügend Schwierigkeiten, mit jemandem ein nahes Verhältnis zu haben.
Dr: Mhm.
Van: Das verstärkte es noch.
Dr: Mhm. Tja, er bleibt ein Rätsel.
Van: Ich fahre übrigens nach Alabama am 8. Dezember. Ich gehe hin und besuche die Gräber meiner Eltern.
Dr: Haben Sie den Namen des Ortes von Ihrer Schwester bekommen?
Van: Nein, sie wußte es auch nicht. Aber ich werde versuchen, ihn herauszubekommen, wenn ich erst in Alabama bin.
Dr: Okay. Also sind Sie dazu in der Lage?
Cindy und *Van:* Sicher. Mhm.

Van: Wir haben uns bei der Tagung, die wir besucht haben, keine angeschaut, oder?
Cindy: Nein. Wir sind eingeschlafen und haben sie verpaßt.
Van: Ja.
Cindy: Das ist das einzige, was wir nicht gesehen haben.
Van: Die AAMC-Tagung in New York, mhm, das Thema der Tagung war Sexualität und Phantasie, Angst und Therapie, Angst und ... so ähnlich. Sie bestand aus einer ganzen Serie halbpornographischer, angeblich erzieherischer, sexualerzieherischer Filme. Mit, mhm, angefangen mit Onaniefilmen, Männer, Frauen, und Paare, Schwarze, Weiße, Gruppensex ...
Cindy: Filme mit Kindern; so etwas Ähnliches.
Van: Kinder ...? Ich erinnere mich nicht daran.
Cindy: Den haben wir nicht gesehen, das war der eine, der mich so aufregte.
Dr: Was machten die Kinder?
Cindy: Mhm, eine Mutter und eine ... nun ...
Dr: Eine Mutter und ihre Tochter?
Cindy: Ja, und ein ... Ehemann ... ein Vater und ein kleiner Junge.
Van: Wirklich?
Cindy: Das war es, was mich so aufregte. Ich fand es schrecklich, daß sie diese, mhm, daß sie diese Kinder solche Sachen darstellen ließen.
Van: Wirklich? Ich erinnere mich, daß Harry sagte, das sei logisch und ganz naheliegend, aber ich glaube nicht, daß es je ...
Cindy: Ja, und sie waren empört darüber, daß sie diese Kinder als Darsteller benutzten.
Dr: Wo wurden sie gedreht? In ...
Van: Ich glaube, sie kamen aus Kalifornien ...
Dr: Sie machen dort alles, nicht wahr?
Cindy: Ja.
Van: ... sie kamen aus Kalifornien, von irgendeinem Sex-Erziehungszentrum. Ich, mhm, tja, am Dienstagabend, nachdem dieses Problem nun aufgetaucht ist, am Dienstagabend machte ich mir einige flüchtige Gedanken darüber.
Cindy: Über Jennifer?
Van: Ja.
Cindy: Über Jennifer.
Van: O ja.
Dr: Was? *(Das Geräusch des Vorführapparates durchdringt das Zimmer)* ... Augenblick. Machen Sie weiter.
Van: Ich hatte einen Haufen Studenten bei uns zu Hause, zum größten

Teil Examenskandidaten mit Sozialarbeit im Hauptfach, und ihre Freunde und Freundinnen.
Dr: Ja.
Van: Nun, einer *(seufzt)*, ein Student, ein Typ namens Jack, mhm, er hatte schon früher einmal ... bei einem Treffen des Soziologie-Klubs in einer unserer Kneipen, und ein Haufen Dozenten waren da und alle Examenskandidaten mit Soziologie im Hauptfach. Er hat sich ziemlich volllaufen lassen mit Bier, und, mhm, er saß neben mir. Und etwa eine Woche zuvor hatte ich gesagt, der Typ ist schwul ... die Art, wie er mich während der Vorlesung anstarrt, ist unglaublich, und sehr unangenehm.
Cindy: Ja.
Van: Normalerweise, wenn Frauen mich so anstarren, da werde ich damit fertig, aber wenn ein junger Kerl mich so anstarrt ... ich wußte, daß da etwas im Gange war. Tja, bei dieser Gelegenheit lehnte er sich, nachdem so etwa die Hälfte des Abends um war, zu mir herüber und sagte: »Ich weiß nicht, ob Sie es bemerkt haben oder nicht, aber ich fühle mich neuerdings sehr zu Ihnen hingezogen, und ich möchte immer in Ihrer Nähe sein« und all sowas. Und ich sagte: »Nun, da müßten wir mal drüber sprechen.« Tja, er ist nie zu der Aussprache aufgetaucht. *(Das Geräusch des Filmapparates ist wieder hörbar.)*
Dr: Ja.
Van: Dann, auf der Party, als wir in der Küche waren, er und ich waren allein in der Küche, und ich ging in den anderen Raum, in das Wohnzimmer, um einige Leute zu verabschieden. Er kam heraus und bat mich in die Küche zurück. Und er sagte, mhm: »Ich bin in dich verliebt.«
Dr: Letzten Dienstag?
Cindy: Nein, Freitag.
Van: Freitag vor zwei Wochen. Worauf ich sagte: »Oh, Jack, das ist ein Ding. Sie müssen einmal darüber sprechen, damit es mal geklärt wird.« Und wieder blieb er weg. Er kam nicht mehr in die Vorlesung. Dann, mhm ...
Cindy: Es hat ihn so sehr durcheinandergebracht, daß er nicht wieder reinkam ... er blieb alleine draußen ... ich konnte mir nicht erklären, was passiert war.
Van: Mir oder Jack?
Cindy: Nein, Jack.
Van: Nein, das ist mir nie passiert, daß jemand mir so offen kam. Schon viele Frauen sind zu mir gekommen und haben gesagt, mhm: »Ich habe eine nette Wohnung. Warum kommen Sie nicht mal?«
Cindy: Du hast aber doch mal einen Typ gehabt, auf dem College, der von dir fasziniert war.

Cindy scheint die Sache sehr zu beschäftigen, und sie ist offensichtlich auch ziemlich stolz darauf, obwohl sich dies eher im Ton ihrer Stimme zeigt als in dem, was sie sagt.

Van: Ich hatte auch einmal ... Menschenskinder, ich hatte auch einmal ein, ein, mhm ... ich hatte ein Erlebnis, als ich von Atlanta zurückkehrte, auf einer Busreise, ich war damals wohl ... ich weiß nicht, acht? Es war auf einem Ausflug mit dem Bus, als ein Typ versuchte, mhm, mir den Reißverschluß an meiner Hose aufzumachen, und mir die Hand aufs Bein legte, und der Typ, der neben mir saß, legte mir die Hand aufs Bein und bewegte sie langsam nach oben. Hat mir eine Todesangst eingejagt, richtige Todesangst. Bis ich in, mhm, Mobile ankam, saß ich so ... und er versuchte, meine Hände wegzuziehen. Ich wußte nicht, was ich machen sollte, was ich sagen sollte ...
Dr: Sie waren damals acht?
Van: Ja, ich glaube, ich war etwa acht. Es war meine erste Pfadfinder ... Moment mal, nein, muß man nicht zwölf sein, um zu den Pfadfindern zu kommen? Es war meine erste ...
Cindy: Ich weiß nicht.
Dr: Sie war nicht dabei.
Cindy (lacht)
Van: Pfadfinder-Sommerreise ... Ich weiß nicht, warum ich frage.
Dr: Nun, was Sie von Jack erzählen, das werden Sie an den Universitäten immer häufiger finden.
Van: Ja, sie sind ... ich habe schon viel darüber gelesen, aber noch nie eine solche Erfahrung gemacht.
Dr: Nun, Sie können sich darauf einstellen, daß Sie das noch öfter erleben, weil das die ... die Tendenz ist.
Van: Ich weiß noch nicht, was ich mit dieser Information anfangen soll.
Dr: Schauen Sie sich das an, das könnte Ihnen vielleicht helfen.
Van: Ja, die andere Seite von ...
Dr: Wenn Sie eine Phantasie darüber entwickeln können, dann werden Sie in einer realen Situation besser damit fertig.
Van: Es macht mich nicht ... es hat mir keine Angst oder Unbehagen verursacht. Ich hatte das Gefühl, ich könnte zu ihm sagen: »Ich bin nicht interessiert«, ohne strafend zu sein.
Dr: Ja.
Van: Und irgendwie sagen: »Ich bin nicht schwul. So ist es nun mal.«
Dr: Nun, was wäre passiert, wenn Sie zu ihm gesagt hätten: »Möchten Sie vielleicht etwas anderes ausprobieren?«?
Van: Ich weiß nicht. Ich habe darüber nie Phantasien gehabt.

Dr: Nun, sehen wir mal, was Sie hiermit anfangen.
Van: Okay.
Dr: Okay? Dieser Film hier heißt »Großer Ralf und Kleiner Ralf«.
Van: Ahh.
Cindy: Ich möchte, daß Sie ihm irgendwann mal den Film zeigen, den Sie mir gezeigt haben.
Van: Welchen?
Dr: Von einer Frau.
Cindy: Ja.
(Dr. Paul zeigt den Film. Während der Vorführung machen Cindy und Van ein paar Bemerkungen. Dr. Paul verläßt den Raum. Am Ende des Films sagt Cindy zu Van, er solle den Summer drücken, um Dr. Paul zu signalisieren, daß er zurückkehren kann.)
Van: Gott, Cindy ... ich weiß nicht, wie sie das machen ...

Beschreibung des Films

Zwei junge Männer, völlig nackt, liegen auf einem Doppelbett. Einer saugt am Penis des anderen und küßt ihn, während er am Rücken und am Nacken gestreichelt wird. Der kleine Ralf liegt auf dem Rücken; der große Ralf legt sich auf ihn, so daß sich ihre Penisse berühren. Jetzt wechseln sie die Stellung. Sie machen eine Pause, um ihre Glieder mit einer Salbe einzuschmieren. Der große Ralf führt seinen Penis in den After des kleinen Ralf. Sie haben Analverkehr, wobei sie verschiedene Stellungen einnehmen (das heißt, zuerst liegen beide, dann legt sich einer hin, während der andere sich hinkniet).
Die Kamera zeigt den kleinen Ralf, wie er während des Analverkehrs onaniert. Der kleine Ralf legt sich dann auf den Rücken und onaniert, während der große Ralf über ihm kniet und selber onaniert. Sie ejakulieren gemeinsam. Beide legen sich offensichtlich erschöpft zurück.
Die nächste Szene zeigt sie bekleidet, wie sie zusammen die Treppe hinuntergehen. Der große Ralf verläßt das Haus, während der kleine Ralf zurückbleibt und recht verloren in die Weite starrt.
Es ist ein sehr sachlicher Film. Es sind sehr wenig Emotionen zu sehen. Die ganze Zeit über sieht man Erektionen. Der Film ist in Farbe und dauert zehn Minuten.

(Dr. Paul kehrt zurück und schiebt den Filmapparat beiseite.)
Dr: Dies ist ein Multimedia-Unternehmen.
Van: Mhm.
Dr: Ihr Band läuft noch. Okay. Was halten Sie davon?

Van: Ich will mal sehen. Ich fand den, den, mhm, den oralen Teil am erotischsten. Der anale Sex, ich empfand das einfach irgendwie, irgendwie, mein Gott, wie können sie bloß ... wie ist das möglich? Nicht, wie konnten sie das machen, sondern, wie ist das möglich? Mhm, aber der erste Teil war erotisch ... erregend. Aber die anderen Teile waren es nicht. Und dann, die letzte Szene, wo er alleine da steht, er kommt mir so traurig vor. Er sah einsam und traurig aus. Wie ... verloren. Leer.
Dr (an Cindy gewendet): Was haben Sie dabei empfunden? Hat Sie irgend etwas erregt?
Cindy: Ja, der orale Sex ... allein der Penis, Mann *(übermütig)*, allein den zu sehen, aber dann fiel mir ein, daß es ja zwei Männer waren, da kribbelte mir die Haut, und ich dachte, wie traurig es ist.
Dr: Was ist traurig?
Cindy: Mir kam es einfach traurig vor.
Dr: Weswegen?
Cindy: Ich weiß nicht. Sie taten mir einfach leid ... das ist alles.
Dr: Das ist interessant. Warum sollten sie Ihnen leid tun?
Cindy: Es war so.
Dr: Warum?
Cindy: Ich, ich kann Ihnen nicht sagen, warum. Ich habe einfach ...
Van: Es ist genau wie in New York.
Cindy: Sie tun mir leid!
Van: Mein Gefühl war ... Tja, ich fühlte in stärkerem Maß mit der Frau, die in dem San-Francisco-Film masturbierte, ich hatte das Gefühl, daß ihr eigentlich ein Mann fehlte.
Cindy: Oh, das hat mich nicht gestört, weil ich auch masturbiere und das ... daran habe ich nicht gedacht.
Van: Ich weiß nicht, das war eben so mein Gedanke. In dieser Situation heute hatte ich auch einen Moment die Vorstellung, ... das, was sie eigentlich brauchten, wäre eine Frau. Daß es noch erotischer gewesen wäre, wenn zwei Männer und eine Frau in dem Film gewesen wären, anstatt nur die zwei Männer.
Cindy: Ja.
Van: ... für mich.
Dr: Hat der Film Sie an irgend etwas erinnert – oder irgendwelche Gedanken provoziert?
Van: Meine erste Reaktion, als der Typ da auf dem Schirm erschien, war, daß ich in etwa sagte, das erinnert mich an Jack.
Cindy: Ja.
Dr: Oh, wirklich?
Van: Ja.

Cindy: Das dachte ich auch.
Dr: Interessant. Haben Sie irgendwelche anderen Reaktionen an sich bemerkt? Hat der Film Sie an irgendwelche Träume erinnert?
Van: Nein.
Cindy: Hast du das auch jemals mit Jungen gemacht, als du selbst noch ein Junge warst?
Van: Ja, wir onanierten miteinander, mhm, ja, mhm, ich erinnere mich, es war mit Jim Skinner, wir gingen alle zusammen nacktbaden, in einem Fluß in Mobile, und onanierten miteinander.
Dr: Haben Sie jemals zwei Jungen dabei zugeschaut?
Cindy: Ich? Nein.
Van: Sonst fällt mir nichts ein.
Dr: Was empfinden Sie jetzt, nachdem Sie den Film gesehen haben, im Vergleich dazu, was Sie vielleicht vorher empfunden haben, bevor Sie ihn sahen?
Van: Ich fühle mich nicht besonders angespannt dabei. Mhm, ich habe das Gefühl ... ich merke, daß ich dabei bin, meine Phantasien auf diesem Gebiet zu erforschen, daß ich versuche, mit den Gefühlen in Kontakt zu kommen, die ja vielleicht da sind.
Dr: Ja.
Van: Und das ist doch nicht so leicht.
Dr: Warum?
Van: Aber ich spüre, daß ...
Dr: Ich möchte wissen, was Sie davon halten.
Van: Tja, ich glaube ... ja. Ich glaube, ich spüre, daß ich das tun könnte. Es gibt sehr wenige Situationen, glaube ich, in denen ich mir das erlauben kann ... jenen Phantasien näherzutreten.
Dr: ▶▶▶ Sie meinen, hier wird Ihnen eine Art Sanktion angeboten, jene ...
Van: Ja.
Dr: ... jene Phantasien zu erforschen.
Van: Ja, ich könnte mir keine andere Gelegenheit und keinen anderen Zeitpunkt vorstellen, wo das möglich wäre.
Dr: Deshalb Ihr Angespanntsein, als ich die Frage zum erstenmal anschnitt ... allein das Wort, und Sie gerieten in Spannung, wissen Sie noch?
Van: Ja, als Sie anfingen, davon zu sprechen. Als Sie es Cindy erklärten.
Dr: Aber diese Spannung ist jetzt nicht mehr in Ihnen?
Van: Ich fühle mich nicht angespannt.

Die Anspannung, die Van vor dem Film erlebte, bezog sich auf seine Angst vor homosexuellen Phantasien. Nachdem er jedoch mit dem Film konfrontiert worden war, waren seine Ängste zerstreut.

Dr (an Cindy gewendet): Fühlen Sie sich angespannt?
Cindy: Nein.
Dr: Was hielten Sie davon, sich das weibliche Gegenstück zu diesem Film anzusehen?
Cindy: Ich glaube eigentlich nicht, daß mich das ... stören würde.
Dr: Okay.
Cindy: Meine Kusine und ich hatten als Heranwachsende ein so schönes Erlebnis, daß ich ... es stört mich nicht, ich glaube nicht.
Dr: Okay. Nun, ich möchte, daß Sie sich das vorstellen, sehen Sie zu, ob Sie sich vorstellen können, daß Sie und Ihre Mutter das tun. Okay?◄◄◄
Cindy: Ich und meine Mutter. Oh! *(bekümmert)* Dazu würde ich sehr viel Phantasie brauchen.
Dr: Was? Ich möchte, daß Sie sich mit dieser Vorstellung beschäftigen.
Cindy: Jawohl.

Cindy ist einfach zu brav, um aufrichtig zu sein.

Dr: Okay. *(Er läßt den Film »Funsville« anlaufen und verläßt den Raum.)*
Cindy (während des Films): Oh, mein Gott. Oh, um Himmels willen.
Van: Sie ist ein hübsches Mädchen.
Cindy: Meiner ist nicht in Farbe.
Van: Hat sie einen künstlichen Penis?
Cindy: Nun, *das* irritiert mich doch etwas.

Filmbeschreibung

Zwei junge Frauen liegen nackt auf einem Bett, sie scheinen Geschlechtsverkehr miteinander zu haben. Sie scheinen dabei intensive Lust zu empfinden. Die eine trägt einen künstlichen Penis. Sie streicheln einander die Brüste; ihre Körper bewegen sich rhythmisch. Die Frau, die oben liegt, hat den künstlichen Penis. Man sieht die verschiedensten Spielarten von Zärtlichkeit. Gemeinsam binden sie den künstlichen Penis ab. Sie streicheln und küssen einander gegenseitig die Scheiden.
Plötzlich ändert sich die Kameraeinstellung; man sieht, wie die eine Frau masturbiert. Sie scheint es ungemein zu genießen.
Die nächste Einstellung bringt eine Nahaufnahme eines Vagina-Kusses. Der Film endet damit, daß eine der Frauen auf dem Bauch liegt, wie ein Säugling. Sie lächelt lüstern und läßt die Zunge über die Zähne gleiten, als würde sie ein Eis schlecken.
Dieser Film ist schwarz-weiß und dauert zehn Minuten.

(Am Ende des Films wird wieder der Summer gedrückt und Dr. Paul kommt wieder herein.)

Cindy: Ich glaube, daß ich meine Mutter darin überhaupt nicht sehen konnte.

Dr: Wieso nicht?

Cindy: Warum? Ich weiß nicht, ich versuchte es so zu betrachten, als wären es meine Mutter und ich. Ging nicht.

Dr: Meinen Sie nicht, daß Sie sich dazu zwingen könnten, sich das vorzustellen?

Cindy: Nein.

Dr: Da haben Sie eine richtige Sperre.

Cindy: Ich kann es mit meiner eigenen Tochter.

Dr: Mit Ihrer Tochter, aber ich spreche von Ihrer Mutter.

Cindy: Nicht mit meiner Mutter.

Dr: Warum nicht? Das ist komisch.

Cindy: Ich weiß nicht. Ich kann's einfach nicht mit meiner Mutter.

Dr: Welche Art Gefühl haben Sie, wenn Sie anfangen, an Ihre Mutter zu denken?

Cindy: Ich sehe da nur so eine fette Schlampe, die mich überhaupt nicht anziehen würde, die überhaupt nicht anziehend auf mich wirken würde. ►►►Sie wirkt abstoßend auf mich, wenn sie nackt ist. Ich sehe mir ihren fetten Körper an, und ich denke: »Mensch, warum ist sie so fett und sieht so schmuddelig aus?«

Dr: Was wäre, wenn sie Sie begehrte?

Cindy: Was wäre, wenn sie mich begehrte?

Dr: Was wäre, wenn sie Sie begehrte?

Cindy: Es könnte schön sein. Ich weiß nicht. Ich weiß nicht, was wäre, wenn sie mich begehrte ...

Dr: Was empfinden Sie, wenn Sie daran denken?

Cindy: Es könnte schön sein, es wäre vielleicht schön.

Es hört sich so an, als ob Cindy irgendwie auf das Erlebnis mit ihrer Kusine anspielen würde, dies ist ein schönes Erlebnis gewesen, bei dem ihre Kusine sie möglicherweise begehrte. Auf jeden Fall zeigt ihre Reaktion, daß in ihrem Kopf bzw. in ihrem Phantasiesystem eine Bereitschaft da ist, sich mit ihrer Mutter einzulassen, wenn diese die Initiative ergriffe ... eine Form der Interaktion, wie sie zwischen einer Mutter und einer folgsamen Vierjährigen besteht.

Dr: Was halten Sie von dem Ganzen, Van?

Van: Als Sie sie baten, sich ihre Mutter vorzustellen ...

Dr: Ja?
Van: Versuchte ich, rauszukriegen, ob ich mir meinen Vater vorstellen könnte. Das ist tatsächlich schwierig. Ich kann es mir vorstellen, ich kann es vor mir sehen, aber es ist keine erotische Phantasie.

> Mich beeindruckt Vans sofortige Reaktion auf das, was in ihm vorgeht, und seine Fähigkeit, sich eine homosexuelle Szene mit seinem Vater vorzustellen, anstatt sich auf Cindys Reaktion zu konzentrieren.

Dr: Erfüllt es Sie mit Trauer?
Cindy: Trauer?
Van: Nichts kommt von hier nach hier *(er zeigt zuerst auf seinen Bauch, dann auf seinen Kopf)*.
Dr: Was spüren Sie hier *(er zeigt auf den Bauch)?*
Van: Da spielt sich gar nichts ab.
Dr: Sie empfinden nichts?
Van: Ja.
Dr: Da ist eine Leere?
Van: Ja, da ist absolut gar nichts.
Cindy: Genauso ist es bei mir auch.
Van: Ich erinnere mich irgendwie, als ich ein kleines Kind war, daß ich den Penis meines Vaters sehen wollte, wenn er pinkelte. Aber er hat ihn immer versteckt.
Dr: Wie?
Van: Er versteckte ihn.
Dr: Wie meinen Sie das, er versteckte ihn?
Van: Nun, ich überlege es mir gerade, sagen wir, wenn er an einem Pissoir stand . . .
Dr: Ja.
Van: . . . da, mhm, da versteckte er sich, wissen Sie, er lehnte sich richtig ins Pissoir hinein, damit, damit, mhm, ich nichts sehen konnte. Ich erinnere mich, wie ich dachte . . . daß ich ihn sehen wollte. Ich war ein kleines Kind.
Dr: Sie wollten sehen, ob er auch einen hatte?
Van: Nein, meine Gedanken kreisten darum, wie groß er war. Ich wußte, daß er einen hatte.
Dr: Woher wußten Sie das?
Van: Ich nehme an, ich hatte ihn mal ganz kurz gesehen.
Cindy (kichert)
Dr: Ja?
Van: Ich hatte wohl keine Möglichkeit, das genauer zu erforschen. Als ich

ein kleines Kind war, war ich neugierig. Es kam mir so vor, wenn ich jetzt darüber nachdenke, kam es mir so vor, als ob es ihm unangenehm gewesen wäre, und ich hatte Schuldgefühle, daß ich gucken wollte. Das ist es, was mir durch den Kopf geht. Das war ein Nein-Nein, das war tabu, das durfte man nicht sehen.

Dr: Cindy, woran denken Sie?

Cindy: Ich denke daran, wie meine Mutter verschiedene Male, mhm, Bemerkungen über meinen Körper machte; ich kann mich erinnern, wie empfindlich ich im April war, als meine Mutter sich über meine Brüste ausließ. Sie sagte ... wie sagte sie es ... »Du hast vielleicht ein Glück« oder so etwas. »Ich hatte nie eine solche Figur wie du« oder so. Und ich weiß noch, wie ich bei mir dachte: Mensch, ich werde gut aufpassen, daß meine Figur nicht eines Tages so wird wie deine. Und es hat mich irgendwie gestört. Ich frage mich, ob ich, wenn ich älter werde, auch eine solche fette Schlampe werde wie sie.

Dr: War sie schlanker, als sie jung war?

Cindy: Ja, nun, als sie heiratete, war sie ganz dünn.

Dr: Wie ist sie so fett geworden?

Cindy: Daddy mag sie dick ... haha, jedenfalls sagt sie das, jedesmal, wenn sie eine Diät anfängt ... aber sie hat vor fünfzehn Jahren viel Gewicht verloren. Er hat immer an ihr rumgemeckert. Ich glaube, es lag hauptsächlich daran, daß sie in der Zeit nicht so gut für ihn kochte. Er ißt sehr gern. Aber alle Frauen in meiner Familie sind fette Schlampen. Jede davon. Und alle Männer mögen sie so, dick, wie sie sind.

> Cindy und ihre Mutter sind beide sehr fügsam und gefällig; Cindys Mutter ist so dick, wie ihr Mann es sich wünscht, und Cindy bringt Vans Freundinnen mit nach Hause.

Dr: Wollen Sie, daß sie dicker wäre, Van?

Van: Ob ich sie dicker haben will? Hm hm. Keinesfalls.

Cindy: Jaa.

Van: Nein, das nicht, das will ich nicht.

Cindy: Und sie sagen alle zu mir, sogar die Männer in meiner Familie, alle meine Onkel und alle, wenn ich nach Hause komme, sagen sie: »Mensch, du siehst einfach nicht gut aus. Du mußt zunehmen.«

Dr: Sie sind krank.

Cindy: Ja.

Dr: Sie werden bald sterben.

Van: Ich erinnere mich, wie dein Vater über deine Mutter sagte, sie wäre, sie hätte Spiegeleier ...

Cindy: Ja.

Van . . . Und du wärst schrecklich groß. Und er verglich dich mit deiner Mutter.◀◀◀
Cindy: Ja.
Dr: Und Sie waren auch so groß, oder wie?
Van: Brüste. Er sagte, daß Cindys Mutter Spiegeleier hätte, im Gegensatz zu Cindy, die große Brüste hätte.
Dr: Was meinen Sie dazu, Cindy?
Cindy: Tja, früher . . . auf der High School hatte ich ganz große Brüste, und ich war ganz eingeschüchtert, weil meine Mutter und mein Vater immerzu von meinen Brüsten sprachen. Ich kann jetzt, wenn ich so darüber nachdenke, mein Vater gab damit an, und meine Mutter war neidisch, aber es . . . der erste BH, den sie mir kauften, den mußte ich vor Daddy vorführen.
Dr: Nackt vor Ihrem Vater?
Cindy: Mhm [Ja]. Es war ein Geschenk zum Valentinstag, von Mama und Papa. »Von Mama und Papa« stand auf der Karte, und es war so ein kleiner BH mit Spitzen, und meine Mutter sagte: »Zieh ihn dir an und zeig dich deinem Daddy«, und Daddy sagte: »Nun, du brauchst nicht aus dem Zimmer zu gehen, zieh ihn einfach an«, und er hat ihn mir zugemacht. Und sie waren alle so stolz auf mich *(lacht)*.
Dr: Und jeder hat mal drübergestreichelt?
Cindy: Wie bitte?
Dr: Jeder hat mal drübergestreichelt?
Cindy: Jeder hat mal drübergestreichelt? Ich kann mich nicht daran erinnern. *(Cindy und Van kichern)* Ich kann mich erinnern, daß es mich ganz verlegen machte, daß sie so stolz waren, mich in meinem ersten BH zu sehen.
Dr: Sie waren damals wie alt?
Cindy: Ich glaube, ich war etwa zwölf.
Dr. Oh, es geht nichts über ein rechtes Familienidyll. *(Alle lachen)*
Dr: Vor kurzem war ein Mädchen hier, das zwischen zehn und sechzehn die Geliebte ihres Vaters war. Sie versuchte, zu heiraten; sie war zweimal verlobt, aber sie schaffte es nicht.
Cindy: Wissen Sie, ich werde wirklich . . . wenn ich jetzt darüber nachdenke, bin ich wirklich über mich selbst beunruhigt, denn wenn Brian . . . ich will immer Brians kleinen Po streicheln, und ich will immer seinen Penis halten, wenn er uriniert, und seine Erektion macht mich ganz aufgeregt. Ich meine nicht, sexuell erregt, es ist einfach . . . ich schau mir den kleinen Penis an, und ich bin so aufgeregt, daß ich da den Penis eines kleinen Jungen habe. Das beunruhigt mich jetzt. Werde ich Probleme mit meinem Sohn haben?

Cindys Hinweise auf den Penis des kleinen Jungen läßt vermuten, daß Freuds These richtig ist, wonach männliche Säuglinge einen Ersatz für den phantasierten Penis der Frau darstellen, bzw. daß der Sohn ein potentieller Liebhaber ist.

Dr: Er wird vielleicht Probleme mit Ihnen haben.
Cindy: O Gott!
Dr: Warum sind Sie so aufgeregt?
Cindy: Weil ich so ... Ich frage mich, ob ich bereits meinen zweijährigen Sohn errege.
Dr: Möglich; vielleicht sollten Sie aufhören, ihn zu erregen.
Cindy: Ich sollte aufhören ...
Dr: Ihn zu erregen.
Cindy: Ja.
Dr: Wenn Sie sich erregen wollen, dann masturbieren Sie, gehen Sie und machen Sie das, aber lassen Sie das Kind in Ruhe.
Cindy: Ich weiß, und wenn ich daran denke, ich halte ihn, und ich ... ich möchte ihn einfach die ganze Zeit über an mich drücken und küssen. Ist es dir aufgefallen, wie körperbetont ich mit Brian umgehe?
Van: Nein, das fällt nicht aus dem Rahmen, denn du gehst mit allen, mit allen möglichen Kindern so um.
Cindy: Ja. Ich ... ich meinte nur, ich weiß das, aber ...
Van: Die Frage hat sich schon mal gestellt; wir haben früher schon mal darüber gesprochen. Du hast mich tatsächlich gefragt, ob ich mich erinnern könne, Cathy und Mary Lee gegenüber erotische Gefühle gehabt zu haben, denn du meintest, ... daß ... du erotische Empfindungen Brian gegenüber hättest.
Cindy: Ja.
Van: Ich weiß noch, daß ich damals sagte, daß, mhm ... weißt du, daß ich schon so was spürte *(leise)* ...
Dr: Tja, es hört sich so an, als würden Sie zuschauen, wie sein Penis wächst, genauso, wie Ihre Eltern Ihre Brüste wachsen sahen.
Cindy: Richtig! Genau da ist mir jetzt ein Licht aufgegangen, als ich daran dachte, als ich davon erzählte, wie mein Papa stolz war, als ich meinen ersten BH trug. Ich war bei Brians erster Erektion so aufgeregt.

Es ist erstaunlich, wie sich familiäre Verhaltensmuster über Generationen hinweg zu wiederholen scheinen.

Van: Ja, ich kann mich daran erinnern ...
Cindy: Ich bin in den Garten hinausgelaufen, damit Van ...
Van: Schreiend ...

Cindy: . . . kommen und es sich ansehen sollte.
Van: »Komm, schau, er ist groß!« *(mit Fistelstimme)* »Er ist riesig!« Ich konnte mir gar nicht vorstellen, was sie meinte.
Dr: Haben Sie ein Foto davon gemacht?
Cindy: Ich wollte es tun. *(Alle lachen)* Nein.
Dr: Mit einer Filmkamera.
Van: O Gott.
Cindy: Als ich ihn bekam, und als er begann, herauszukommen, da schrie ich den Arzt an: »Da ist er!«, und der Arzt sagte: »Was?«, und ich sagte: »Ein Penis!«
Van: Als er geboren wurde.
Cindy: Ja.
Van: Ja.
Dr: Und das ist Ihnen nicht mehr aus dem Kopf gegangen.
Cindy: Ich bin penisfixiert, glaube ich, wenn ich an den Film denke, den wir gesehen haben.
Dr: Scheint so.
Cindy: Tatsächlich stelle ich jetzt fest, daß ich auf Sex fixiert bin.
Dr: Ist es das, was Sie zu finden glauben, wenn Sie oralen Sex mit Ihrer Mutter hätten? Daß sie da drin, irgendwo, einen Penis hätte?
Cindy: Ich kann nicht einmal den Gedanken ertragen, mit meiner Mutter oralen Sex zu betreiben.
Dr: Jedes Mal, wenn Sie an die Erektionen von Brians Penis denken und vor Freude Luftsprünge machen, möchte ich, daß Sie an oralen Sex mit Ihrer Mutter denken. Und daß Sie einen großen Penis entdecken, der aus ihr herauskommt.

Es ist meine Absicht, Cindy dazu zu bringen, Phantasien über oralen Sex mit ihrer Mutter zu entwickeln, um sie von der Intensität ihrer Beschäftigung mit Brians größerem und besserem Penis abzulenken.
Beobachtungen von Spielen und Zeichnungen, sei es von Jungen, sei es von Mädchen, stützen die Freudsche Theorie, wonach jedes Kind die Phantasie hat, er/sie sei mit einem Penis geboren worden, daß die Mädchen jedoch, weil sie böse waren, den ihren verloren hätten. Außerdem, daß dem Mädchen, wenn es »ganz brav« wäre, vielleicht ein neuer Penis wachsen würde. Nach dieser Theorie haben Jungen wie Mädchen auch die Phantasie, daß hinter den Schamhaaren der Mutter ein verborgener Penis sei.* Ich meine,

* Sigmund Freud (1908): »Über infantile Sexualtheorien«. *Gesammelte Werke.* Bd. 7. Frankfurt/M. (Fischer) 1973.

Cindy wäre gut beraten, wenn sie sich mit diesem Aspekt beschäftigen würde, anstatt den kleinen Brian ständig zu erregen.

Cindy: Igitt-igitt.
Dr: Ich möchte, daß Sie damit anfangen . . .
Cindy: Warum?
Dr: Was?
Cindy: Warum?
Dr: Warum ich möchte, daß Sie das machen?
Cindy: Ja.
Dr: Damit Sie das Kind in Ruhe lassen können . . . Ich meine, ich sehe das Kind, wie es heranwächst, und es schaut in Ihr Gesicht, und Ihre Augen glänzen, und da sagt es sich: »O je, wird er morgen noch dasein? Wirst du ihn mir nicht abbeißen?« Ich denke an den Jungen.

Ich beziehe mich dabei auf die Vorstellung kleiner Jungen, sie könnten ihren Penis verlieren, dadurch, daß er ihnen abgebissen wird; diese Vorstellung ist dann besonders stark, wenn Mama so freudig und erregt aussieht. Vielleicht bedeutet dieser freudestrahlende Blick, daß sie neidisch ist und den Penis des kleinen Brian haben möchte.

Cindy: Ja.
Van: Du hast ja schon immer gerne in Babypopos gebissen . . . *(Cindy und Van lachen)* . . . ich weiß noch, wie du das sagtest.
Dr: Wann fahren Sie beide nach Wales?
Van: Wir fahren am 27. Dezember ab nach South Dakota. Ich wünschte, wir hätten Zeit, einen Teil von dem Zeug noch durchzusprechen. Mir ist nicht ganz wohl bei dem Gedanken, dorthin zu fahren und ihren Eltern zu begegnen, und ihren Brüdern und der ganzen Familie und der ganzen Welt sozusagen, die ja alle wissen, daß ich . . . in ihren Augen, sonderbar und launenhaft gewesen bin.
Cindy: Wie meinst du das, in ihren Augen?!
Van: Okay. Vergiß es!
Dr: In ihren Augen . . .? Wollen Sie beide nochmal herkommen, ehe Sie nach Wales gehen . . . mhm, nach South Dakota, noch einmal, oder wie wollen Sie das machen?
Van: Mhm, ja.
Cindy: Ich möchte nochmal kommen.
Van: Ja.
Dr: Und dann fahren Sie nach Wales, für wie lange? Sechs Monate?
Van: Ja.

Dr: So ungefähr ... Sie können Ihre Bänder dorthin mitnehmen, nicht wahr, und sie dort anhören.
(Pause)
Dr: Es ist interessant. Ich habe folgenden Eindruck: Im großen und ganzen ist Ihre Beziehung über eine Hürde hinweg, und, mhm, mir scheint, Sie stabilisieren sich allmählich. Sicher, es gibt Höhe- und Tiefpunkte, und wenn Sie das Vollkommene suchen, so werden Sie das nie finden.
Cindy: Ja.
Dr: Vielleicht im Himmel, aber nicht auf dieser Welt. Der Grund, warum ich das sage, ist, daß wir uns jetzt stärker mit den Kindern befassen, wie Sie wohl gemerkt haben.
Cindy: Mhm.
Dr: Mhm, und das geht bei Menschen, die sich so stark mit sich selbst auseinandersetzen, gewöhnlich nicht.
Cindy: Wissen Sie, noch sowas bei meinen Kindern ist die kleine Mary Lee ... ich frage mich, ich frage mich wirklich, manchmal, wenn ich sie wirklich so lange schütteln möchte, bis sie tot ist, ob das daran liegt, daß sie ein blauäugiges, blondes Kind ist, daß ich glaube, ... du hast immer darüber Witze gemacht, am ... als wir sie adoptierten, sagte er oft zu mir: »Wenn du glaubst, sie sei hübsch, dann guck dir erst mal die Mutter an.« Jetzt, wo ich's mir überlege ...
Dr: Kennen Sie die Mutter?
Cindy: Nein, aber er spielte darauf an, daß er die Mutter sei ... der Vater, und daß ... Ich frage mich halt, ob ein Teil meiner Schwierigkeiten, Mary wirklich lieben zu können, an dieser Geschichte mit blond und blauäugig liegt.
Van: Das ist wirklich eine makabre Art von Humor, nicht wahr?
Cindy: Verdammt nochmal, ja, jetzt, wo diese ganze Geschichte mit blond und blauäugig herauskommt.
Dr: Vielleicht sind Sie blauäugigen Blondinen gegenüber feindselig eingestellt. Männlichen wie weiblichen.
Van: Oh. Ich war Cindy gegenüber feindselig eingestellt, indem ich sie die ganze Zeit mit blauäugigen Blondinen verglichen habe.
Dr: Nein, aber die Wirkung ist schließlich die, daß das Kind abgelehnt wird, durch Ihre Bemerkungen.
Cindy: Ja.
Van: Mhm.
Dr: Okay. Das wär's für heute.
(Videoband-Rückspiel, Ausschnitte 1, 2, 3, siehe S. 207–211, S. 223 bis 224, S. 225–228.)

Ausschnitt 1 zeigt ihr Verhältnis, ehe die homosexuellen Filme gezeigt wurden; Ausschnitt 2 zeigt ihre Reaktionen nach dem männlich-homosexuellen Film und Ausschnitt 2 nach dem weiblich-homosexuellen Film.

Dr: Woran denken Sie, Cindy? Sie sehen etwas verwirrt aus.
Cindy: Ich, verwirrt?
Van: Ich wollte eben das gleiche sagen. Das erste Mal, daß ich dich ... daß ich dich unsicher sehe, daß du unsicher aussiehst.
Dr: Ich glaube, es hängt mit der Sorge zusammen, daß Sie schließlich als große, fette, alte Schlampe enden werden. Hmm?
Cindy: Das stimmt.
Dr: Und worum ich Sie bitten möchte, was Sie bis zum nächsten Mal tun sollten, was dann das letzte Mal sein wird, mhm, das ist folgendes: Ich möchte, daß Sie sich überlegen, warum Sie eine Figur haben möchten wie Ihre Mutter.
Cindy: Warum ich was wollte?
Dr: Wie finden Sie das? Eine Figur wie Mama.
Cindy: Warum ich eine Figur wie meine Mutter haben möchte? ... Es gibt keinen ... Das möchte ich *nicht*. Ich könnte mir nicht denken, warum ich das wollen sollte.

Hier versuche ich wieder, Cindy bewußtzumachen, daß sie zum Teil den Wunsch hegt, wie ihre Mutter zu sein, damit sie auf einer bestimmten Ebene ihren Vater sexuell besitzen kann. Es handelt sich um einen normalen Phantasiekomplex, den sie erkennen soll. Mutter zu sein und Mutters Körper zu haben, würden ihr dazu helfen, sich um das Erkennen ihrer eigenen homosexuellen Phantasien der Mutter gegenüber herumzudrücken, denn sie wäre dann tatsächlich ihre Mutter. Und dies wiederum würde den Vollzug ihrer sexuellen Wünsche mit ihrem Vater legitimieren.

Dr: Okay. Können Sie an dem Montag, bevor Sie nach South Dakota fahren, kommen?
Van: Das ist der achtzehnte. Das könnte der letzte Vorlesungstag sein. Um welche Zeit?
Dr: Egal.
Van: Früh am Tag wäre wahrscheinlich besser, denn ich, ich glaube, ich habe eine Abendvorlesung.
Dr: Um neun Uhr? Oder um zehn Uhr dreißig? Oder um elf?
Van: Zehn Uhr dreißig wäre einfacher.
Dr: Um zehn Uhr dreißig. Okay?

Van: Ja. Zehn Uhr dreißig, am achtzehnten.
Dr: Okay, fein: Überlegen Sie sich einige Theorien, weshalb das bei Ihnen so rasch voran geht, außer der, daß Sie so gut beisammen sind.
Van (lacht): Ja, ich wußte, daß das wieder auftauchen und mich verfolgen würde.
Dr: Weil ich keine Ahnung habe, was zum Teufel das bedeutet.
Van: Ich auch nicht. Es hört sich gut an.
Dr: Ja, hört sich gut an, gut als nachträgliche Feststellung. Okay?
Van: Ich will diesmal nichts vergessen.
Cindy: Ja, richtig.
Dr: Okay, haben Sie alles? Auf Wiedersehen. Tschüß.

»... und zeigte, daß zumeist vergebens das Menschengeschlecht die düsteren Fluten der Sorgen im Herzen wälzt. Denn wie die Kinder zittern und in dunkler Finsternis sich vor allem fürchten, so fürchten auch wir uns zuweilen am Tage vor Dingen, die um nichts mehr zu fürchten sind als die, vor denen die Kinder im Dunkeln beben und von denen sie sich einbilden, daß sie kommen werden. Diesen Schrecken also und diese Finsternis des Herzens müssen nicht die Strahlen der Sonne und die hellen Pfeile des Tages vertreiben, sondern die Betrachtung der Natur und die Lehre. Deshalb will ich um so mehr fortfahren, mein begonnenes Werk mit Worten zu weben.«*

Wie in der sechsten Sitzung angekündigt (siehe S. 217), fuhr Van nach Mobile, Alabama, um die Gräber seiner Eltern zu besuchen. Außerdem besuchte er Freunde seiner Eltern, was in der siebten Sitzung beschrieben wird. An den Gräbern seiner Eltern sprach er seine dortigen Empfindungen auf einen tragbaren Kassettenrecorder. Dieses fünfzehn Minuten dauernde Band wird im folgenden wiedergegeben.

Vans Besuch im Ponte-Clare-Friedhof, Mobile, Alabama, 8. Dezember 1972

... ich mache mir meine Gefühle klar, einerseits die Ambivalenz, ein bißchen Trauer, aber auch – ein bißchen empfinde ich es so *(seufzt)*, daß ... es eigentlich gar nicht so lange her ist, seitdem ich hier war.
Ich glaube, es wird eine Weile dauern, ehe mir die volle Bedeutung dieser Situation wirklich aufgeht. ... Während ich hier sitze und die verschiedenen anderen Gräber rundherum anschaue, kommt mir immer wieder, stärker als alles andere, der Gedanke, daß ... wie unglaublich kurz

* Lukrez: *De rerum Natura.* Dt. »Über die Natur der Dinge«. Sechstes Buch. Lat. u. dt. von Josef Martin. Berlin (Akad.-Vlg.) 1972, S. 375.

das Leben ist. Wie unglaublich angefüllt mit Komplikationen und Problemen, mit denen ... wir manchmal fertigwerden, manchmal nicht. Die Sonne ist sehr heiß; die Luft ist heiß; es ist eigentlich ein sehr schöner Ort. Ich wünschte, ich hätte Blumen für ihre Gräber mitgebracht. Ja, wirklich, ich gehe vielleicht und hole ein paar und bringe sie hierher. Ich habe sie noch nicht gefunden, und ich glaube, ich werde jetzt losgehen und sie suchen.

Während ich zwischen diesen Gräbern entlanggehe, scheint es mir, als ob sie in der Nähe eines Baumes liegen müßten. Aber ich habe sie noch nicht finden können.

Die Grabsteine sind alle ebenerdig. Die erhabenen Buchstaben darauf sind ... sie starren mich irgendwie an. Ich habe das Gefühl, daß ich zwar irgendwie suche, aber doch auch wieder nicht suche, weil ich Angst habe, sie zu finden.

(Er schluchzt) Ich glaube, was es wirklich bedeutet ... erfährst du erst, wenn du endlich davor stehst und den Stein siehst. Ich möchte wohl, daß Dad weiß, daß ... es mir gut geht. Und daß alles in Ordnung ist. Daß er sich verdammt Mühe gegeben hat, ein Vater zu sein, wie ich ihn seiner Meinung nach brauchte. Ich hätte nicht gedacht, daß es diese Art von Trauer geben würde. ... Er hatte ein furchtbar kurzes Leben, 1902 bis 1959. Ich glaube, was mir an ihm am meisten in Erinnerung geblieben ist ... *(seufzt)*, war in dem Lied von den schwer arbeitenden Händen enthalten. Er arbeitete verdammt hart! Die einzige Art zu leben, die er kannte. Und ich glaube, ich danke Gott dafür, daß es ihn gab. Ich versuche, ihm zu verzeihen, daß er nicht herzlich sein konnte. Ein Mann kann nur das sein, was er sein kann .. Und er gab dir das Leben.

Es sieht irgendwie verlassen aus hier. Und ich wünschte, ich wünschte bei Gott, daß ich Blumen hätte. Er war sein ganzes Leben so einsam. Es tut mir leid, daß er hier einsam ist. Denn Mom ist irgendwo anders begraben. Im Leben waren sie wahrscheinlich nicht beieinander, selbst im Tode sind sie noch getrennt.

Ich versuche, mir das Bild des Begräbnistages in Erinnerung zu rufen, und wie er aussah ... aber das fällt mir unglaublich schwer. Ich glaube, ich erinnere mich daran, daß er einen blauen Anzug mit einer schwarzen Krawatte trug. Weil er immer eine schwarze Krawatte trug ... Und ich weiß noch, daß sein Gesicht so angespannt aussah. Nicht einmal im Tod sah er friedlich aus.

Ich glaube, das Gefühl, das ich am stärksten spüre, ist, daß ... ich kannte meinen Vater nie. Ich habe ihn eigentlich nie kennengelernt. Wir hatten eigentlich nie ein solches Verhältnis, daß wir hätten miteinander reden, diskutieren, uns über die Dinge auseinandersetzen können. Ich kannte ihn und kannte ihn wiederum auch nicht. Und ich weiß nicht, ob ihn überhaupt jemand richtig kannte.

(Er schluchzt) Ich habe das Gefühl, daß ich ihn hier nicht zurücklassen will. Ich habe das Gefühl, daß es, wenn ich diesmal weggehe, sehr, sehr lange dauern wird, bis ich zurückkomme und ihn wieder besuche.

Ich möchte ihm die Hand entgegenstrecken. Wohl, weil ich, solange er lebte, dazu nie die Möglichkeit hatte. Es ist irgendwie komisch, die Dinge, an die man sich erinnert. Ich sitze hier auf dem Gras und denke daran, wie mein Vater früher so viel im Garten arbeitete, wie er versuchte, ihn in Schuß zu halten; er verbrachte anscheinend sein ganzes Leben damit, sich um Dinge Sorgen zu machen, um die er sich eigentlich gar keine Sorgen hätte machen müssen.

Noch eine andere Empfindung kommt jetzt über mich, wie ich so in der warmen Sonne sitze. Es ist das Gefühl, daß dies eigentlich ein schöner Ort ist. Und daß es gut ist, ihn hier zurückzulassen. Es gibt wirklich keinen anderen Ort für ihn.

Es fällt mir sehr schwer, wegzugehen und Mom zu suchen. Ich weiß im Augenblick nicht genau, warum. Ob es daran liegt, daß ich nicht noch mehr Trauer erleben will, wenn ich ihr Grab finde, oder ob ich im Grunde wirklich Dad vermisse. Vielleicht liegt es daran, daß Mom doch einige Beziehungen hatte. Sie hatte einige Freunde. Sie hatte einige Menschen, die sich um sie kümmerten, und auch sie kümmerte sich um diese Leute, aber Dad hatte nie jemanden.

Hier fühle ich endlich Frieden. *(Seufzt)* Und Ruhe.

Je länger ich darüber nachdenke, um so mehr scheint es mir, daß ich Mom zur Ruhe betten konnte. Und daß ich fähig war, um sie zu trauern, daß ich aber um Dad nicht trauern konnte. Ich war damals so in mir abgekapselt, daß ich mir nicht erlauben konnte zu trauern. Das war es wahrscheinlich zum Teil. Und dann lag es wohl auch daran, daß ich ihn auf viele verschiedene Arten schon längst zuvor begraben hatte. Vielleicht habe ich ihm nicht »Auf Wiedersehen« gesagt, weil ich eigentlich nie richtig »Guten Tag« gesagt hatte.

Ein Teil von mir sagt, daß es meine Schuld ist, daß ich nicht »Guten Tag« gesagt habe. Daß ich Dad nicht die Schuld für alles geben kann. Er tat sein Bestes, er tat alles, was er konnte; ich tat alles, was ich konnte. Es war also ein wechselseitiges Reagieren oder eben zuwenig davon, was uns trennte. Das war das Problem. Als ich ihm die Hand entgegenstreckte und er mir die Hand entgegenstreckte, klappte es nicht, weil wir vielleicht beide unter dem gleichen Problem litten. Jetzt bin ich, glaube ich, soweit, daß ich Mom suchen kann.

Gerade jetzt habe ich das Gefühl, als ob ich sagen würde: »Du bist in

Ordnung, Mom. Ich liebte dich. Und ich spürte deine Liebe.« *(Seine Stimme kippt um.)*
Moms Grab hat ... hat ein Blumenbukett. *(Weint)* Aus Weihnachtssternen. Und Stechpalmen. Ich weiß nicht, wer sie dort hingelegt hat. Aber ich bin froh, daß sie hier sind. Und jetzt verspüre ich noch stärker den Wunsch, loszugehen und Blumen für Dads Grab zu holen.

Walter Kerr schreibt über das autobiographische Drama Eugene O'Neills, »Eines langen Tages Reise in die Nacht«*, folgendes:
Ich glaube, er [O'Neill] hat es als einen Akt der Verzeihung geschrieben. Nicht als eine päpstliche Verzeihung, verstehen Sie mich recht, nicht als einen Sündenerlaß für das Unrecht, das *ihm* geschehen war. Daß ihm seine Familie Schaden zugefügt hatte, ist jetzt nur noch eine Tatsache, ein Stück Wahrheit, das aus Respekt vor der ganzen Wahrheit festzuhalten ist; es bleibt kein Groll zurück. Er scheint um Verzeihung zu bitten für sein eigenes Unvermögen, Vater, Mutter und Bruder wirklich zu verstehen zu einer Zeit, als die Notwendigkeit, sie zu verstehen, so groß war, wie bei einem nächtlichen Hilfeschrei aus dem Schlafzimmer. Und er scheint ihren Geistern, wo immer sie auch sein mögen, versichern zu wollen, daß er alles Schreckliche, das sie getan haben, weiß und sie liebt.**

---

* Siehe Eugene O'Neill: *Meisterdramen.* Bd. 1. Frankfurt/M. (S. Fischer) 1960.
** New York, *Herald Tribune Book Review,* 19. 2. 1956, S. 12.

Abschiednehmen
Siebte Sitzung,
18. Dezember 1972

».. . man wird nie ganz damit fertig, einen Menschen zu verstehn.
Ihn immer besser verstehn, ist alles, was man tun kann,
Mit ihm Schritt halten; so daß man, wenn der andere sich wandelt,
Die Wandlung verstehn kann, sobald sie geschieht,
Obgleich man sie nicht voraussehn konnte.«

*Colby**

(Cindy kommt herein, Van geht zur Toilette.)
Dr: Sind Sie soweit, daß Sie abzwitschern können?
Cindy: Nein! *(Stöhnt)* Erst in der allerletzten Minute.
Dr: Wie klappt's im allgemeinen?
Cindy: Unser Leben ist im Moment ziemlich panikartig und chaotisch.
Cindy lernt, daß die Dinge nicht immer perfekt laufen müssen.
Dr: Wie geht es Ihnen beiden?
Cindy: Oh, prima.
Dr: Wirklich? Geht es weiterhin so gut?
Cindy: Ja. Wir haben ein paar Rück... oder ich hab ein paar Rückschläge gehabt, aber es ist ...
Dr: Wie? Sie fahren wann nach Europa?
Cindy: Am Donnerstag fahren wir nach South Dakota, und dann fahren wir am 2. Januar nach Europa.
Dr: Wohin gehen Sie in Europa?
Cindy: Nach Cardiff, Wales.
Dr: Und was will er dort machen?
Cindy: Er wird am Institut für Sozialarbeit an der Universität von Cardiff arbeiten.
Dr: Wirklich?
Cindy: Ja.
Dr: Ich weiß nicht recht, was er dort lernen wird, aber Sie müßten eigentlich viel Spaß dort haben.
Cindy: Tja, eigentlich brauchten wir eine Entschuldigung. Das war unsere Entschuldigung. Das College verlangte, daß er einen Zielort angab.
(Van kommt ins Zimmer.)

* T. S. Eliot: »Der Privatsekretär«. *Die Dramen.* Frankfurt/M. (Suhrkamp) 1966, S. 351.

Dr: Heute ist der 18. Dezember 1972.
Van: Noch drei Tage, und dann fahren wir ab.
Cindy: Ich weiß.
Dr: Ja, im Jahr Ihres Versuchs, den ganzen Dreck beiseite zu schaffen.
Van: So etwa.
(Alle lachen)
Dr: Sie [Cindy] haben also einen Rückfall gehabt. Was für einen Rückfall hatten Sie?
Cindy: Jennifer rief an, und ich war nicht so gefaßt, wie ich gedacht hatte. Ich reagierte ...
Dr: Ja.
Cindy: Als ich Van davon erzählte, war ich ganz unheimlich kühl und überlegen, aber dann verkrampfte sich alles in mir.
Dr: Darauf müssen Sie aufpassen, auf diese Körpersignale.
Cindy: Ich weiß.
Dr: Also, weswegen rief sie an? Sie wollte eine Affäre mit Ihnen anfangen?
Cindy: Oh, sie hat nicht mich angerufen. Sie rief Van an.
Dr: Weswegen?
Cindy: Sie sollten lieber Van fragen.
Dr: Weswegen, Van?
Van: Sie heiratet.
Dr: Was hat das denn mit Ihnen zu tun? Möchte sie, daß Sie die kirchliche Trauung übernehmen?
Van: Hmmm. Wäre das nicht interessant?
Dr: He, Mann, das wäre ja wirklich toll!
Cindy: Ich werde Brautjungfer!
(Alle lachen)
Dr: Sie haben sie also zurückgerufen?
Van: Nein, sie rief an, und wir unterhielten uns etwa fünfzehn Minuten lang.
Dr: Ja?
Cindy: Nett, nicht wahr? Und seine alte Freundin [Amy Carmel], das ist die Verlobte, mit der er damals [vor acht Jahren] das Wochenende verbrachte; tja, er kam zurück und hatte ihre Adresse in seinem Terminkalender, da dachte ich: »Warum kann er diesen Geliebten nicht ›Adieu‹ sagen und sie aus den Augen verbannen, und muß ich denn in aller Ewigkeit mit ihnen leben?«

Van wird leicht mit Jennifers Telefonanruf fertig; Cindy dagegen ärgert sich verständlicherweise über das Wiederauftauchen der alten Freundinnen. Muß sie eigentlich in aller Ewigkeit mit ihnen leben, und wenn ja, wie?

Dr: Vielleicht werden Sie es müssen *(lustig)*.
Cindy: Ich war ganz schön aufgebracht über diese Geschichte.
Dr: Sie drehen in regelmäßigen Abständen durch.
Cindy: Ich drehte diesmal nicht durch.
Dr: Nein.
Cindy: Die Art, wie ich mich diesmal fühlte, hat mir nicht gefallen, aber trotzdem konnte ich nicht ... ich konnte nicht die superkühle Frau spielen und sagen: »Oh, das ist ja prima, nicht wahr? Ich freue mich, daß du wieder mit ihr reden konntest.« Ich reagierte, indem ich sagte: »Das ist doch nicht notwendig, oder? Warum ist es notwendig?« Ich bin sauer auf ihn geworden, weil er sich immer noch an sie hängen muß.
Van: Ich habe es nicht so empfunden, als ob ich mich an sie hängen würde.
Cindy: Na, hör mal!
Van: Ich habe dieses Mädchen seit acht Jahren nicht mehr gesehen.
Dr: Acht Jahre!
Cindy: Manchmal schreibt er an sie.
Dr: Hört sich wirklich idyllisch an. Was meinen Sie, Van, wie die Dinge stehen?

Ich wechsle das Thema, um von Cindys Kommentaren über das Geschehene abzulenken, weil ich das als einen Vermeidungsmechanismus ansehe, um dem Abschied auszuweichen. Diese Schwierigkeit, Abschied zu nehmen, ist das Hauptproblem der Sitzung.

Van: Nun, wir sind ziemlich beschäftigt gewesen, wir haben uns auch ganz schön beruhigt, und ich habe den Dingen positiv gegenübergestanden.
Dr: Wie geht es Ihnen mit dem Sex, irgendwelche Fortschritte, oder ...?
Van: Ich glaube, wir haben im Laufe der letzten drei Monate besseren Sex gehabt als in unserem ganzen Eheleben vorher. Öfter und schöner.
Dr: Ja?
Van: Wie ich Cindy *(Cindy kichert)* neulich sagte, hab ich irgendwie entdeckt ...
Dr: Was?
Van: ... daß ... ich weiß nicht mehr, wie ich es ausdrückte ...
Cindy: ►►►Er entdeckte, daß, da ich nicht ausflippte ... etwas mit ...
Van: Ja, ich mußte mir keine Sorgen um sie machen ... es leuchtet mir überhaupt nicht ein, hier oben *(zeigt auf seinen Kopf)*, aber hier *(zeigt auf seinen Bauch)* leuchtet es mir schon ein.

Dr: Richtig.

Van: Und als ich entdeckte, daß sie nicht durchdreht, wenn sie einen Orgasmus hat. Ich genieße ihre Orgasmen richtig.

Cindy: Ja, wirklich *(lacht freudig)*. Es ist inzwischen fast schon soweit gekommen, daß es darum geht, wievielmal er mich befriedigen kann, anstatt sich selbst *(kichert)*.

Van: Es ist einfach ... es macht viel mehr Spaß.

Dr: Wie erklären Sie ... wissen Sie, ich habe Ihnen die Frage schon letztes Mal gestellt, wie erklären Sie sich ...?

Van: Ja.

Dr: ... die Entwicklung, die meines Erachtens recht rasch gegangen ist?

Van: Wir versuchten, auf der Fahrt hierher darüber zu sprechen. Ich habe keine Erklärung gefunden ... ich habe eigentlich ... ich konnte keinen Zusammenhang finden, außer dem, daß, mhm ... ich glaube, für mich war es wichtig zu entdecken, mhm, was ich wirklich wollte und was wirklich von Bedeutung war. Und dabei ...

Dr: Aber Sie haben vorher doch auch geglaubt zu wissen, was Sie wollten.

Van: Nein, ich glaube eigentlich nicht, daß das zutrifft.

Dr: Okay.

Van: Und irgendwie sind wir wohl durch noch eine ... Ich sage Ihnen, wie ich die Dinge im Augenblick sehe, wie ich darüber denke: Wir haben irgendwie nochmals Flitterwochen gehabt, oder wir sind gerade noch in den Flitterwochen. Und ich frage mich, ob nicht einige der Fragen, die uns aus dem Geleise geworfen haben, immer noch da sind.

Dr: Zum Beispiel?

Van: Nun, ich weiß nicht einmal genau. Ich weiß nicht einmal, welche Fragen das sein könnten.

Dr. Wüßten Sie welche, Cindy?

Cindy: Ja.

Dr: Welche?

Cindy: Nun, ich bin mit Van einer Meinung, daß, ich meine, er hatte, ich hatte, ich hatte ihn so etwas noch nie sagen hören, und doch empfand ich es wieder so, als ob wir wieder in den Flitterwochen wären. Es war ein neuer Anfang für uns. Und dann stellte ich fest, wie zum Beispiel neulich, als Jennifer anrief ...

Dr: Ja?

Cindy:... und noch in ein paar anderen Situationen auf dem Campus, daß ich sofort eifersüchtig wurde ...

Dr: Ja?

Cindy: Und ich habe das Gefühl, daß ...

Dr: Was?

Cindy: ... daß es nicht so sehr diese Frauen sind, sondern ich spüre, daß ich einfach etwas außerhalb des Hauses machen *muß*, anstatt daß Van mein ganzes Leben ist, denn ich glaube, daß ich eifersüchtig bin, darauf, daß er draußen in der Welt sein kann, mit all seinen Beziehungen dort. Wenn er nach Hause kommt, und ich frage ihn, was er tagsüber erlebt hat, und er hat keine rechte Lust, zu erzählen, dann ärgert mich das wirklich, und ich denke manchmal...

Dr: Was meinen Sie, käme für Sie in Frage, welche Berufslaufbahn oder welche Aktivität außerhalb des Hauses, denn davon sprechen Sie ja letzten Endes.

Cindy: Ich glaube einfach, wenn ich jemand hätte, mit dem ich mich unterhalten könnte, und wenn ich einige Beziehungen zur Außenwelt hätte, dann könnte ich auch Van mehr eigene Beziehungen nach draußen gestatten und mehr zur Unterhaltung beitragen als nur das abendliche Rührstück im Fernsehen, während er uns ernährt.

Dr: Ja, aber Sie lassen sich doch von ihm füttern.

Cindy: Richtig. Ich weiß nicht, aber ich bin auf all seine Beziehungen schrecklich eifersüchtig.

Dr: Nun, was glauben Sie, können Sie machen? Was möchten Sie machen?

Cindy: Tja, eine Halbtagsarbeit, oder vielleicht irgendwo als Aushilfe ... ich will nicht ganztags arbeiten, aber ich würde schon gern als Aushilfslehrerin arbeiten, vielleicht zwei oder drei Tage in der Woche.

> Cindy ist jetzt in der Lage, ihre Energie auf Aktivitäten außerhalb des Hauses zu lenken. Da sie zufriedener ist mit sich selbst und sich auch in ihrer Ehe wohler fühlt, braucht sie nicht mehr soviel Zeit auf diese Seite ihres Lebens zu verwenden. Sie hat durchaus Einsicht dafür gewonnen, wie das Zuhausehocken sie auf Vans Aktivitäten eifersüchtig macht, und sie ist bereit, etwas Konstruktives zu unternehmen.

Dr: Okay.

Cindy: Es hat mir Spaß gemacht, an diesem Französisch-Kurs teilzunehmen, und Erwachsenengespräche zu führen und, mhm, ich stellte fest, daß es mich sehr anregte, wieder einmal mein Gehirn zu benutzen.

Dr: Sie können sich wirklich nicht allein aufs Bumsen verlassen, wenn eine Ehe klappen soll; man braucht schon etwas mehr dazu als nur das.

> Eine lebensfähige Ehe erfordert schon etwas mehr als nur den Geschlechtsakt. Dies drückt sich in der Vorstellung aus, »etwas Gemeinsames« zu haben. Etwas Gemeinsames zu haben, bedeutet,

daß jeder Partner das Gefühl hat, der andere interessiere sich für ihn und ist auch selber interessant. Dieses Interesse muß gegenseitig sein und zeigt sich im empathischen Zuhören – darin, daß jemand genügend Anteil am anderen nimmt, um zuzuhören, worüber dieser sich Sorgen macht, was ihm wehtut, oder was er erlebt hat. Wenn die Ehepartner einander nicht zuhören, haben sie das Gefühl, sie hätten nichts Gemeinsames miteinander. Das gegenseitige Mitteilen der eigenen inneren Erfahrung ist die höchste Bestätigung der Individualität eines Menschen.

Cindy: Ja.

Dr: Und nach dem Flitterwochentaumel, was haben Sie da sonst für Pläne? Jeder muß seine Sachen selbst in die Hand nehmen.

Van: Hmm.

Cindy: Ja, und wenn er nach Hause kommt und erzählt, was er in der Mittagszeit gemacht hat, wenn er zum Beispiel mit einigen Studenten zum Mittagessen gehen kann, dann denke ich ...

Van: Was meinst du damit, »mit denen ich zum Mittagessen gehen kann«?

Cindy: Tja, daran erinnere ich mich. Vor sechs Jahren, als ich noch arbeitete ... ich habe vergessen, wie das ist, und deshalb werde ich wirklich auf sein Leben eifersüchtig. Ich bin froh, daß ich keine Karrierefrau sein muß, aber ich brauche jetzt wirklich etwas in der Außenwelt.

Dr: Ich finde, daß Sie um Ihrer Kinder willen mit der Zeit schon ernsthaft eine Ganztags-Karriere anstreben sollten. Damit sie lernen, selbst für sich zu sorgen, weil Sie ihnen dann ein Vorbild bieten.

Cindy: Mhm.

Dr: Ein Beispiel dafür sind meine Frau und unsere Kinder: Was unsere Kinder selbständiger machte, war, daß sie auf die Universität zurückkehrte. Es gibt keinen Zweifel, daß sich die Entwicklung der Kinder in der Gangart damals dramatisch veränderte.

Die spezifische Bedeutung des Tonbandes besteht darin, deutlich zu machen, wie wichtig es ist, daß Ehepartner ihre Erfahrungen mit ihren Kindern teilen, und daß die Bemühungen um eine lebensfähigere, verträglichere Ehe zum Teil tatsächlich den Zweck haben, eine bessere Basis für die Entwicklung der Kinder zu schaffen.

Cindy: Mhm.

Van: Hm, ich kann mir das schon vorstellen.

Dr: Ja. Und, mhm, Sie werden sich wahrscheinlich schon auf irgendeiner Ebene damit auseinandersetzen müssen, daß Sie anders sind als Ihre Mutter, und mit den Schuldgefühlen, daß Sie vielleicht etwas machen, was anders ist als die Art, wie sie ihr Leben verbracht hat. Sie müssen sich das ernsthaft überlegen, denn sonst, mhm, klappt es vielleicht mit der Ehe besser, aber die Kinder werden verkorkst. Ich erlebe das immer und immer wieder.

Van: Ja, das Vorbild unserer beiden Familien, unsere Elternhäuser sind sehr unterschiedlich, wie Sie wohl wissen, aus dem, was wir erzählt haben. Ich glaube, ich bin in einer Familie großgeworden, in der die Mutter aus finanziellen Gründen arbeiten mußte, also war das gar keine so große Frage. Cindy dagegen ist in einer Familie aufgewachsen, in der ihre Mutter *(er wendet sich an Cindy)*, ich glaube, deine Mutter *konnte* gar nicht arbeiten, weil dein Vater es ihr nicht erlaubte.

Cindy: Oh, nein, absolut nicht.

Van: Und das beeinträchtigt dann seine Männlichkeit, wenn sie weggeht und arbeitet.

Cindy: Richtig. Und sie ... der einzige Grund, weswegen sie mir erlaubten, auf das College zu gehen ...

Dr: Ja?

Cindy: ... war, um einen Mann zu finden.

Dr: Ja.

Cindy: Weil er nicht wollte, daß ich je arbeiten würde.

Van: Ne schöne Geldverschwendung, ein Hochschulexamen zu *dem* Zweck.

Cindy: Und als ich Van vier Jahre lang unterstützte, fanden sie es einfach schrecklich.

Van: Mit der Frage der Abhängigkeit schlagen wir uns schon lange herum, und ich habe irgendwie immer gesagt, daß Cindy zu sehr von mir abhängig ist, und das ist eine meiner Klagen ... das heißt, sie lebt durch mich, durch die Sachen, die ich mache.

> Hier geraten finanzielle und emotionelle Abhängigkeit etwas durcheinander. Cindy spricht von der einen, Van von der anderen.

Cindy: Ja.

Dr: Das ist ein Problem bei den Frauen, und es ist eins, das Mädchen regelrecht eingepflanzt wird, nicht von ihren Vätern, sondern von ihren Müttern, davon bin ich überzeugt.

Cindy: Ja. Ich auch, und in meinem Fall bin ich ... Ich versuchte, die Kohlen nach Hause zu bringen und den Haushalt zu machen, die Wäsche zu machen und eine Ehefrau zu sein, wie meine Mutter eine war, und dazu noch eine Karrierefrau zu sein, und ich wurde mit der Zeit so frustriert und deprimiert, ich war die ganze Zeit über deprimiert, das weiß ich noch. Und endlich, es war, als du sagtest, ich hatte einmal gesagt:

»Ich kann einfach nicht so eine Ehefrau sein wie meine Mutter«, und Van sagte: »Ja, nun, sie ist auch nicht aus dem Haus gegangen und hat den ganzen Tag gearbeitet und das Geld rangeschafft«, und das tat plötzlich richtig gut. Und danach machte es mir nichts aus, wenn die Betten ... wissen Sie ... danach konnte ich im Haushalt richtig fünfe grad sein lassen.
Van: Ja. Das war für mich nie ein Problem.
Cindy: Nein, es ... nein, Gott sei Dank, es machte Van nie etwas aus, was ich ihm vorsetzte ... aber mir schon, meinetwegen mußte ich seine Hemden stärken und dann so viele Hemden, und die Betten jeden Tag neu beziehen, und die Kopfkissenbezüge gestärkt und gebügelt ... und dazu noch arbeiten. Und da dachte ich einfach, Mensch, das macht mich kaputt. Und jetzt, wo ich, wo ich immer noch denke, ich sollte nach wie vor eine Mutter und eine Ehefrau werden, wie meine Mutter eine war, Plätzchen backen und dafür sorgen, daß meine Kinder immer glücklich sind, und jetzt bin ich soweit und sage, ich will das nicht. Ich will auch ein bißchen Anregung von außen her haben.
Dr: Und es ist nicht Vans Sache, Ihnen das zu verschaffen. Sie müssen selbst rausgehen und sich etwas suchen.
Cindy: Und da wurde mir klar, daß ich auf ihn eifersüchtig war ...
Van: Nun, das zeigt sich auf verschiedene Art – wir waren gestern abend zum Beispiel auf einer Party, auf einer Abschiedsparty, die unseretwegen gegeben wurde ...
Dr: Ja ...
Van: ... und ich, so gegen Mitternacht, hatte ich das Gefühl, daß es mir jetzt reichte, und ich wollte gehen ...
Dr: Mhm.
Van: ... Und doch überlegte ich es mir, wissen Sie, ich weiß nicht, warum ich das dachte, aber Cindy fühlte sich richtig wohl, und es machte ihr Spaß, und eigentlich waren das eher ihre Freunde als meine, also hing ich da rum, weil ich dachte, sie würde nicht weggehen wollen, und ich sagte ein paarmal, mhm: »Gehen wir«, und dann, als sie nicht ging, sagte ich mir irgendwie: Tja, Cindy ist ein Mensch für sich, und sie muß solche Entscheidungen auch für sich selbst treffen, ohne daß ich da reinplatze und ...

Er lernt!

Dr: Richtig.
Van: Teilweise ist es ein bißchen bedrohlich, was da so passiert, wenn sie sich, was ich ja will, immer so weiter entwickelt ...
Dr: Ja.

Van: . . . mhm, was bedeutet, daß ich . . . mal sehen, wie kann ich es ausdrücken . . . es bedeutet vielleicht, daß mir ein Verlust bevorsteht, ich glaube . . .

Es ist erstaunlich, daß Van diese Gefühle erkennen kann.

Dr: Es ist eine Art Verschwörung auf Gegenseitigkeit, würde ich sagen. Es handelt sich nicht nur um Sie; es ist eine gemeinsame Sache zwischen Ihnen beiden. Wissen Sie, das Opfer opfert den, der das Opfer darbringt, um das Opfer zu opfern, um den, der das Opfer darbringt, zu opfern . . ., es ist ein Kreis.
Cindy: Ja.
Van: Ja.
(Pause)
Dr: Es ist interessant . . . Heute ist unsere letzte Sitzung, wie, für immer?

Ich versuche, das Problem des Abschiednehmens stärker einzubringen, da ich weiß, daß der Widerstand gegen dieses Thema groß ist.

Van: Mein Gott, ich weiß nicht.
Dr: Was empfinden Sie beide, wenn Sie irgendwo »Auf Wiedersehen« sagen? Wie geübt sind Sie im Abschiednehmen?

Von einer Beziehung Abschied zu nehmen, ist sehr wichtig, wenn man eine neue Beziehung eingehen will. Zum Beispiel hat Vans Unfähigkeit, von seinem Vater Abschied zu nehmen, ihm die Möglichkeiten, eine enge, andauernde Beziehung zu Cindy zu entwikkeln, abgeschnitten.

Van: Ich bin darin nicht sehr gut. Ich mag es nicht. Das ist einer der Punkte, die Cindy an den Beziehungen, die ich eingehe, stören . . .
Dr: Ja.
Van: . . . daß ich sie als fortdauernd, als bedeutsam betrachte, selbst wenn wir zeitlich und räumlich getrennt sind. Und ich spreche nicht nur von Jennifer.

Vans Reaktion ist Teil ihrer geheimen Kollusion, die Frage des Abschiednehmens von mir in einer Art Zickzack-Kurs zu umgehen.

Cindy: Nein, ich weiß.
Van: Aber plötzlich den Burschen zu treffen, ich kenne ihn seit der zweiten Klasse, ein guter Kumpel aus Mobile, am letzten Wochenende, ich hab

wirklich ... es hat mir eben gefallen, den Kontakt aufrechtzuhalten. Es hat mir gefallen ... zu hören, wie es ihm geht ...

Cindy: Aber das machst du ja gar nicht. Du hast nie geschrieben ... was meinst du damit, den Kontakt aufrechtzuhalten?

Dr: Er macht es anders, sehen Sie.

Van: Ja, ich schreibe keine Briefe, das ist wahr.

Cindy: Du meinst den Kontakt mit deinen Gefühlen, die läßt du nicht aufhören.

Dr: Kontakt, verbalen Kontakt.

Van: Ich hab' es als sehr angenehm empfunden, zurückzukehren und mit den Leuten zu reden.

Dr: Haben Sie irgend etwas erfahren da unten?

Van: Ja, in der Tat. Mhm, vieles. Zum Beispiel hab ich einige Adressen rausgekriegt und Stellen, an die ich schreiben kann, um weitere Informationen zu bekommen. Die Frau, bei der ich wohnte, war die Frau, die zusammen mit ihrem Mann eine Pension betrieb, genau gegenüber von dem Haus, in dem wir wohnten, und sie sind zu mir wie Eltern. Es sind wirklich sehr, sehr nette, warmherzige Menschen.

Dr: Wie heißen sie?

Van: Watson, Mildred und Harry Watson. Und am Freitag, als ich ankam, kamen wir ins Reden ...

Dr: Ja.

Van: ... etwa vier Stunden lang, über alles mögliche, und ich hab sie richtig ausgequetscht. Etwas überraschte mich, was Mildred zu mir sagte. Sie sagte: »Van, du warst zu eng mit deiner Mutter. Zu eng mit deiner Mutter.« Ich fragte sie, was das heißen sollte, und sie sagte: »Nun, erinnerst du dich noch an die Zeit, als dein Vater all diese Schwierigkeiten hatte?« »Ja, ich erinnere mich daran.« Da sagte sie: »Nun, mit Dorothy brauchte man gar nicht zu rechnen, sie war irgendwo weit weg, aber du warst ganz da. Deine Mutter sagte so oft zu mir, wie froh sie darüber war, daß du da warst. Aber«, sagte sie, »aus der Sicht eines Außenstehenden warst du einfach zu sehr in ihre Probleme verstrickt, und du warst dauernd dabei, sie aufzurichten.« Ich kann mich noch so gut daran erinnern, wie ich oben in ihrem Hause am Fenster stand, und auf das kleine Haus dahinter herunterschaute, in dem wir wohnten ...

Endlich eine Bestätigung.

Dr: Mhm.

Van: ... mit ... meine Mutter und ich standen da, und der Streifenpolizist ging ins Haus und holte meinen Vater, um ihn in die Klapsmühle zu bringen, ins Krankenhaus, weil er von selbst nicht gehen wollte. Es war also *(ein Laut des Mitgefühls von Cindy)* die einzige Möglichkeit, ihn dorthin zu kriegen. Und ich kann mich erinnern, wie meine Mutter einfach in Tränen ausbrach, und wie ich versuchte, wie ich versuchte, sie zu trösten, als ich meinen Vater mit dem Koffer sehe, wie er aus dem Hause kommt, mit diesem, mhm, uniformierten Streifenpolizisten. Und das Gefühl ... ich fühle eine Menge davon wieder ganz stark, wie es für ihn gewesen sein muß, dort in dem Haus zu sitzen, und irgendein Polyp kommt rein und sagt: »Okay, Kumpel, gehen wir. Mach keine Sperenzchen; wir gehen jetzt.« All sowas. Ich blieb etwa drei Stunden auf dem Friedhof. Und ich fand, die schwierigste Zeit war die am Grabe meines Vaters. Ich entdeckte sein Grab zuerst, und weinte ziemlich lange. Ich hatte einen Recorder mitgenommen und versuchte, einen Teil meiner Gefühle aufzunehmen. Das stärkste Gefühl war wohl, daß ich ihm eigentlich nie, niemals »Guten Tag« gesagt hatte, und deshalb fiel es mir so schwer, »Auf Wiedersehen« zu sagen, weil ...

Dr: Deshalb hatten Sie nicht »Auf Wiedersehen« sagen müssen.

Van: Deshalb hatte ich vorher nicht Abschied nehmen müssen, aber plötzlich, man spürt es stärker, ich empfand den Verlust von dem, was ich nicht hatte, stärker.

Dr: Mhm.

Van: Und in all den Jahren hatte ich mich nie hingesetzt und mich mit dem Mann unterhalten, nie in meinem ganzen Leben, ich kann mich nicht erinnern, mich je hingesetzt und mit ihm über irgend etwas gesprochen zu haben. Und die Einsamkeit war einfach unglaublich. Wirklich, eine ganze Zeitlang konnte ich mich von dort überhaupt nicht trennen, bis ich mich dann entschloß, wegzugehen und Moms Grab zu suchen. Es ist auch nicht allzu weit weg, also fand ich es bald. Und das war ein ganz anderes Erlebnis. Ich traf dort meinen Stiefvater wieder. *(Cindy seufzt)* Mhm, das war vielleicht ein Erlebnis.

Dr: Was passierte?

Van: Tja, ich ging am Sonntagmorgen in die Kirche, und er besucht das Grab meiner Mutter jeden Sonntagmorgen und legt Blumen aufs Grab; und ich habe tatsächlich eine Blume von Moms Grab genommen, und ich konnte nicht ... ich konnte Dads Grab nicht so verlassen, also nahm ich eine Blume von Moms Grab ...

Vans Stiefvater muß seine Mutter wirklich gemocht haben.

Cindy: Gut!

Van: ... und ich hab sie dort in den Sand gesteckt.

Dr: Sie haben ihm »Guten Tag« gesagt.

Van: Ja.

Dr: Zum erstenmal.

Van: Ja, und es tat mir gut. Ich sagte: »Verdammt, er braucht auch ein paar Blumen, keiner kommt ihn besuchen.« Oh, das ist ...
Dr: Das ist Ihnen noch ganz gegenwärtig.
Van: ... ist mir noch ganz gegenwärtig. Wirklich, ich bin ins Flugzeug gestiegen, vier Stunden von Mobile bis New York, ich saß einfach da und starrte aus dem Fenster und weinte, die Tränen liefen mir nur so das Gesicht herunter. So gottverdammt viel Traurigkeit in dieser Familie. Es war einfach unglaublich.
Dr: Dazu kommt noch ein Gefühl der Empörung.

> Ich versuchte ihm zu helfen, das Gefühl der Empörung, das meist das Resultat einer so stark durch Versagungen gekennzeichneten Kindheit ist, als legitim anzunehmen.

Van: Da komme ich nur schlecht ran. Es fällt mir schwer, wütend zu sein ... ich spüre nur die Trauer.
Dr: Ja. Der Ärger drückt sich darin aus, daß man sich den anderen vom Leibe hält, sehen Sie. Entweder Cindy oder die Kinder.

> Die Wut, das Distanzhalten seiner jetzigen Familie gegenüber, repräsentiert in gewisser Weise Vans Art, mit seiner Angst, seine Gefühle könnten ihn erneut überwältigen, fertigzuwerden. Das Gefühl der Überwältigung läßt sich am besten vermeiden, indem man jede Art intimer Beziehung vermeidet. Da er ursprünglich Eltern und Schwester auf Distanz gehalten hatte, konnte er im familiären Bereich nur dieses Verhaltensmuster wiederholen, obgleich er sich eine größere Vertrautheit mit Frau und Kindern wünschte.

Van: Okay. Oder sonst jemanden, nehme ich an.
Dr: Oder sonst jemanden. Was einem Fortwischen des Ärgers gleichkommt. Sie leugnen einfach ihre Existenz. Genauso wie Ihr Vater sich Ihnen gegenüber verhielt. ◀◀◀

> Die Muster, mit Ärger umzugehen, werden genau wie andere Verhaltensmuster von Generation zu Generation tradiert.

Van: Ich hatte das immer für Angst gehalten, nicht für Wut, aber das leuchtet mir ein.
Cindy: Ja, das stimmt.
Dr: Ich möchte, daß Sie sich jetzt ein Band anhören, weil es ... sehen Sie, Sie beide, glaube ich, haben Ihre Beziehung irgendwie geklärt. Es wird immer Höhe- und Tiefpunkte geben, aber ich möchte, daß Sie dies hören, denn, sehen Sie, ich für mein Teil, bin nicht nur daran interessiert,

daß Sie beide miteinander zurechtkommen, ich bin daran interessiert, wie sich das auf die Kinder auswirkt.
Cindy: Gut.
Van: Das ist wichtig.
Dr: Und wenn Sie das Gefühl haben, Sie haben selbst auch einen Gewinn, dann können Sie sich den Kindern gegenüber viel einfühlsamer verhalten.
Van: Das ist wahr. Ich hab das sehr deutlich gespürt.

Sie sind endlich fähig, sich mit ihren Kindern zu befassen.

Cindy: Mhm.
Dr: Nun, es handelt sich hier um ein Band von einem Mann und seiner Frau. Er hat eine Affäre gehabt . . .
Van: Hmm. Ist dies das Band, das Sie mir das erste Mal vorspielten?
Dr: Ob dies das Band ist, das ich Ihnen das erste Mal vorspielte? Nein, es ist ein anderes.
Van: Oh, mein Gott.
Dr: Dieses Band ist wichtig in bezug auf die Kinder. Das erste hatte nichts mit Kindern zu tun.
Van: Nein.
Dr: Dieser Mann ist mit einem Mädchen in Mexiko, ja, während er da unten ist . . . als er zurückkehrt, erzählt er seiner Frau, daß er sie wirklich liebt, und daß er an sie [seine Ehefrau] gedacht habe, als er dieses Mädchen da unten in Mexiko gebumst habe, und er hat vier Jungen; er selbst ist ein Einzelkind, und dem ältesten gegenüber verhält er sich sehr distanziert, er ist zehneinhalb, und das Kind hat viele Probleme . . . Leseschwierigkeiten, alle möglichen Probleme. Und das Ganze findet bei mir zu Hause statt. Und, mhm, ich möchte, daß Sie es mal hören, weil, der letzte Teil ist vielleicht wichtig für die ganze Sache mit Ihren Kindern.
Cindy: Hmmm, hmmm.
Dr: Okay? Bei diesem Band habe ich keine Zustimmung, daß Sie es auf Ihr Band aufnehmen. Ich möchte immer noch gerne wissen, wieso Sie beide so schnell vorangekommen sind, weil . . .
Cindy: Wir sind eben außergewöhnliche Menschen.
Dr: Ich weiß nicht, ich weiß nicht. Ich lasse Sie jetzt damit allein und komme dann zurück. *(Er spielt das Tracy-Band ab. Während des Abspielens lachen Van und Cindy an einigen Stellen ganz unangebracht; Cindy ist ziemlich unruhig.)*

Transkript des Tracy-Bandes

Dr: Wie finden Sie es, hierher, zu mir nach Hause zu kommen?
John: Verdammt viel besser als in Ihrer Praxis.

Patricia: Ich freute mich, weil wir nach Cambridge zu spät gekommen wären *(lacht)*.
John: Nein, es kommt mir eher, ich glaube ...
Dr: Wer hat Sie reingelassen?
John: Ihre Frau bat uns, hereinzukommen, ich denke, es war Ihre Frau.
Patricia: Jemand machte das Fenster auf und sagte uns, wir sollten einfach hier hineingehen.
John: Ich finde, hier ist die Atmosphäre entspannter; ich finde, man kann hier besser reden. Die Praxis dort wirkt furchtbar kalt. Selbst wenn es heiß ist, kommt es mir dort kalt vor. Und der verdammte Gang, und das Wartezimmer ...
Dr: Ja.
John: Wirklich ...
Patricia: Und zuzuschauen, wie die Leute den ganzen Tag im Aufzug rauf und runter fahren! *(Lacht)*
Dr: Ja.
John: Es scheint dort einfach eine eher, mhm, gespannte Atmosphäre zu sein, sagen wir es mal so. Natürlich kann es daran liegen, daß wir das Land mögen, und, nicht, wir fahren eigentlich nie in die Stadt.
Patricia: Hier kann man hinausschauen und die Bäume sehen.
Dr: Ja, ja.
John: Das ist ... das kommt uns natürlicher vor.
Dr: Wie finden Sie es, daß Sie zu mir nach Hause gekommen sind? Welche Gedanken haben Sie, wenn Sie hierherkommen? Weil es mit mir zu tun hat, weil Sie nun sehen, wie mein Zuhause ist, wie die Praxis ist, welche Art Mensch ich bin und so weiter. Können Sie sagen, was Sie sich dabei denken?
John: In Ihrer Praxis kriegt man keinerlei Hinweis darauf, wie es bei Ihnen zu Hause ist.
Dr: Wieso?
John: Ich meine, soweit ich das sehe ... Nun, was mich angeht, für mich ist die Praxis da unten so gut wie ein Nichts.
Dr: Ja.
John: Wirklich, wenn ich Sie wäre, würde ich denen sagen, wenn die Miete nicht furchtbar niedrig wäre ...
Dr: Ja.
John: ... würde ich dem Hauswirt kündigen und woanders hinziehen.
Dr: Warum? Was gefällt Ihnen an der Praxis nicht?
John: Es ist ... es ist ein umgebautes Mietshaus, soweit ich sehe.
Dr: Ja.
John: Und es ist einfach nicht als Praxis gedacht. Das Wartezimmer ist

zu klein, es gibt zwei ... *zwei* kleine Stühle da drin, man sitzt so um eine Ecke herum, da ist kein Platz für einen Schreibtisch, da ist kein Platz für irgend etwas, was wie eine Praxis aussieht. Es sieht aus, als hätte jemand einen Gang und ein ... ein Eßzimmer.

Dr: Was meinen Sie damit, da wäre kein Platz für einen Schreibtisch in der Praxis?

John: In der Praxis oder im Empfangszimmer. Meiner Ansicht nach, von meinem Standpunkt aus, wenn ... wenn ich Arzt wäre, würde ich sagen, ich würde da bleiben, zum einen, weil die Miete verdammt billig ist ...

Dr: Ja.

John: ... und wenn ich das gleiche oder was Besseres woanders mieten könnte, dann würde ich woanders hinziehen. Weil das Gebäude wahrscheinlich ein Geschäfts- und Bürohaus ist, da müssen Sie rein, wegen des großen Betriebs, den Sie da haben.

Dr: Ja. Teilen Sie Johns Gefühle?

Patricia: Ihre Praxis stört mich nicht so; ihn hat sie immer gestört.

Dr: Ja.

Patricia: Sie stört mich eigentlich gar nicht so sehr.

Dr: Stört es Sie, daß es dort keinen *Schreibtisch* gibt?

John: Ja ... etwas.

Dr: Warum?

Patricia: Was würde er mit einem Schreibtisch anfangen?

John: Nein, nicht, daß ein Schreibtisch fehlt, aber ...

Patricia: Meinst du eine Empfangsdame ... so etwas?

John: Mhm, eigentlich ja, man betritt einfach einen Gang. Es ist, es ist einfach ein Nichts für mich. Und du sagst, daß es dich nicht stört, aber du, du setzt dich nicht in das Wartezimmer.

Patricia: Nein, das mache ich nicht; ich finde es gräßlich.

John: Sie würde sich nicht ins Wartezimmer setzen, auch wenn sie dann nie eine Chance hätte, dranzukommen.

Patricia: Tja, es gibt dort keinen Platz zum *Sitzen*. Wer möchte sitzen?

John: Ja, das ist es. Es ist so verdammt ...

Dr: Sie mögen es weitläufiger?

John: Es ist kalt da. Es ist der Putz an den Wänden. Hier ist es warm, Holz ist warm; dies ist eine hübsche Decke. Sie haben hier einen schönen Fußboden; hier sind Fenster. Ah, man kommt rein, und da ist gleich so etwas wie Wärme. Man kommt *dort* hinein, und man hat das Gefühl absoluter Kälte, finde ich.

Dr: Was, woran erinnert es Sie? Ich meine »kalt«, ... »Zimmer« ... davon sprechen Sie doch, oder?

John: Ich weiß nicht. Vielleicht etwas sehr ... ich weiß nicht, wie man das ausdrücken soll. Etwas sehr Kaltes eben, etwas sehr, sehr Unpersönliches ...

Dr: Ja.

John: ... Einfach ein völliger Mangel ... ein völliger Mangel an Gefühl. Wenn man an einem Ort arbeiten muß ... nun, ich spreche ja nicht von Ihnen, sondern von mir ... wenn man an einem Ort arbeiten muß, dann will man, daß es dort angenehm ist, daß es einem gefällt.

Dr: Ja.

John: Und das machen wir in unserem eigenen Geschäft; wir machen so viele Dinge, und Leute kommen hin und sagen: »Das brauchen Sie doch nicht.« Unsere Ingenieure kommen, und sie sagen, »Weshalb machen Sie das?«

Dr: Ja.

John: Ich muß dort arbeiten. Ich will es so haben, wie ich's haben will.

Dr: Okay, schauen Sie mal, was ich mich frage, das, was mir so im Kopf rumgeht, ist, mhm, hat das etwas mit Ärzten zu tun?

John: Ja!

Dr: Und Ihrer Mutter?

John: Ja. Sehr sogar. Es hat eigentlich mit dem McCord-Krankenhaus zu tun, wo meine Mutter starb. Wenn ich daran zurückdenke, so war das McCord-Krankenhaus genauso ... so ... so sehr kalt, und die gleiche verdammt hohe Decke und gestrichene Wände und keine Sitzmöglichkeit ... Der neue, der neue Flügel vom McCord-Krankenhaus ist aus Glas und warm und hat Vorhänge, und als ich im McCord-Krankenhaus war ... ich hatte eine Operation, oh, vor fünf Jahren ... eine Bruchoperation ... da lag ich im neuen Teil. Und es war warm. Aber der alte Teil ... ich sagte, ich sagte ihnen nichts davon, weil ich annahm, daß sie viel zu tun hatten, und daß sie mich irgendwo hinstecken würden, wohin sie gerade wollten, aber ich hatte furchtbare Angst davor, in den alten Teil zu kommen.

Dr: Warum?

John: Es kam mir einfach so kalt vor. Ich kann mich erinnern, wie ich da draußen in dem Gang saß in der Nacht, als meine Mutter starb, und ich saß da und saß da, und keiner achtete auf mich, und ich saß da einfach ganz allein, und natürlich ...

Dr: In einem kalten Gang ...

John: Und mein Vater machte sich natürlich Sorgen. Und ich saß auf einer verdammten, kleinen Bank, eine von den ...

Dr: Wie der kleine, alte Stuhl vor Dr. Pauls Sprechzimmer.

John: Ja, wie der kleine, alte Stuhl vor Dr. Pauls ... und keiner – alle gingen vorbei, aber keiner sprach mit mir, und keiner sah mich ...

Dr: Keiner kümmerte sich um Sie.
John: Und keiner kümmerte sich um mich. Und ich kann mich an den hohen Gang erinnern und die harten Fußböden und die gestrichenen Wände, und ich war so außer mir, daß ich, ich erbrechen mußte, und ich schämte mich, wegen des Erbrechens, weil ich wußte, daß meine Mutter so krank war; und sie brauchte Hilfe, nicht ich ... Und dann kam jemand zu mir und sagte ...
Dr: Was, was meinen Sie damit, daß sie Hilfe brauchte?
John: Sie brauchte Hilfe; nicht ich ...

Sie hatte Krebs im Endstadium und stand unter starken Medikamenten.

Dr: Sie war da schon raus; Sie waren mittendrin.
John: Nein, nein, sie war da noch am Leben.
Dr: Ja, aber sie hatten sie wahrscheinlich mit Betäubungsmitteln vollgepumpt ...
John: Tja, das wußte ich nicht ...
Dr: Ja, nun, das haben sie wahrscheinlich gemacht.
John: Ja, weil ich das nicht wußte ...
Dr: Und niemand hat Ihnen mit Betäubungsmitteln geholfen; Sie waren offensichtlich ganz schön aufgewühlt, innerlich.
John: Und mir war so schlecht, und ich mußte mich übergeben, und, mhm, dann schämte ich mich, weil ich mich übergeben hatte. Und dann kam jemand zu mir her, mein Vater oder meine Tante, und sagte: »Oh, wir haben gar nicht einmal gemerkt, daß du da bist.« Und: »Wir hätten dich fragen müssen, ob es dir schlecht ist.« Und dann kam die Krankenschwester.
Dr: Aber keiner kümmerte sich um Sie, als Sie den Schmerz am stärksten spürten.
John: Es wußte überhaupt keiner, daß ich da war.
Dr: Und keiner kümmerte sich um Sie.
John: Ich weiß nicht.
Dr: Ein kleiner Junge, dem es verdammt schlecht ging ...
John: Ich hätte mir gewünscht, daß jemand dagewesen wäre und den Arm um mich gelegt hätte oder so etwas, und ...
Dr: Ja. Ja.
John (weint): Wissen Sie, wissen Sie, wenn ich mit Ihnen so rede, über diese Dinge, an die ich überhaupt nicht mehr gedacht hatte, bis ich anfing, mit Ihnen zu reden, und jetzt bringen sie mich fürchterlich aus der Fassung. Ich hätte können, ich wette mit Ihnen, noch fünfzig Jahre weiterleben, und ich hätte nicht daran gedacht, bis ich anfing, an Ihre Praxis zu

denken, und dann an diese Ärzte, und daß ... wirklich, ich glaube, der Gang im McCord-Krankenhaus hatte genau die gleiche Farbe wie Ihr Wartezimmer.

Dr: Hatten Sie das Gefühl, wenn Sie auf dem Weg zu mir waren, anfangs, da innen drin, daß Sie irgendwie sterben könnten?

John: Nein ...

Dr: Haben Sie nie diese Vorstellung gehabt?

John: Nein.

Dr (zu Patricia): Hat er Ihnen je eine Andeutung in dieser Richtung gemacht?

Patricia: Nein.

Dr: Kannten Sie seine Gefühle Ärzten gegenüber?

Patricia: Nein. Ich weiß, er sagt immer: »Ich bin nicht krank, ich brauche keinen Arzt.« Er hat tatsächlich kaum jemals auch nur ein Aspirin genommen, seit ich ihn kenne.

John: Wenn ich krank bin, nehme ich ...

Patricia: Ich habe mich immer gewundert, weshalb, weil ich ...

Dr: Können Sie sich ihn vorstellen, ein kleiner Junge, der draußen im Gang wartet, während seine Mutter im Sterben liegt ...

Patricia: Ja, das kann ich.

Dr: Es ist wirklich schrecklich. Was empfinden Sie, wenn er so die Fassung verliert? Beunruhigt Sie das?

John: Es ist doof, denn ich sollte nicht darüber weinen, zwanzig Jahre später, fünfundzwanzig Jahre später ...

Dr: Sie haben die ganzen Jahre über deshalb geweint ... es ist da, wie ein Eitersack, der ...

John (holt tief Luft): Ja, aber ich mag es nicht, daß meine Frau sieht, wie ich mich hier aufführe, und ich mag nicht, ich mag nicht, es ist ...

Dr (zu Patricia): Beunruhigt es Sie so sehr, ihn so zu sehen?

Patricia: Nun, ich erinnere mich daran, was er mir neulich sagte, daß er es einfach gern hätte, wenn ich ihm einmal sagen würde, daß ich ihn brauche.

Dr: Ja.

John: Das hätte ich auch gern. Das ist ... ich brauche sie, und ich möchte, daß sie mich auch braucht.

Dr: Brauchen Sie ihn?

Patricia: Klar brauche ich ihn.

Dr: Was spüren Sie innerlich, wenn er so die Fassung verliert?

(Stille. Mr. Tracy schnieft.)

Patricia: Er tut mir leid ...

John: Es kommt mir so blöd vor, weil ich nie gedacht hätte ...

Dr: Finden Sie es blöd?
Patricia: Nein, das finde ich nicht.
John: Ja, aber ich hätte nie mehr daran gedacht. Ich glaube nicht, daß ich jemals wieder daran gedacht hätte, bis Dr. Paul anfing, daran zu arbeiten, zu arbeiten und zu arbeiten ...
Patricia: Ich glaube, es tut dir wahrscheinlich ganz gut, daran zu denken, Liebling.
John: Aber es ist *so lange* her.
Dr: Also starb Ihre Mutter auch vor so langer Zeit, na und?
John: Ja, aber ich kann nicht ... aber ich denke daran, wie ...
Dr: Woran?
John: Ich kann das nicht ungeschehen machen, was passiert ist.
Patricia (leise): Das stimmt ...
John: Ich kann nicht ...
Dr: Nun, Sie lösen einen Teil der Gefühle, die existiert haben, die Sie im Innern festgehalten haben. *Das* machen Sie. Sie können die Tatsache, das Ereignis nicht ungeschehen machen ...
John: Ich sage Ihnen, was ich gerade damals gern gehabt hätte, jetzt, wenn ich so daran zurückdenke; und ich hätte es Ihnen vor ein paar Jahren nicht sagen können, weil ich es gar nicht wußte. Aber wenn mein Vater ... wenn die Bank groß genug gewesen wäre, oder wir hätten irgend wohin rausgehen können, ohne in dem verdammten, kleinen Gang sitzen zu müssen ... wenn wir hätten draußen sein können, in der ... wenn mein Vater mit mir hätte sprechen und mich vielleicht auf den Schoß nehmen können, oder, oder mit mir gesprochen ... oder nur seinen Arm um mich gelegt und, und ...
Dr: Ihnen das Gefühl gegeben hätte, daß er Sie mochte ...
John: Daß er mich mochte ... aber er konnte sich nicht um mich kümmern ... er kümmerte sich um meine Mutter, und er dachte gerade in dem Augenblick nicht an mich ...
Dr: Nun, Sie waren sein Sohn; ich meine, Sie waren kein Fremder.
Patricia: Du hattest aber nicht das Gefühl, daß er, weißt du, daß deine Mutter und dein Vater glücklich gewesen wären, Liebling.
John: Aber ich kann mich erinnern, daß er ...
Patricia (sanft): Aber er kann nicht mit dir sprechen ... das ist das Traurige.
John: Ich war in der Nacht so einsam. Und ich kann mich daran erinnern, ich erinnere mich an das Erbrechen, und ich weiß noch, wie die Krankenschwester kam und es wieder saubermachte ...
Dr: Nun, sind Sie seitdem nicht mehr einsam gewesen?
John: Ich hasse es, einsam zu sein. Ich kann mich jetzt so genau daran

erinnern, wie die Krankenschwester das wegwischte und saubermachte, und dann sagte mein Vater oder meine Tante ... ich glaube, meine Tante Mary war auch da, ja, ich weiß, daß sie da war ...: »Oh, keiner hat sich um dich gekümmert.« Sie sprachen unter sich, und ich hätte genausogut gar nicht existieren können.

Dr (zu Patricia): Sie sagten am Telefon, daß Sie nicht so genau wüßten, weshalb Sie hierherkommen sollten, denn es sei doch nichts besonders Auffallendes passiert ...

Patricia: Mhm.

Dr: Aber sehen Sie, solche Dinge sind in ihm drin, und ähnliche Dinge sind auch in Ihnen, und wenn sie nicht in Ordnung gebracht werden, fordern sie ihren Tribut. Ob's Ihnen gefällt oder nicht.

Patricia: Irgend etwas ...

Dr: Sehen Sie, Sie können, Sie müssen das sehen können, was vor zwanzig Jahren passiert ist, eigentlich vor mehr als zwanzig Jahren, nicht wahr?

John: Oh, es ist viel länger her.

Dr: Ja.

John: Vor dreiundzwanzig oder vierundzwanzig Jahren.

Dr: Was damals passierte, wirkt sich darauf aus, wie Sie den Korridor in Cambridge sehen; wie Sie die Ärzte betrachten ...

John: Nun, ich würde, verflucht noch mal, ich würde da ausziehen, wenn es meine Praxis wäre.

(Mrs. Tracy und Dr. Paul lachen.)

John: Und zwar ganz schnell.

Dr: Ja.

John: Nein, aber ich ... einsam ist kalt ... wenn ich daran zurückdenke, wenn ich am Friedhof vorbeigehe, denke ich *immer* daran ... meine Mutter da drin, wo es so kalt ist, und der verdammte, elende Eisenzaun, *allein.*

Dr: Sehen Sie, nicht der Korridor ist kalt ...

John: Es ist meine Vorstellung, in der die Kälte ist.

Dr: ... Es steckt in Ihnen. Und das, woran es Sie erinnert.

John: Und Patricia denkt, ich bin vollkommen verrückt, wenn ich so etwas zu ihr sage. Ich meine, wenn ich jemand anderem davon erzähle, dann lachen sie mich aus und sagen: »Oh, das ist doch nicht Ihr Ernst.« Aber für mich ist unsere Ranch das Wärmste, das Persönlichste, außer unserem Zuhause, und wenn ich sterbe, da will ich nicht auf einem verdammten, fremden Friedhof begraben werden, ich will auf der Ranch begraben werden. Mir ist's egal, wenn sie einfach ein Loch graben und mich hineinschieben ...

Dr: Möchten Sie neben Ihrer Mutter begraben werden?

John: Nein, ich möchte lieber, daß meine Mutter auf die Ranch kommt und neben mir begraben würde. Das, die Ranch, dies ist unser La ... Jeden Tag geht die Sonne darüber auf, und es ist warm, der Boden ist warm, und es ist ...
Dr: Meinen Sie wirklich, ich möchte Sie fragen, meinen Sie wirklich, daß diese Gefühle blöd sind?
John: Ja. Nicht für mich, aber wenn ich es jemand anderem sagen würde, wenn ich hinginge und zu jemand anderem sagen würde: »Ich will auf unserer Ranch begraben werden, weil das mein ganzes Leben gewesen ist ...«
Dr. Nein, ich meine eher dieses Sich-verletzt-Fühlen, die Schmerzen, die Sie durchgestanden haben ... sind sie so blöd?
John: Es kommt mir blöd vor, wenn ich jemand anderem davon erzählen muß. Ich spüre, wenn ich, wenn Patricia mich deswegen weinen hört, ... für mich ist das sehr real, mir tut es innen drin weh, aber ich mag nicht ... ich bin jetzt etwas durcheinander, ich bin nervös. Ich meine, jetzt beiße ich Fingernägel und zupfe mich an den Fingern, wenn ich daran denke. Ich sehe mich, wie ich als kleiner Junge auf diesem Gang saß. Ich bin *wirklich* vollkommen durcheinander. Ich kann mich *so genau* daran erinnern ...
Dr: Ja, aber sehen Sie, das Wichtige am Ganzen ist doch: Wenn Sie ...
John: Aber ich glaube, wenn Patricia das sieht ...
Dr: Wenn sie Sie dabei nicht sehen kann, dann werden auch Ihre Kinder mit Ihnen nicht über ihre Verletzungen sprechen können, weil sie die Sache ganz genauso sehen werden, daß es blöd ist, so etwas zu tun, und die Fassung zu verlieren.
John: Hmm.
Dr: Und deshalb werden sie dazu verdammt sein, die Dinge für sich zu behalten, ob Sie das wollen oder nicht. Es ist nicht blöd, es ist äußerst menschlich.
John: Ich verstehe.
Dr: Ich meine, Sie sind keine Maschine.
John: Nein, nein, mir tut es weh, innen drin, wenn ich daran denke. Nun, ich denke nicht dauernd daran ... ich hab nicht daran gedacht, glauben Sie mir ...
Dr: Oh, das glaube ich schon.
John: Ich habe seit fünfzehn, zwanzig, vierundzwanzig Jahren nicht daran gedacht ...
Dr: Nein, ich glaube Ihnen, und ...
John: Aber jetzt, wenn ich mit Ihnen spreche, da wird es mir so klar. Ich sehe mich dort sitzen, als ob es erst gestern gewesen wäre.

Dr: Und es war sehr real, nicht wahr? Ich meine, es war nicht bloß eine Einbildung.

John: Oh, nein, nein, nein, das war wirklich ganz real. Aber ich spüre ... Nun, da Patricia ...

Dr: Wissen Sie, wie wir darauf gekommen sind?

John: Wir sprachen von Ihrer Praxis.

Dr: Richtig. Etwas im Jahre 1968 steht in direktem Zusammenhang mit Dingen aus den vierziger Jahren.

John: Aber, sehen Sie, Patricia hat nicht, Patricia hat ...

Dr: Hat was?

John: Sie hat eigentlich gar keine Empfindungen des Schmerzes gezeigt. Und ich meine, daß sie stärker ist als ich, weil ich ganz durcheinander gerate, und ich erzähle Ihnen bis ins letzte Detail, was passiert ist; und Patricia tut das nicht ... Patricia ist stärker als ich.

Dr: Meinen Sie, daß sie stärker ist? Oder meinen Sie, daß sie sich besser verstellen kann?

John: Ich weiß nicht.

Dr: Was meinen Sie?

Patricia: Nein, ich spüre schon den Wunsch, meine Schmerzen ausdrükken zu können, wenn ich mich nur deutlicher erinnern könnte. Ich glaube, daß ich versuche, das alles zurückzudrängen.

Dr: Ja. Sehen Sie, durch das, was Sie [John]tun, ermutigen Sie vielleicht Ihre Frau, sich innerlich etwas zu lockern. Kommen Sie mit?

Patricia: Mhm.

John: Es ist trotzdem komisch. Ich habe nie daran gedacht, bis zu dem Augenblick, als ... es anfing ...

Patricia: Du erbrichst dich immer noch, wenn dich etwas aufregt, John.

John: Ja, das stimmt; wenn ich unglücklich und aufgeregt bin, da übergebe ich mich.

Patricia: Wenn wir uns streiten ... er erbricht alles, ständig, überall.

John: Ich kann einfach nichts im Magen behalten.

Patricia: Nein.

Dr: Sehen Sie, was Sie sich meines Erachtens überlegen sollten, wenn Sie die Sache in Ordnung bringen wollen, für sich selbst, für Ihren Mann und für die Jungen, Sie sollten über den Zusammenhang zwischen Ihrer Einstellung gegenüber Mexiko und gegenüber Ihrer Mutter nachdenken. Über Ähnlichkeiten. Denn ich glaube, es gibt wichtige Ähnlichkeiten.

John: Das kommt mir aber ziemlich weit hergeholt vor.

Dr: Nun, ich denke, das eben kam Ihnen auch so weit hergeholt vor, die Sache mit dem Gang im McCord-Krankenhaus. Ist das wirklich so weit weg? Was ist überhaupt weit weg, verdammt nochmal?

John: Jetzt, jetzt nicht mehr. Vorher erschien es mir so . . .
Dr: Vorher erschien es Ihnen so.
John: Oh, vorher erschien es mir so; es gab überhaupt keinen Zusammenhang. Überhaupt keinen. Ich hätte, mein Leben hätte davon abhängen können, und ich hätte überhaupt keine Beziehung gesehen zwischen Ihrer Praxis da . . .
Dr: Ja, richtig.
John: Und je mehr, je mehr ich darüber nachdenke, . . . Sie haben es erwähnt, aber je mehr ich darüber nachdenke, desto näher rückt es mir.
Dr: Ja.
John: Doch, sagen wir mal, noch vor drei Stunden, wenn Sie gesagt hätten: »Ihr Leben hängt davon ab«, ich hätte es Ihnen nicht sagen können. Jetzt komme ich mir ziemlich blöd dabei vor, wegen der drei Stunden, die ich dazu gebraucht habe.

(Dr. Paul kehrt zurück.)
Dr: Was halten Sie davon?
Van: Cindy ist einiges eingefallen, vielleicht . . .
Cindy: Also wirklich, ich . . .
Dr: Was?
Cindy: . . . möchte am liebsten aufstehen und weggehen.
Dr: Warum?
Cindy: Weil dies meine letzte Stunde mit Ihnen ist, und ich möchte nichts über die Probleme anderer Leute hören. Ich fand, Sie haben Van blokkiert, als er gerade anfing, sich mit einigen seiner Gefühle im Zusammenhang mit Alabama auseinanderzusetzen. Sie haben ihn davon abgebracht und ein Tonband von irgendwelchen anderen Leuten aufgelegt, und wirklich, da es das letzte Mal ist, daß wir mit Ihnen sprechen, ist es für mich, und es ist für uns wichtiger, mit Ihnen zu reden und von Ihnen ein Feedback zu bekommen, als uns die Sitzung irgendwelcher anderer Leute anzuhören.

> Es ist gut, daß Cindy ohne weiteres ihren Ärger über mich ausdrücken kann. Sie zeigt jedoch immer noch das Bedürfnis, Van zu schützen.

Dr (zu Van): Geht's Ihnen genauso?
Van: Ich habe es nicht so stark empfunden. Ich versuchte, herauszubekommen, warum Sie das Band abspielten, und ich versuchte, mitzukriegen, was da an wichtigen Aussagen drinstecken könnte.

Vans Reaktion macht deutlich, daß er versuchte, sich die schmerzlichen Empfindungen, die John auf dem Tracy-Band zum Ausdruck brachte, vom Leibe zu halten. Ich glaube, Van war verärgert, daß durch die trauerähnlichen Gefühle bei ihm Erinnerungen geweckt wurden.

Dr: Das Wichtige daran ist nämlich, daß Sie irgendwo, irgendwann den Kindern beibringen müssen, was da vor sich gegangen ist.
Van: Zwischen uns?
Dr: Ihre Lebensgeschichte.
Van: Meine?
Dr: Ihre *(wendet sich an Cindy)* und Ihre.
Van: Mhm. Sehen Sie, wir haben versucht, darüber zu sprechen, ob wir sie auf Distanz halten und ob wir ihnen nicht erlauben, ihre Gefühle auszudrücken, oder was. Ich glaube, wir haben sie gebeten . . .
Dr: Worum gebeten?
Van: Um Gefühle, um Kommunikation, um Offenheit.
Dr: So klappt das nicht. Sie müssen ihnen von sich erzählen, und dann bekommen Sie etwas zurück. Sie bitten gar nicht. Sie werden es als Aufforderung verstehen, eine Show abzuziehen.

Ich möchte damit zum Ausdruck bringen, wie wichtig es ist, den Kindern zuerst von den eigenen Gefühlen zu erzählen, von den angenehmen wie von den schmerzlichen Gefühlen, die man erlebt hat, ohne damit bei den Kindern Schuldgefühle hervorzurufen, und die eigene Lebensgeschichte zu erzählen, die mit diesen Gefühlen im Zusammenhang steht. Dann werden die Kinder ihrerseits zu einem ähnlichen Verhalten fähig sein . . . nicht sofort, aber zu einem späteren Zeitpunkt.

Van: Ja.
Cindy: Tja, und ich dachte gerade das Gegenteil. Zum Beispiel, als ich so deprimiert und durcheinander war, mhm, da kamen die Kinder eines Tages, als ich in der Küche saß und weinte, und Cathy sagte: »Was ist denn los?« und ich sagte: »Mama ist einfach furchtbar unglücklich im Augenblick.« Cathy fragte, warum, und ich sagte: »Mom hat einfach das Gefühl, daß sie im Augenblick überhaupt niemand mag«, und Cathy sagte: »Mom, ich hab dich lieb«, und ich sagte: »Ich weiß, Cathy, aber trotzdem habe ich im Augenblick das Gefühl, daß mich überhaupt niemand liebt.« Und Mary Lee, die so sensibel ist, sagt: »Du meinst, du glaubst, daß Daddy dich nicht mehr mag, nicht wahr?« Und ich sagte: »Du hast recht, ich glaube, Daddy ist im Augenblick furchtbar böse auf

mich.« Und dann dachte ich, das sei schrecklich, und ich hätte ihr das nicht erzählen sollen, und es tat mir wirklich leid, daß ich es ihr gesagt hatte. Und wir stritten viel miteinander.

Dr: Ja.

Van: Sie schnappen das einfach auf.

Cindy: Und Mary Lee sagte, mhm, Mary Lee sagte: »Daddy, magst du Mom nicht mehr? Liebt Mom dich nicht mehr?« und all sowas. Und jetzt . . .

Dr: Ja.

Cindy: . . . sehen sie uns, wie wir uns küssen, und dann sagen sie: »Oh, nein, jetzt geht's schon wieder los mit der Schmuserei!« Und ich sagte: »Nun, ihr wißt doch noch, wie wir uns gestritten haben; wie mögt ihr uns denn am liebsten?« Da meinte Mary Lee: »Tja, ich mag euch . . . mir gefällt's, daß Daddy dich jetzt mag.« Doch ich dachte, das sei ganz falsch, daß sie das alles mitkriegten.

Dr: Nein, es ist nicht falsch.

Van: Ich glaube auch nicht, daß es falsch ist.

Dr: Denn wenn sie nicht Bescheid wissen, fühlen sie sich am Ende auch noch dafür verantwortlich.

Cindy: Tja, das stimmt, denn ich habe schon festgestellt, daß ich meinen Ärger an ihnen ausließ, und ich dachte, Mensch, jetzt muß ich ihnen aber zu verstehen geben, daß ich eigentlich auf ihren Vater böse bin und nicht auf sie.

Dr: Nun, ich bin froh, daß Sie auf mich böse sein konnten.

Cindy: Ja, ich habe keine Lust, etwas über diesen Kerl in seinem Büro zu hören.

Dr: Was wollten Sie . . .

Cindy: Ich wollte Sie heute für mich haben.

Dr: Und worüber wollten Sie heute sprechen?

Cindy: Nun, es ist nicht unbedingt so, daß ich sprechen wollte, es war nur . . . es ist auch das erste Mal, daß Van von seiner Reise nach Alabama spricht. Ich habe noch nicht einmal Gelegenheit gehabt, mit ihm darüber zu sprechen, und er wurde . . . mir schien, daß er wirklich recht emotional war, und Sie haben ihn einfach abgewürgt und sind rausgegangen. Und ich dachte, nun, das war nicht sehr nett von Ihnen, Van gegenüber.

> Jetzt, während der letzten Sitzung, spricht Cindy wieder für Van, worin sich eine gewisse Tendenz zur Regression ausdrückt, als einer Möglichkeit, das Abschiednehmen zu umgehen.

Dr: Haben Sie das Gefühl gehabt, daß es nicht nett von mir gewesen ist?

Van: Dieses Gefühl hatte ich eigentlich nicht, nein. Ich neige dazu, mit solchen Sachen ganz anders umzugehen. Ich versuche, aufzunehmen, was ich kann, und nach Möglichkeit aus allem zu lernen, und deshalb ... und vielleicht müßte ich öfter böse werden, mehr, als ich es tue, aber ich werde nicht böse.

Dr: Vielleicht wird sie an Ihrer Stelle böse.

Cindy: Das wollte ich gerade sagen. Ich empfinde und reagiere immer für ihn.

Van: Sie ist auf diese Art sehr beschützend.

Dr: Wie Ihre Mutter.

Cindy: Richtig.

Van: Wirklich, während das Tonband, während es ablief, nahm ich ihre Hand in die meine und sagte: »Ich liebe dich.« Und ich glaube, einer der Gründe ... das kam von dem Band ... aber einer der Gründe, warum ich Cindy heiratete, ist der, daß Cindy solche Dinge für mich tun konnte.

Dr: Ja.

Van: Mir war das nicht bewußt ...

Dr: Ja.

Van: ... aber ich spüre es jetzt wesentlich deutlicher als zuvor, und ich glaube, die Menschen, zu denen ich mich hingezogen fühle ... die Frauen, die ich attraktiv finde ... sind ähnlich ...

Dr: Ja.

Van: ... insofern ähnlich ... ich glaube, das trifft bei Jennifer zu.

Cindy: Sie ähnelt mir überhaupt nicht.

Van: In dem Sinne, daß sie expressiver ist als ich, schon.

Cindy: Oh.

Van: Aber, wenn ich's recht bedenke, sind vielleicht alle Leute expressiver als ich. Aber in dem Sinn, mhm ...

Van kann sich selbst jetzt so sehen, wie andere ihn sehen.

Cindy (lacht): Tja, ich habe eben eingesehen, daß ich unnötigerweise eine ganze Menge stellvertretend für dich empfunden habe! *(Van lacht)*

Cindy durchschaut sich selbst. Vielleicht ist das der Beginn ihrer emotionalen Freiheit.

Dr: Vielleicht haben Sie auf diese Art und Weise Ihre Identität gewonnen. Indem Sie das machten.

Van: Ich kann mir darauf keinen rechten Reim machen, denn in Cindys Familie konnte an sich keiner seine Gefühle ausdrücken, also bekam man zum Schluß Migräne. Cindy hat nach der Heirat fast nie mehr Migräne gehabt, davor jedoch unzählige Male.

Cindy: Nein, er hat ganz recht. Denn ich habe ... du und meine Mutter, ihr seid euch darin ganz ähnlich, daß ihr Gefühle nie zeigt. Und ich habe immer starke Gefühle gehabt, wenn mein Vater auf meiner Mutter herumhackte und so, da hab ich immer mit meiner Mutter und für sie gefühlt ...

Van: Und sie beschützt, ja.

Cindy: ... und ihre Partei ergriffen.

Van: Das stimmt.

Cindy: Und bei dir mache ich das gleiche, denn wenn meine Mutter traurig wurde und so weiter, griff ich Daddy an, weißt du. Und heute dachte ich, du seiest traurig, und ich dachte, nun, Dr. Paul ist nicht nett zu dir. Und dabei hast du es gar nicht so empfunden. Wie meine Mutter früher sagte: »Cindy, hör auf, deinen Daddy anzumeckern. Du weißt nicht, was ich empfinde. Mir macht es nichts aus, daß Daddy das zu mir gesagt hat.« Und doch habe ich ihre Kämpfe für sie ausgetragen.

Dr: Welche Rolle spiele ich denn in diesem Dreieck?

Cindy: Sie waren mein Daddy und ließen ihn nicht kämpfen.

> Ich repräsentierte tatsächlich in diesem Augenblick Cindys Vater, der Cindys Mutter nicht kämpfen ließ oder sie jedenfalls nicht dazu ermutigte, und Van befand sich in der Rolle von Cindys Mutter.

Dr: Stimmt.

Cindy (mit Bitterkeit): Und der sich nichts daraus machte und einfach aufstand und wegging.

Dr: Genau, wie es Ihr Vater getan hätte. Genauso. Dieser Scheißkerl.

Cindy (lacht)

Van: Ja, so ist er.

Dr: Was ich mir hier notiert habe, lautet: Sie heiratete ihre Mutter, und er heiratete seinen Vater ... nächster Fall, bitte.

(Beide lachen herzhaft)

Van: Stimmt genau.

Dr: Nun werde ich Ihnen sagen, was Sie machen sollten, das heißt, mhm, sofern Sie mich nicht wieder einmal aufsuchen, dann, wenn die Kinder älter werden, nehmen Sie Ihre Bänder, holen Sie sich noch einen Apparat und löschen Sie alle Teile, die mit Ihrem sexuellen Verhalten zu tun haben, und dann haben Sie den Prozeß vor sich, der zeigt, woher Sie kamen.

Cindy: Ja.

Dr: Und dann spielen Sie das den Kindern vor. Sie können das mit ihnen gemeinsam machen. Und sie werden ein Gespür für Ihre Entwicklung bekommen, wie sie sich hier dargestellt hat. Ohne falschen Zungenschlag ...

Van: Mhm.
Dr: ... sondern so, wie es sich hier abspielte. Und Sie heben die Bänder auf ... Sie sehen irgendwie traurig aus, Van.
Van: Ahh, ich denke darüber nach, mhm, ich überlege hin und her, wie es war, als ich heranwuchs, und wie ich möchte, daß meine Kinder aufwachsen.
Dr: Und der Neid auf die Kinder, daß sie etwas haben, was Sie nicht hatten, beide nicht, das ist etwas, was Sie in Ihre Köpfe hineinkriegen müssen. Und sagen Sie es ihnen, daß Sie sich darüber im klaren sind, daß Sie neidisch sind, weil Ihre Kinder diese Möglichkeit hatten oder jene Erfahrung machen konnten.
Cindy: Da ist noch etwas, was ich sehr stark empfinde, daß ich keine sehr gute Mutter war, denn ich sehe ja, wie schrecklich sie sich benehmen, und ich kriege richtig Angst, sie nach Wales mitzunehmen, in diese fremde Kultur, wo die Kinder angeblich alle so perfekt sind.

Wieder dieses Wort »perfekt«.

Dr: Sie sind nicht perfekt.
Cindy: Hoffentlich stimmt's. Aber alle sagen immer ... nicht alle, aber ich bekomme so viel zu hören zur Zeit, daß ich besonders empfindlich bin wegen der Kinder, weil, mhm, warte nur, wenn deine Kinder so was erst mal in Cardiff machen, oder so ähnlich, du wirst nie wieder zum Tee eingeladen oder so. Und ich denke, du liebe Zeit, wissen Sie, irgendwo, auf irgendeine Art habe ich was falsch gemacht, denn meine Kinder sind so ... sie haben überhaupt keine Manieren, sie sind so lebhaft.
Dr: Nun, ich will Ihnen sagen, wie Sie das mit den Kindern in Ordnung bringen können. Mhm, ich glaube, daß Van mehr oder weniger bereit ist, mit den Kindern eine etwas positivere Richtung einzuschlagen. Sie *(zu Cindy)* treten ein bißchen mehr in den Hintergrund, und Sie *(zu Van)* engagieren sich etwas mehr, dann wird das mit den Kindern schon recht. Sie haben auf Ihren *(zu Van)* guten Einfluß verzichten müssen, nicht weil Sie das so gewollt hätten, sondern aufgrund dessen, was Ihnen als Kind so passiert ist.
Cindy: Mhm.
Dr: Ich glaube, Sie sind jetzt soweit, daß Sie sich Ihren Kindern zuwenden können.
Van: Ja. Ich glaube, die Kinder sind außerdem soweit, daß wir mit ihnen darüber reden können, anstatt ...
Cindy: Ja, Cathy war toll gestern abend, nicht wahr?
Van: Sie mußte ihre Gefühle nicht mehr so stark ausagieren ... wir konnten mit ihr reden.

Cindy: Zum ersten Mal.
Dr: Es fällt einem schwer, an einen endgültigen Abschied zu denken.

Ich führe sie zu dem Thema der Sitzung zurück. Ich will, daß es so ausführlich wie möglich behandelt wird, ehe wir uns trennen.

Van: Mir schon.
Cindy: Du liebe Zeit, ich habe das nicht so empfunden, weil ich dachte, wir könnten wiederkommen; ich wußte nicht, daß wir endgültig Abschied nehmen müßten.
Dr: Sie müssen nicht Abschied nehmen; wir denken nur darüber nach, wie es ist, einander endgültig »Adieu« zu sagen.
Cindy: Wenn ich daran denke, mich endgültig von Ihnen verabschieden zu müssen, fange ich an zu weinen. Denn . . .
Dr: Warum?
Cindy: Abschiednehmen macht mich immer traurig.
Dr: Das ist das, was den Menschen wohl am schwersten fällt, endgültig Abschied zu nehmen.
Cindy: Das ist wirklich wahr. Deshalb sagen wir immer, wir werden schreiben und miteinander in Kontakt bleiben, und dann ist es ein allmählicher . . . dann sehen wir uns nie wieder.
Van: Ja. Meine Art zu reagieren, so wie ich mich jetzt verstehe, wäre, das nicht jetzt schon zu empfinden, sondern erst in etwa zwei Stunden.
Dr: Ja.
Van: Ich würde es schon spüren.
Cindy: Und ich werde jetzt sofort weinen und mich nach zwei Stunden wieder bestens fühlen.
Van: Und dann fragst du dich, warum zum Teufel ich nach zwei Stunden so traurig bin. Ja.

Es gehören immer zwei auf die Wippe!

Dr: Lassen Sie mich Ihnen einfach ein paar Vorschläge machen. In Anbetracht des bevorstehenden Abschieds, und es muß kein endgültiger Abschied sein, möchte ich nur sagen, daß allein der Gedanke an ein endgültiges Abschiednehmen, daß diese Art von Erfahrung . . . aber . . . daß einen das schon in Alarmbereitschaft versetzen kann.
Cindy (zu Van): Ich dachte, weißt du, ich habe dir erzählt, daß ich bei den Kindern wirkliche Veränderungen festgestellt habe. Und ich dachte, es läge an meinem veränderten Verhalten . . . weißt du, es lag in Wirklichkeit daran, daß du zu ihnen zurückgekommen bist.

Sie hatte versucht, ihr Verhalten zu ändern.

Van: Ja. Ich denke, es liegt an beidem. Ich finde, du reagierst anders auf sie als früher.

Dr: Sie müssen damit rechnen, daß es einen gewissen Rückschlag gibt, und dieser Rückschlag ist Ihre Art, den Groll gegen mich zum Ausdruck zu bringen, weil Sie gehen müssen. Klar?

> Nach meiner Erfahrung hängen Rückfälle zum größten Teil damit zusammen, das es den meisten Klienten schwerfällt, ihren Groll gegen den Therapeuten zu erkennen. Sie sind außerdem ein Indiz für den unbewußten Wunsch, in die therapeutische Konstellation zurückzukehren.

Cindy: Mhm.

Dr: Ich bin immer noch neugierig, wie es Ihnen gelungen ist, sich so rasch zu entwickeln. Die meisten brauchen etwas länger. Es sind jetzt anderthalb Monate. *(Er schickt sich an, das Videoband vom 1. November 1972 abzuspielen.)*

Van: Nicht länger? Ich habe Angst, daß wir gerade dann einen Rückfall haben, wenn wir in South Dakota ankommen. Ich hab so die Vorstellung, daß ich aus den Latschen kippen werde, sobald Cindys Vater mich auch nur schief anguckt. Ich werde ihm sagen, er könne mich mal, oder sowas.

> Van ist jetzt fähig, sich auf eine extrem lockere, beiläufige Art auszudrücken. Ein ziemlicher Fortschritt für den zugeknöpften steifen Professor der ersten Sitzung.

Cindy: Mir würde das nichts ausmachen.

Van: Denn wenn ich zurückstecke, kann ich nicht ich selbst sein. Dann muß ich so sein, wie er mich haben will.

Dr: Nun, warum üben Sie das nicht zusammen, in einem Rollenspiel, auf dem Weg dorthin, damit Sie es ihm sagen können, ohne großes Trara.

Van: Ja, das würde ich sowieso, denn ich bin ein netter Kerl, hahaha. *(Lacht)* Ich würde wahrscheinlich nie ... Oh, doch, das eine Mal, als ich mit ihm telefonierte, da hab ich's gemacht.

(Das Videoband läuft ab. Van erzählt, wie er seine Eltern beim Geschlechtsverkehr überraschte, siehe S. 169–175.)

> Der Videoausschnitt soll Cindy und Van daran erinnern, wie sich ihre Probleme zu lösen begannen, als Van von den Schuldgefühlen erzählte, die er hatte, nachdem er seine Eltern beim Geschlechtsverkehr gestört hatte. Ich möchte damit bei ihnen die Erkenntnis verstärken, daß ihre eigenen ehelichen und sexuellen Schwierigkeiten durch voreheliche Faktoren verursacht wurden.

Dr: Wie finden Sie die beiden dort?
Van: Mir kommt er immer noch sehr kopflastig vor.
Dr: Verbal sehr gefällig.
Van: Er kann sich artikulieren, aber ... er spricht irgendwie nicht über die Dinge, über die eigentlich gesprochen werden müßte.
Dr: Und jetzt sind sechs Wochen vergangen. Ich möchte Sie etwas fragen. Würden Sie eine Einverständniserklärung unterschreiben, daß wir dieses Material für Medizinstudenten oder junge Ärzte benutzen können?
Van: Welches?
Dr: Das Ganze.
Van: Das Ganze. Tja, das einzige, wobei mir nicht ganz wohl ist, wäre, daß ich vielleicht Namen erwähnt habe, die man identifizieren könnte.
Dr: Alle Namen von Leuten, die nicht zur Familie gehören, würden weggelassen werden.
Van: Dann hätte ich keine Bedenken.
Cindy: Hm, hm. Nein.
Van: Cindy hat seit kurzem so 'ne Sache; sie kriegt so ein taubes Gefühl im Arm. Das beunruhigt mich etwas, ich weiß nicht, was es ist.
Cindy: Es sticht wie mit Nadeln, genau hier. Und dann breitet es sich über den ganzen Arm aus.
Dr: Okay. Lassen Sie mich überlegen, was Sie dagegen unternehmen könnten, wenn Sie nach Hause, nach South Dakota fahren, und deshalb ist es vielleicht eine gute Idee, wenn Sie *(zu Van)* den Quatsch von ihrem Vater ein bißchen abfangen könnten ...
Van: Ja, das kann ich machen.
Dr: Ich würde einen Familienstammbaum anfertigen, über ein paar Generationen hinweg; versuchen Sie dann, herauszubekommen, was den verschiedenen Leuten widerfahren ist, und Sie werden sehen, daß Sie mit dem Taubheitsgefühl körperlich auf etwas reagieren, das Ihnen auf nonverbale Weise mitgeteilt wurde; Sie müssen es entziffern. Verstehen Sie?

Van gab mir den Hinweis darauf, daß Cindy zu somatischen Beschwerden neigt, als er ihre Migräne erwähnte. Ich versuche, das Taubheitsempfinden als Ausdruck irgendeines inneren, emotionalen Konflikts zu interpretieren. Die Statistiken zeigen, daß achtzig bis neunzig Prozent aller von Patienten angegebenen Beschwerden funktionelle Störungen sind, denen kein organisch-pathologischer Prozeß zugrunde liegt. Deshalb ist die Wahrscheinlichkeit groß, daß weitaus die meisten der angegebenen Beschwerden eher funktionell als organisch bedingt sind. Natürlich könnten Cindys Beschwerden körperliche Ursachen haben, aber ich wollte sehen, was herauskommen würde, wenn man der Sache einmal auf diese Weise nachgehen würde.

Dr: Sie haben sich doch schon mit der Geschichte auseinandergesetzt, wie es wäre, wenn Sie mit Ihrem Vater ins Bett gehen würden, nicht wahr?

Indem ich an dieser Stelle auf die Inzestphantasie anspiele, setze ich die während der vorangegangenen Sitzung entwickelte Strategie oder Technik fort, sie für Inzestphantasien zu desensibilisieren (siehe S. 213–217).

Cindy (nickt bejahend).
Dr: Ich weiß nicht, ob ich Ihnen davon erzählt habe ... ich habe es erwähnt ... habe ich Ihnen schon von dem Theaterstück »Der Familientag« von T. S. Eliot erzählt?
Van: Ja.
Cindy: Ich erinnere mich vage daran, aber ich weiß nicht mehr, was Sie darüber sagten.
Dr: Haben Sie es gelesen? Haben Sie es sich beschafft?
Cindy: Nein.
Dr: Nun, Eliot hat dort literarisch in etwa das gemacht, was ich hier tue, jedenfalls so, wie ich es sehe. In diesem Stück erhält die Hauptfigur, Harry, von einer Tante die Schlüsselinformation, die seine Halluzinationen zum Verschwinden bringt.* Der Ausgangspunkt des Geschehens. Ihr Körper versucht, Ihnen etwas zu sagen. Nehmen wir an, daß es nichts Organisches ist.

Ausgehend von der Annahme, daß die Schmerzen keine organische Ursache haben, versuche ich momentan herauszufinden, worauf sich dieses Gefühl beziehen könnte.

Cindy: Mhm.
Van: Ja, ich machte mir Sorgen, daß es etwas Organisches wäre.
Dr: Sind Sie beim Arzt gewesen?
Cindy: Nein, aber es kommt ... zum Beispiel trug ich einen Karton nach oben, und da überfiel mich dieser Schmerz in der Brust, einfach ...
Dr: Ein heftiger Schmerz?
Cindy: Mhm. Und dann, mein Arm war wie abgestorben.
Dr: Hat irgend jemand in Ihrer Familie Angina [pectoris]?

---

* Vgl. das Zitat aus T. S. Eliot, »Der Familientag«, in der Einführung, S. 17.

Van: Das hatte ich mir auch überlegt.

Cindy: Ich weiß nicht. Ich weiß nicht einmal, was das ist.

Dr: Wann haben Sie sich zum letztenmal gründlich medizinisch untersuchen lassen?

Cindy: Ich glaube, als ich mein Baby bekam. Oh, eine richtige Untersuchung, tja, ich glaube ...

Van: Du hast dich noch nie vollständig untersuchen lassen.

Cindy: Nein, ich glaube nicht, daß ich jemals richtig gründlich untersucht worden bin.

Dr: Nun, Sie sollten das mal machen lassen, aber die Wahrscheinlichkeit ist groß, daß es nur eine funktionelle Störung ist. Aber beschaffen Sie sich den »Familientag« von T. S. Eliot.

Cindy: Mhm.

Dr:... Und lesen Sie das, Sie werden dadurch eine gewisse Vorstellung bekommen, wie Sie herausfinden können, nach wem Sie benannt worden sind und solche Dinge, und nach welchen Gesichtspunkten sie sich entschieden haben, Ihre Mutter und Ihr Vater. Wissen Sie, nutzen Sie die Zeit, die Sie dort verbringen und sagen Sie ihnen ... ich würde es auf Band aufnehmen und es mitnehmen, und wenn Sie in Wales sind, können Sie es sich nochmal anhören.

Cindy: Meinen Sie, es wäre sinnvoll, der Frage nachzugehen, ob ich ein ... ob ich gezeugt wurde, ehe sie heirateten?

Dr: Sicherlich. Aha. Haben Sie daran gedacht, als die Sache anfing?

Cindy: Nein, ich glaube nicht. Das war eine der Fragen, die ich Ihnen heute stellen mußte, und ich ...

Dr: Sicherlich.

Cindy: Ich habe mir eben einige Fragen überlegt, die ich Ihnen stellen wollte.

Dr: Haben Sie sonst noch welche? Ich glaube, das ist eine wichtige Frage, die geklärt werden sollte. Sie hat aufs engste mit den Bedingungen Ihrer Existenz zu tun.

Van: Wann fing die Sache an? Ich kann mich nicht mehr erinnern.

Cindy: Ich erzählte dir gestern zum erstenmal davon, aber vor etwa drei Wochen, als ich ...

Dr: Vor drei Wochen. Also, was ist vor drei Wochen passiert. Vor drei Wochen war der wievielte? Diese Dinge lassen sich sehr genau voraussagen.

Cindy: Wirklich?

Dr: O ja.

Cindy (lacht): Ich kann nicht glauben, daß es psychologische Ursachen haben soll, denn es tut so weh. Das ist unglaublich.

Es fällt den Menschen, dem Laien wie dem Fachmann, immer schwer zu glauben, daß stark emotionsgeladene Zustände, die dem Bewußtsein verborgen sind, sich in körperlichen Schmerzempfindungen ausdrücken können.

Van: Nun, dein Körper hat schon immer für dich gesprochen.
Cindy (lacht): Das stimmt schon.
Dr: Hier sind die drei Wochen ... wir gehen genau nach dem Kalender ... heute ist der wievielte? Heute ist der achtzehnte, drei Wochen davor, das wäre ... erinnern Sie sich genau, wann es zum erstenmal auftrat?
Cindy: Ich schlief, ich lag im Bett. Ich hatte einen Alptraum.
Dr: Einen Alptraum, worüber?
Cindy: Ich kann mich an den Alptraum nicht mehr erinnern, ich erinnere mich nur ... ich bekam keine Luft.
Dr: In welcher Nacht war das?
Cindy: In welcher Nacht es war? Oh, daran kann ich mich nicht erinnern.
Dr: Überlegen Sie gut.
Cindy: Es war in der Nacht von Dienstag auf Mittwoch.
Dr: Von Dienstag auf Mittwoch.
Cindy: Denn ich hatte getrunken, und ich dachte, es wäre der Alkohol. Oh, ich weiß! Ich weiß, was es war!
Dr: Ja?
Cindy: Hm, hm *(lacht)*. Es war die Vergewaltigungsszene. Ich wurde von den acht Männern vergewaltigt.
Van: War es das?

Offensichtlich hatte Cindy einen Teil des Traumes Van mitgeteilt.

Cindy: Ja.
Van: Hast du mir nicht erzählt, daß deine Großmutter ..., deine Groß- oder Urgroß ...

Van war über dieses Ereignis informiert.

Cindy: Meine Ururgroßmutter wurde von Indianern vergewaltigt, daher haben wir unser indianisches Blut.
Dr: Okay, Sie werden im Traum von acht Männern vergewaltigt. Wie hieß denn diese Ururgroßmutter?
Cindy: Hmmm, Hazelton.
Dr: Mit dem Vornamen.
Cindy: Ich glaube Cynthia. Cynthia. Cynthia, hmmm.*

---

* Cindy ist eine Kurzform von Cynthia. Anm. d. Übers.

Dr: Da haben wir's!
Cindy: Das kann nicht sein.
Dr: Das kann nicht sein?
Cindy: Oh, nein, das ist einfach zu gespenstisch *(lacht)*.
Dr: Was soll das heißen, es kann nicht sein? Genauso läuft es. Es ist nicht gespenstisch, es hat einfach eine andere Art von Logik.

> Die Aussicht, daß dies unser letztes Zusammensein sein würde, und die Vorstellung, daß die Auslandsreise eine umwälzende Veränderung mit sich bringen würde, haben anscheinend einen recht merkwürdigen Traum auftauchen lassen, der mit der Frage zusammenhängt, wie Cindy zu ihrem Namen gekommen ist. Diesen Traum, diese Verkörperung einer Katastrophe, kann man dahingehend interpretieren, daß er aus der nonverbalen Überlieferung eines einzelnen Archetypus resultiert, der dem Fundus der Familiengeschichte entstammt.

Cindy: Okay, wenn ich heute nacht an diesem Herzinfarkt sterbe, müssen Sie diese Theorie wieder fallenlassen *(lacht)*.

> Cindy deutet an, daß sie einen Herzinfarkt haben wird, weil es ihr schwerfällt, »Auf Wiedersehen« zu sagen. Und vielleicht möchte sie mit diesem Schmerz auch zum Ausdruck bringen: »Bitte verlaß mich noch nicht, ich brauche Hilfe.« Und: »Es ist noch zu früh, um so auseinanderzugehen.« Es kommt in der letzten Sitzung sehr oft vor, daß sich bei den Klienten eine Reihe von körperlichen Beschwerden einstellen, die ein Zeichen für ihre Ambivalenz gegenüber dem Abschiednehmen sind.

Dr: Nun, was Sie machen, wenn Sie dort sind: Sie starten eine wirklich gründliche Untersuchung der Familiengeschichte.
Cindy: Ich kann mich erinnern, ich erinnere mich, daß ich beinahe Ann oder Cynthia genannt worden wäre, wegen einer Ururgroßmutter, aber ich weiß, daß sie mit Nachnamen Hazelton hieß. Aber meine Kusine wurde einen Monat vor mir geboren; und so bekam sie den Namen Cynthia, und deshalb gab mir meine Mutter den Namen Cindy. Es gibt außerdem eine andere ...
Dr: Das beängstigt Sie, nicht wahr?
Cindy: Ja, weil man einfach ... es kann nicht sein.
Dr: Nein, die Sache ist die, daß hier wirklich deutlich wird, wie bedeutsam die nonverbalen Schwingungen und Signale sind.
Cindy: Ja.
Dr: Das hat nichts mit Spuk oder Gespenstergeschichten zu tun. Es zeigt

einfach, daß wir uns mehr vom Unbewußten als vom Bewußtsein leiten lassen.
Cindy: Das meine ich ja, wenn ich sage, es sei gespenstisch, weil man eigentlich nicht ...
Dr: Weiß, was los ist.
Cindy: Genau.
Dr: Okay. Also akzeptiert man das und versucht dann eine Antwort zu finden.
Cindy: Es ist herrlich zu wissen, daß ich für nichts mehr verantwortlich bin.

> Das Thema Verantwortung taucht wieder auf. Wenn unser Leben sich zu einem so großen Teil jenseits unserer Kontrolle oder unseres Bewußtseins abspielt, inwiefern können wir dann dafür verantwortlich gemacht werden? Vielleicht kann der einzelne dadurch stärker die Verantwortung für sich und sein Leben übernehmen, daß er sich einerseits stärker auf seine Fähigkeit besinnt, seine innere Welt zu verstehen, und andererseits seine Unfähigkeit erkennt, andere Menschen zu kontrollieren.

Van: Ich glaube nicht, daß er das gesagt hat.
(Alle lachen freundlich.)
Dr: Ich möchte, daß Sie sich sehen, wie Sie heute sind. Ich werde folgendes machen: Ich gebe Ihnen die Kopie eines Aufsatzes, den einer meiner Freunde verfaßt hat über die Frage, wie sich die eigene Persönlichkeit aus dem Beziehungsgeflecht des Elternhauses heraus entwickelt und differenziert.
(Das Videoband des Gesprächs auf S. 240–249 läuft ab.)
Cindy: Oh, du liebe Güte!
(Alle lachen lauthals).
Dr (zu Van): Wie finden Sie sich dort so?
Van: Ich schaffe es schon noch.
Dr: Ja, das glaube ich auch.
Van: Ist schon viel besser.
Dr: Gut.
Van: Ich werde mit der Scheiße schon fertig.
Cindy: Mmm.
Dr: Tja, ich finde, Sie haben beide Glück.
Van: Ja, ich glaube auch, ... aber abgesehen davon möchte ich es nicht einfach dem Glück zuschreiben.
Dr: Nein, Glück in dem Sinne, daß Sie zur richtigen Zeit am richtigen Ort waren.

Cindy: Welche Diagnose hätten Sie uns denn während der ersten Sitzung gestellt?
Dr: Ich habe es aufgegeben, Diagnosen zu stellen, weil das nur zu vorschnellen Urteilen führt. Hier ist der Aufsatz. Das ist ein Abschiedsgeschenk für Sie. Der Aufsatz, den Sie da in den Händen halten, ist meines Erachtens eine der wichtigsten Arbeiten des Jahrhunderts.

> Es handelt sich um den Aufsatz eines Kollegen, »Toward the Differentiation of a Self in One's Own Family« (dt. etwa: »Zur Differenzierung des Selbst in der Ursprungsfamilie«, siehe Literaturhinweise, S. 289 f.).

Van: Anonym.
Dr: Nun, das liegt daran, daß der Kerl sich Sorgen machte, seine Familie könnte in einen Rechtsstreit hineingezogen werden. Der Verleger hatte diese Befürchtung. Und würden Sie hier noch, oben auf den Ton- und Videobändern, unterschreiben, damit es handschriftlich dasteht? Alle identifizierenden Daten werden gelöscht.

> Ich bitte sie darum, die Freigabeerklärung für die Verwendung ihrer Ton- und Videobänder zu unterschreiben. Aufgrund dieser Erklärung können andere sich in meiner Praxis ausgewählte Ausschnitte aus dem Entwicklungsprozeß der Hoopes' anhören, ohne daß ihr Band jedoch auf andere Tonbänder überspielt wird.

Cindy: Heißt das, daß andere Leute irgendwas von uns auf ihren Bändern haben werden?
Dr: Nein.
Van: Wollen Sie Kindernamen?
Dr: Nein.
Van: Was ist heute, der achtzehnte?
Cindy: Mhm.
Dr: Tja, es sieht wirklich gut mit Ihnen aus, ich kann es mir immer noch nicht erklären. Sie kamen hier herein . . .
Van: Wenn wir Bescheid wissen, sagen wir es Ihnen.
Dr: Okay. Fein. Ich glaube, die Filmstreifen vom letzten Mal waren hilfreich, die homosexuellen Filme.
Van: Ja, das hatten wir eigentlich nie durchgearbeitet, fand ich. Wir sprachen eigentlich nie viel darüber. Ich hab mir einige Gedanken darüber gemacht, was das alles so zu bedeuten hat.
Dr: Nun, es paßt zu dem, was wir gerade vorher gesagt haben: Sie heirateten Ihren Vater, und sie heiratete ihre Mutter.
Van: Hmmm.

Dr: Und das hat auf einer bestimmten Ebene die sexuelle Beziehung gestört.
Van: Ja.
Dr: Es konnte auch gar nicht anders sein.
Van: Mein Gott, das ist ein lebenslanges Suchen, aber es ist aufregend und interessant.
Dr: Ja.
Cindy: Ja, es ist aufregend für mich gewesen, hier zu sein.
Dr: Tja, man könnte sich auch kaum zwei nettere Menschen vorstellen, kann ich da nur sagen.
Cindy: He.
Van: Danke.
Cindy: Es war wirklich ein Glück, daß wir zu Ihnen kamen. Ich glaube, Sie waren für uns ein Wendepunkt. Ja, wirklich, das glaube ich. Denn wir hatten einfach ... Wenn ich zu meinem anderen Therapeuten gegangen wäre ...
Van: Das wäre ein Reinfall geworden.
Cindy: ... wir hätten uns so weitergeschleppt.
Dr: Sie wären jetzt mitten im Scheidungsprozeß.
Cindy: Sie waren so was wie eine Elektroschockbehandlung. Er war außerdem ziemlich richterlich ... oh, mein Fuß ist so angespannt.
Dr: Okay, soll ich Ihnen die Rechnung an Ihre jetzige Adresse schicken, oder wie soll ich es machen?
Cindy: Ja.
Dr: Wird sie Ihnen nachgeschickt?
Van: Ja. Die Post wird das machen.
Cindy: Oh, unser Band.
Dr: Haben Sie Ihr Band? Nun, ich freue mich für Sie beide. Es ist sehr schön.
Van: Ich glaube, Wales ist ein ...
Dr: ... ein guter Ort, um das alles zu verdauen.
Van: Ja.
Cindy: Das wird unser ...
Dr: Und ich würde mir nicht zu viele Gedanken darüber machen. Es wird ein guter Studienaufenthalt werden.
Van: Ja.
Cindy: Tja, wir brauchen eine Begründung, weil Van ein Freisemester nehmen muß.
Dr: Vielen Dank.
Cindy: Wir danken Ihnen.
Dr: Tschüß.

Van: Danke.
Dr: Sie wollten herauskriegen, wo Ihr Vater ...
Van: Ja, mache ich.
Dr: Okay.
Van: Ich habe den Namen der Frau bekommen, bei der meine Mutter wohnte, als sie damals in dieser Stadt in Michigan war; ich kann also die Klinik und alles andere durch sie erfahren.
Dr: Wenn Sie meinen, daß ich irgend etwas tun kann, um herauszubekommen, in welcher Anstalt Ihr Vater war, werde ich's machen.
Van: Okay. Gut. Danke.
Dr: Viel Glück. Auf Wiedersehen.
Cindy: Auf Wiedersehen.
Van: Wir werden ein bißchen spielen. Haben wir alles?
Cindy: Ja. Auf Wiedersehen.

»Sie werden mit diesen Erinnerungen leben und etwas Neues
Daraus machen müssen. Nur durch Hinnahme
Der Vergangenheit werden Sie ihren Sinn verwandeln.«

*Reilly**

---

* T. S. Eliot: »Die Cocktail-Party«. *Die Dramen.* Frankfurt/M. (Suhrkamp) 1966, S. 303.

»Ihr bleibt dabei, jedes Ding für sich zu betrachten,
Macht kleine Dinge wichtig, so daß all und jedes
Unwichtig wird, die schwache Abweichung
Von irgendeinem imaginären Lauf, den das Leben zu nehmen hat,
Und den ihr normal nennt. Was ihr das Normale nennt,
Ist nichts als das Unwesentliche und das Unwichtige.«

*Harry**

Was dann noch folgte

Die Hoopes' fuhren im Januar 1973 nach Wales, wo Van seinen sechsmonatigen Studienaufenthalt verbrachte. Im Mai 1973 entwickelten meine Frau und ich den Plan, die sieben Sitzungen mit Cindy und Van in einem Buch zu verwenden, um daran eine transgenerative Betrachtung von Eheproblemen zu illustrieren. Wir hatten ihre Sitzungen ausgewählt, weil die Hoopes' uns während einer Krise um Hilfe gebeten hatten, zu einem Zeitpunkt, als ihnen nur noch kurze Zeit zur Verfügung stand, um diese Krise zu lösen. Diese Faktoren und die verhältnismäßig wenig Sitzungen machten ihren Fall für uns besonders interessant.
Außerdem hatten wir selbst ähnliche Dinge durchgemacht wie Van und Cindy und auch selbst Menschen wie sie gekannt. Wie die Hoopes' hatten auch wir darum gerungen, uns über die Faktoren in unserer Lebensgeschichte klarzuwerden, die unseren eigenen Dissonanzen zugrunde lagen, und auch wir waren froh, als die Dinge wieder ins Lot kamen. Bevor wir zu schreiben begannen, war es jedoch wichtig, zu erfahren, was aus Cindy und Van geworden war, und ihre Erlaubnis für unseren Plan einzuholen.
Im September 1973 rief Dr. Paul sie deshalb zu Hause an und bat sie, zu einer kostenlosen Nachsitzung zu kommen. Es war mein Wunsch, zu erfahren, wie es ihnen ging, und ich wollte mit ihnen darüber sprechen, ob sie ihre Zustimmung zu dem geplanten Buch geben würden. Sie willigten ein, mich im darauffolgenden Monat zu besuchen.
Als Cindy und Van in meine Praxis kamen, sagten beide, daß es ihnen im großen und ganzen recht gut gehe. Nach Cindys Ansicht war das Leben *»wirklich lebenswert«* geworden.

* T. S. Eliot: »Der Familientag«. *Die Dramen.* Frankfurt/M. (Suhrkamp) 1966, S. 141–142.

Cindy: Ich habe eine sehr ruhige Phase meines Lebens hinter mir, wie ich es nie zuvor erlebt habe, und, mhm, es geht mir gut. Früher habe ich mich nie über längere Zeit wohl gefühlt ... ich glaube, ich lebe dichter an der Realität als je zuvor.

Sie gab jedoch deutlich zu verstehen, daß Van nicht fähig war, sich ihr frei mitzuteilen. »Zu Hause spricht er nie ... ich weiß nie, was in ihm vorgeht«, sagte sie. Van gab ihr recht und zeigte deutlich, daß er sich, obwohl er sich wie ein anderer Mensch fühlte und sich auch anders mit den Dingen auseinandersetzte, vor der Erkenntnis seiner eigenen Gefühle immer noch abschirmte. Er sagte, er stünde diesem neuerlichen Besuch bei mir »ambivalent« gegenüber, denn er habe Angst, irgend etwas könnte so schmerzlich sein, »daß ich da lieber nicht hinschauen würde«.

Van: Es gibt immer noch viele Dinge, die bearbeitet werden müßten. Ich habe immer noch eine Menge Depressivität in mir, die beiseite geschoben und abgewehrt und kontrolliert wird, aber sie ist dennoch da. Und sie meldet sich von Zeit zu Zeit ... Ich habe immer noch vieles in mir, das mit dem kleinen Jungen in mir zu tun hat ..., der sich unfähig, hilflos, unsicher fühlt. Ich halte den kleinen Kerl drinnen fest. Er kann nicht raus ... Er schreit noch ... Ich weiß auch nicht so recht und bin deswegen etwas unsicher, was mich davon abhält, mir den Anstaltsbericht über meinen Vater zu beschaffen.*

Van setzte sich mit all diesen Fragen nur innerlich auseinander; da er dafür so viel Energie aufbringen mußte, um die innere Kontrolle aufrechtzuerhalten, war es ihm unmöglich, sich Cindy frei mitzuteilen. Im weiteren Verlauf des Interviews wurde uns allen dreien zunehmend klar, daß es immer noch unerledigte Fragen gab.
Um die Dinge voranzutreiben, bot ich an, ich würde versuchen, die Anstaltsberichte über seinen Vater zu besorgen, denn ich hatte den Eindruck, daß sie ein wichtiger Schlüssel für ihn waren, ein positives Verhältnis zu sich selbst zu finden.

Dr: ... Sehen Sie, so wie ich es sehe, solange Sie, Ihrerseits, Ihrem Vater nicht verzeihen können für all das, was geschehen ist, werden immer noch einige Ihrer Ängste, verrückt zu werden, zurückbleiben ...

Kaum hatte ich dieses Angebot gemacht, da begann Van, sich in Erinnerungen an seine Kindheit zu ergehen. Er meinte, sobald er

---

* Siehe die siebte Sitzung, S. 276.

die Berichte gelesen hätte, könne er viel klarer sehen, was für Gefühle er wirklich gehabt hatte, als er mitansehen mußte, wie sein Vater vor seinen Augen geistig zerfiel.

Van: Mein Bedürfnis, die Dinge so verdammt unter Kontrolle zu halten, stammt teilweise aus der Zeit, wo ich meine Mutter unterstützen und immer derjenige sein mußte, der sich um sie kümmerte, damals, als sie zusehen mußte, wie ihr Mann geistig so langsam verfiel. Das machte es eben schwieriger für mich, ich selbst zu werden ... Ich kann mich erinnern, daß ich häufig in Verlegenheit kam wegen meinem Vater, wegen seiner Art zu sprechen, wegen seiner, mhm, fehlenden Bildung, wegen seines Aussehens. Vor allem wenn er Wein trank, begann er zu nuscheln, so daß man ihn kaum verstehen konnte, und dann hielt ich es einfach nicht mehr im gleichen Raum mit ihm aus, aber das waren genau die Augenblicke, wo er reden wollte. Es waren die einzigen Momente. wo er reden wollte. Und ich konnte es nicht ertragen.
Dr: Und deshalb sind Sie so genau mit Worten, deshalb versuchen Sie, so präzis zu sein, damit Sie nicht so werden wie er.
Van: Lange Zeit habe ich mich nie betrunken; ich hatte Angst, betrunken zu werden ... Ich glaube, ich war wütend wie sonst was, ich kann mich an das Gefühl erinnern, daß meine Mutter sehr böse auf ihn war, wenn er ... [sich betrank] ... Ich schwankte immer hin und her. Das eine Mal sagte ich: »Nun, zum Teufel, er hat's verdammt schwer gehabt, warum soll er nicht ein bißchen saufen ...«, irgendwie versuchte ich, mich um ihn zu kümmern und ihn in Schutz zu nehmen, wissen Sie ... und gleichzeitig sagte ich dann wieder: »Du Scheißkerl!« Dazwischen pendelte ich immer hin und her. Ich sagte nie wirklich »du Scheißkerl« zu ihm, weil die andere Seite immer die Oberhand gewann. Ich entschuldigte immer, was er tat, was er fühlte. Ich glaube, zeitweilig haßte ich ihn sehr. Ich kann mich erinnern, wie wir einmal miteinander herumalberten und uns balgten, und irgendwie war ich inzwischen groß genug geworden, ... ich glaube, das war vor seinem Zusammenbruch und dem anschließenden Anstaltsaufenthalt, und ... wir alberten herum ... ich war etwa dreizehn ... und es war eine eigenartige Erfahrung für mich, mir vorzustellen, daß ich möglicherweise, daß ich ihm vielleicht überlegen sein könnte ...
Das ängstigte mich sehr. Denn er war ein sehr ... ein sehr gut gebauter Kerl. Er war ein kleiner Mann, kleiner als ich, aber, mhm, sehr muskulös, kräftig. Ich hatte also mehr Gewicht als er. Aber, mhm, ... ich hatte mehr Kraft.

Im weiteren Verlauf des Interviews erzählte Van, daß sein Vater seit der Pleite seines Fischgeschäfts im Jahre 1952 sehr deprimiert gewesen war.

Van: Sein ganzes Leben kreiste um den Wunsch, ein Geschäft zu haben – er kaufte eines ... und innerhalb von sechs Monaten war er pleite ... [Damals] sagte meine Mutter zu mir: »Alle meine Freunde sagen zu mir, ich sollte mich von deinem Vater scheiden lassen. Was soll ich machen?« Soweit ich mich erinnern kann, sagte ich: »Verflucht nochmal, ich weiß es nicht.« Aber ... Ich glaube nicht, daß ich jemals etwas darüber zu ihr sagte, doch ich spürte das ganze Gewicht ihrer Wut und ihrer Enttäuschung über das, was sie durchmachen mußte. Eine ganze Menge davon wälzte sie auf mich ab ... Wenn Sie also sagen, wissen Sie, verzeihen Sie bitte, mhm ... hier oben kann ich sagen, ja, ich habe ...
Dr: Zählen tut nur das *(zeigt aufs Herz).*
Van: Ich weiß, und ich weiß nicht, wie ich dahin kommen soll, wie ich es da fühlen soll. ... Ich weiß nicht, was ich [aus den Berichten] erfahren werde. Das macht mir ein bißchen Angst.
Dr: Was auch immer Sie erfahren, es wird etwas Wirkliches sein. Und ich glaube, es könnte Ihnen helfen, einiges von dem, was Sie damals durchgemacht haben, wieder lebendig werden zu lassen.

...

Cindy: Es ist unheimlich einleuchtend, die Art, wie er sich mir gegenüber verhalten hat, es ist unheimlich einleuchtend, denn wenn ich so höre, wie er aufwuchs ...
Dr: Er hat Ihnen bisher nicht allzuviel davon erzählt?
Cindy: Oh, ich wußte nie, wie er zu seinen Eltern gestanden hatte und so, und ich habe genau die gleiche Szenerie aufgebaut wie seine Eltern, und ich bitte ihn, mir gegenüber genau die gleiche Rolle zu spielen wie bei ihnen. Und es ist so einleuchtend, wie er manchmal auf Dinge reagiert, die ich mache. Es kommt gar nicht in Frage, daß du allein zur Therapie gehst. Ich muß dabeisitzen und hören, was du sagst! *(Lacht)* Dadurch wird mir einfach vieles so klar.

Wir sprechen auch über die Möglichkeit, ihre Gesprächsprotokolle zu publizieren. Sie sind etwas überrascht über die Vorstellung, daß das, was sich zwischen ihnen ereignet hatte, so wichtig sein könnte, daß andere Menschen sich dafür interessieren würden. Sie stimmten dem Unternehmen jedoch zu. Als Ausgleich dafür erkläre ich mich bereit, ihre noch offenen Probleme jeweils ad hoc honorarfrei mit ihnen zu besprechen.

Da Vans Schwierigkeit, sich selbst, aber auch Cindy gegenüber offen zu sein, zu einem so großen Teil in der verleugneten Ambivalenz seinem Vater gegenüber begründet zu sein scheint, müßte der Schwerpunkt meiner Bemühungen in der Bearbeitung von Vans Problemen liegen. Ich verspreche deshalb, wenn möglich, die Anstaltsberichte aufzutreiben, sie für Cindy und Van zu fotokopieren und beide dann zu einer weiteren Sitzung einzuladen.

Zwischen dieser Sitzung im Oktober 1973 und der folgenden Sitzung im Dezember 1973 gelang es mir, über eine Reihe von Kollegen an die Anstaltsberichte über Vans Vater heranzukommen. Ich fotokopierte die Berichte, wie verabredet, und überreichte sie Van, als er und Cindy am 13. Dezember wieder zu mir kamen.

Die folgenden Daten wurden dem Originalbericht entnommen:

Karteikarte von Vans Vater
Fleming Hospital, Detroit, Michigan

Name: Hoopes, Van
Geburtstag: 20. 8. 1902
Konfession: katholisch getauft, ohne Bekenntnis
Datum der Einlieferung: 10. 6. 1954
Früherer Anstaltsaufenthalt: nein
Ehestand: verheiratet
Hautfarbe: weiß
Einlieferung in die Anstalt: Krankenwagen, Rollstuhl
Diagnose bei der Einlieferung: Involutionaler paranoider Zustand
Wichtige Erscheinungen, Symptome und Beschwerden: Depression, paranoide Vorstellungen
Endgültige Diagnose: gleichbleibend
Prognose: relativ gut
Entlassung: Gesundheitszustand gebessert
Datum der Entlassung: 15. 7. 1954

gez. David L. Fleming

KRANKHEITSGESCHICHTE

Name: Mr. Van Hoopes
Arzt: Dr. Herbert Fleming
Zimmer-Nr.: 115
Datum: 10. 6. 1954
Bemerkungen: Krankheitsgeschichte nach den Angaben der Ehefrau.

Einlieferungsgrund: Er wurde am 10. 6. 1954 auf Überweisung von Dr. Herbert Fleming zwecks Stirnhirnlappen-Lobotomie wegen Depression eingeliefert.
Augenblickliche Krankheit: Patient erlitt vor zwei Jahren einen geschäftlichen Fehlschlag und wurde vor einem Jahr stark depressiv. Er unterzog sich 13 Schockbehandlungen in einer Anstalt in Mobile, Alabama, war dann in der Lage, zur Arbeit zurückzukehren, ist seit Januar 1954 jedoch wieder ziemlich depressiv, sitzt meistens im Hause herum und kann weder richtig essen noch schlafen. Er ist sehr paranoid geworden, traut niemandem, nicht einmal seinem Hausarzt, ist nicht zu einer psychiatrischen Behandlung bereit, weinte zu Hause und achtet nicht auf sein Aussehen; weigerte sich zu essen, da er meinte, er sei nicht wirklich krank, aß jedoch, wenn die Ehefrau das Essen stehen ließ. Er hat immer einen Minderwertigkeitskomplex gehabt, seit der Kindheit, hatte nie viele Freunde und fand keinen Gefallen an geselligem Umgang.
Bemerkung: Der Patient verweigert alle Antworten. Er mußte sich vor einigen Jahren einer Leistenbruchoperation unterziehen.

Körperliche Untersuchung

Äußere Erscheinung: Gut gebaut, schlecht ernährt, dunkler Teint, männlich. Zur Zusammenarbeit bereit, spricht aber nicht viel.
Gewicht: Normal.
Körperliche Verfassung: Befindet sich innerhalb der Norm, abgesehen von einer leichten Unterernährung.
Eindruck: 1. Involutionale Depression
2. Manisch-depressive Psychose
3. Schizophrenie

Entwicklungsbericht

18. 6. 1954: Er ist seit der Einlieferung weniger depressiv, ärgert sich aber immer noch über die Einlieferung. Stirnhirnlappen-Lobotomie soll vorläufig zurückgestellt werden. Elektroschockbehandlung wird angefangen.
24. 6. 1954: Patient bekommt Elektroschockbehandlung. Patient ist freundlich und gesellt sich von Zeit zu Zeit zu den anderen.
13. 7. 1954: Kooperativ, angenehm, vernünftig, darauf erpicht, zur Arbeit zurückzukehren und seinen Beruf wieder aufzunehmen; beantwortet Fragen präzise und schnell.
15. 7. 1954: 14 Uhr. Patient heute entlassen.

Van zeigte eine starke Reaktion auf diesen Bericht.

Van: Es ist erstaunlich. Es ist irgendwie, als ob . . . die Vergangenheit . . . ihr Haupt erhebt. Mir steigen plötzlich Bilder auf, wenn ich das lese: »Der Patient wurde vor einem Jahr stark depressiv, unterzog sich mehreren Schockbehandlungen in einer Anstalt, war in der Lage, zur Arbeit zurückzukehren, ist wieder depressiv geworden«, und ich sehe Dad vor mir, wie er im Haus herumsaß. »Kann weder richtig essen noch schlafen, ist sehr paranoid geworden, traut niemandem, nicht einmal seinem Hausarzt, ist nicht zu einer psychiatrischen Behandlung bereit . . . Patient verweigert alle Antworten.«
Dr: Zu dem Zeitpunkt hatte er eine Riesenangst.
Van: Ja, nun, sie hatten ihn, warten Sie, am 10. Juni war es . . . sie hatten ihm ziemlich starke Beruhigungsmittel gegeben, als sie ihn zum Flugzeug brachten, trotzdem war er . . . zu dem Zeitpunkt nicht besonders gut beieinander. Ich kann mich noch daran erinnern, wir fuhren in einem Polizeiauto vom Krankenhaus zum Flughafen, und er saß vorne neben mir, und während der ganzen Fahrt dorthin sagte er immerzu so etwas wie . . . »Da sie mich jetzt wegholen«, oder »Da sie mir jetzt mein Leben nehmen, paß auf, daß sie dich nicht auch erwischen«, so etwas Ähnliches . . . Es ist wirklich ein Kapitel aus der Vergangenheit.
Dr: Er kämpfte auf seine Art.
Van: »Stirnhirnlappen-Lobotomie soll vorläufig zurückgestellt werden.« Ich weiß nicht, welche Gefühle Sie dabei haben, aber, wenn ich das lese, werde ich böse. Meine . . . ich weiß nicht viel über die Operation, aber was ich vom Lesen darüber weiß, ist, . . . ich fühle mich wohl als Beschützer . . . Mensch, er hatte es verdammt schwer. Er war sein ganzes Leben lang deprimiert.
Dr. Fühlen Sie sich weniger deprimiert? Ich meine, was Ihr Leben betrifft?
Van: Ja, das tue ich. Ja . . . Ich weiß wenigstens mehr über das, was ich denke, wenn auch einige der alten Verhaltensmuster und Gefühle wiederkehren, und Depression.
Dr: Mhm.
Van: Es ist schön, nicht deprimiert zu sein.
Dr: Haben Sie das Gefühl, daß Cindy jetzt mehr so etwas wie ein Freund für Sie ist?
Van: Ja.
Dr: Reden Sie mit ihr?
Van: Das fällt mir immer noch schwer.

Dr: Also, Sie sollten sich eine kleine Chance geben. Wenn es fortgespült werden soll, dann spülen Sie es fort und versuchen Sie, einen Schritt weiterzukommen.
Van: Da ist . . . ich spüre weniger davon, mhm, jedes Mal, wenn ich mich damit auseinandersetze, mhm, ist es weniger belastend als zuvor. Das ist wahr.
Dr: Die Sache ist die, daß Sie, im Gegensatz zu dem, was Sie vielleicht empfinden, ein Recht darauf haben, zu leben und sich wohl zu fühlen, auch wenn er tot ist. Und dann stellt sich die Frage, welche Art von Erfahrungen Ihnen dabei helfen können, sich wohl zu fühlen?

> Während der darauffolgenden monatlichen Sitzungen mit Van und Cindy (Februar bis Juli 1974), in deren Verlauf sowohl neuere als auch ältere Videobänder vorgespielt wurden, konzentrierte ich mich auf Vans anhaltendes Bedürfnis, sich von seinen eigenen, abgekapselten Gefühlen gegenüber seinem Vater zu distanzieren. Mir ist es endlich gelungen, ihn dazu zu bringen, das Tonband von dem Besuch am Grab seines Vaters mitzubringen (siehe S. 234 bis 237). Er brachte außerdem die Vergrößerung eines Bildes von seinem Vater mit, das aufgenommen wurde, als Van noch ein Kleinkind war. Das Tonband wurde abgespielt, und Van reagierte darauf, indem er die ganze Zeit über weinte. Er bemerkte dann, sein Verhalten gegenüber Brian [seinem Sohn] habe sich mittlerweile geändert: Er werde längst nicht mehr so böse auf ihn, wenn Brian sich weh tut, und könne es ertragen, ihn auch einmal weinen zu sehen, und er sei deshalb auch fähig, ihn zu trösten. Er habe auch aufgehört, Brian auf den Po zu schlagen, wie sein Vater das mit ihm gemacht habe, »damit er schneller wachse«.

Van: Ich weiß nicht, ich finde, daß ich mich in den letzten paar Wochen wirklich sehr wohl gefühlt habe, wenn ich mit den Kindern und mit der Familie und allen zusammen war, und daß ich in dem, was sich da so entwickelt, erkennen und mir sagen kann, Mensch, das macht wirklich Spaß . . . es ist wirklich toll.
Dr: Meinen Sie, es ist in Ordnung, wenn man sich so fühlt?
Van: Ja . . . es ist schon etwas Gutes. Das Schwere, es gibt natürlich auch die andere Seite.
Dr: Ich finde, wenn es einem gelingt, sich irgendwie mit dem Schweren auseinanderzusetzen und es aus dem eigenen Verhaltenssystem rauszukriegen, dann hat das Leben viel mehr angenehme Seiten und auch Freude zu bieten.

Cindy bestätigt, daß Van jetzt mehr auf sie eingehe, und fügt hinzu, daß sie ein freieres Verhältnis zur Sexualität gewonnen hätten und sie wirklich genießen könnten.

Ein weiterer wichtiger Bereich wurde angesprochen: Van hat die Fähigkeit entwickelt, Cindys enthusiastische Wünsche nach bestimmten Dingen – zum Beispiel den Wunsch, in ein größeres Haus zu ziehen – als das zu betrachten, was es ist: als ihre Art, eine Phantasie auszudrücken, anstatt darin eine unvernünftige Forderung an ihn zu sehen.

Als Cindy einmal von einem anderen Mann zum Essen eingeladen wurde, was sie ablehnte, empfand Van das als eine Bedrohung für ihre Beziehung. Aus all dem entwickelten sie jedoch zunehmend die Fähigkeit, einander auch sexuelle Phantasien mitzuteilen, ein weiterer Fortschritt.

Die weitere Arbeit mit Cindy hatte u. a. zum Ziel, ihr zu einer stärkeren Wahrnehmung ihrer eigenen Personhaftigkeit zu verhelfen. Wir sprachen über ihr neues Gefühl der Zuneigung und des Respekts gegenüber ihrer Mutter, vor allem, als ihre Mutter anfing, sich dem Vater gegenüber zu behaupten, und darüber, wieviel Spaß es ihr gemacht hatte, als sie mit ihrer Mutter zum Cocktail ausging, und ihre Mutter sich zum ersten Male über ihren Vater beschwerte.

Cindy sprach auch darüber, daß sie Angst hatte, sich um ihren Vater kümmern zu müssen, wenn er einmal gebrechlich werden sollte. Zum erstenmal bekannte sie sich zu ihrem Wunsch, er möge sterben, weil er sie so sehr bedrängt hatte, nach South Dakota zurückzukehren und dort zu leben. Sie brachte ihre Wut darüber zum Ausdruck, daß er ihr gegenüber generell so wenig Einfühlungsvermögen hatte. Einmal berichtete sie von einem Traum, der ihren Todeswunsch im Hinblick auf ihren Vater unterstrich; in diesem Traum hatte ihre Mutter ein Rendezvous mit Cary Grant, worüber sie hocherfreut war.

Mit Hilfe dieser stützenden Aufbauarbeit und vor allem auch durch Cindys zunehmende Fähigkeit, mit ihrer Mutter auch vergnügt zusammensein zu können, änderte sich ihre Selbstwahrnehmung und auch die Einschätzung ihrer Rolle; ihre Neigung, ständig Forderungen zu stellen, nahm ab, so daß sie schließlich sogar folgendes sagen konnte:

Cindy: Ich habe das Gefühl, daß Van und ich zum erstenmal wirklich einen Punkt erreicht haben oder erreichen, an dem Kommunikation möglich ist. Ich glaube, das ist der Grund, weshalb ich am liebsten gleich anfangen möchte, mit Cathy [älteste Tochter] eine echte Kommunikation zu entwickeln. Ich finde, sie und ich haben irgendwie das gleiche Verhältnis wie früher Van und ich ...

Wir begannen darüber zu sprechen, ob Cindy nicht halbtags arbeiten oder irgend etwas machen solle, was ausschließlich ihre Sache wäre. Sie besuchte einen Kurs für Öffentlichkeitsarbeit, an dem sie mit großem Interesse teilnahm. Gerade das jedoch, einer Tätigkeit nachzugehen, die den ausschließlichen Zweck hatte, ihr Freude und Befriedigung zu geben, brachte sie in einen Konflikt. Van trug auch seinen Teil dazu bei, ihr Dilemma zu vergrößern, denn er verhielt sich angesichts der Vorstellung, sie könne außer ihm und den Kindern noch andere Interessen haben, sehr ambivalent. Er entdeckte und war von dieser Erkenntnis überwältigt, daß er im Grunde genommen die einzige Person in ihrer Umgebung sein wollte, die ihr »das Gefühl vermittelte, wichtig zu sein und gebraucht und geliebt zu werden«. Für Cindy wiederum war es besonders schwierig, Schritte zu unternehmen, die ihr Leben in eine gewisse Balance hätten bringen können. Ihr Rollenvorbild war ihre Mutter gewesen, eine Frau, die ihr ganzes Leben zu Hause verbracht und sich Mann und Kindern gewidmet hatte, die von ihr abhängig waren, und von denen sie ihrerseits völlig abhängig war. Cindy denkt daran, ihr Volkswirtschaftsstudium fortzusetzen.

Eine weitere Bearbeitung der noch verbliebenen sexuellen Schwierigkeiten wurde möglich, als Van offen über seine zunehmenden Schuldgefühle sprach in Situationen, in denen Cindy weinte; er fühlte sich für alles verantwortlich, was ihr weh tat. Vans Ängste gingen zurück auf das Jahr 1965, als Cindy eine fast tödliche Eileiterschwangerschaft hatte. Das stellte sich heraus, als ich ihn fragte, wie er mit Unsicherheiten zurechtkam:

Van: Wahrscheinlich sehr schlecht. Unsicherheit? Oh, der erste Gedanke, der mir in den Sinn kommt, ist der, wie du die Eileiterschwangerschaft hattest. Und ich war mir nicht sicher, was passieren würde, ob Cindy es überleben würde oder nicht ... Zu dem Zeitpunkt versuchte ich damit fertigzuwerden, indem ich sehr religiös war. Ein Teil der ... ich glaube, ich hatte damals Angst ... Aber ich war sehr, sehr, mhm ... ich glaube, ich habe es von mir weggeschoben. Ich weiß nicht, warum ich das machte.
Cindy: Nun, die ganze Zeit über bliebst du ruhig, sachlich, gefaßt. Weil du mir den Sauerstoff gabst. Wenn das ... du meinst, wie du dich damals verhalten hast. Du warst einfach toll.

Van: Ja.
Cindy: Ruhig ... Trotzdem, du bist schon böse geworden, auf dich selbst. Du hast dir die Schuld gegeben.
Dr: Sie waren streng gegen sich selbst?
Van: Ich kann mich in dem Zusammenhang nicht daran erinnern, aber es trifft sicherlich zu ...
Cindy: Du warst sehr böse auf dich. Sehr ... du hast dir die ganze Schuld gegeben. So sehr, daß wir noch lange Zeit danach keinen Geschlechtsverkehr mehr hatten, weil du eine Todesangst hattest, daß du mir wieder weh tun könntest.
Dr: Haben Sie damals Schuldgefühle deswegen gehabt?
Van: Wahrscheinlich. Haben Sie jemals gesehen ... ich weiß nicht, warum mir immerzu Filme in den Sinn kommen. Haben Sie einmal den Film gesehen ... oh, *Krieg und Frieden*, ich glaube, nein ... *In einem anderen Land*. Hemingway?
Dr: Ja.
Van: Wo die Frau am Ende des Films im Wochenbett stirbt? Das hat mich unheimlich getroffen, als ich ... ich muß zwanzig Jahre alt gewesen sein; ich dachte, wie schrecklich es war, mhm, daß Frauen das durchmachen müssen.
Dr: Wie sehr hat Ihnen denn das Schuldgefühle bereitet, daß Ihre Mutter Sie zur Welt bringen mußte?
Van: Daher kommt es, ich erinnere mich, wie sie zu mir sagte, mhm, sie hätte nicht schwanger werden sollen, sie hätte sechsunddreißig Stunden lang furchtbar in den Wehen gelegen, und schließlich mußte ich mit einem Kaiserschnitt geholt werden, und dann war sie drei Monate später mit meiner Schwester schwanger, deshalb ... sie sprach immer davon als von dem Schatten, dem Tal des Todes.
Dr: Das hat sie Ihnen also aufgebürdet.
Van: Als wenn Entbinden gleichbedeutend damit wäre, durch das Tal des Todes zu gehen.
Dr: Sind Sie deshalb Pfarrer geworden? Ein Versuch, mit dem Tal des Todes fertigzuwerden?
Van: Ich glaube, ich bin deshalb Pfarrer geworden, um ... das kann auch damit zusammenhängen, ich bezweifle es nicht, das ist eine neue Überlegung. Doch die Kirche war mir sehr wichtig, es war einer der Orte, wo ich einiges Positive erhielt. Sehr wichtig für mich.

Während unserer letzten, monatlich stattfindenden Sitzungen im Frühjahr und Sommer wurden die noch verbliebenen unbewußten Schuldgefühle und die noch unaufgelöste Wut, die beide immer noch in sich hatten, allmählich aufgearbeitet. Es war ihnen nur gelegentlich möglich, sich die neueren, aus den Nachfolgesitzungen stammenden Bänder anzuhören. Ich drängte sie, das immer wieder zu versuchen.

Dr: Der einzige Weg, diese Dinge im Keim zu ersticken, und wenn ich sage, diese Dinge, dann meine ich diese spiralartigen Phantasien, der einzige Weg ist, die Bänder gemeinsam abzuhören. Es kommt Ihnen vielleicht langweilig und saublöd vor, und es hängt Ihnen vielleicht zum Hals heraus, aber, sehen Sie, was Ihnen dabei aufgeht, ist ... wir leben alle in Zyklen ... ich weiß nicht, wie ich Sie beide dazu bringen kann, einfach zu versuchen, sich einige der alten Bänder anzuhören. Ich glaube, es wird Ihnen eine Menge bringen. Wirklich. Ich freue mich vor allem für Sie, Van. Denn als ich Sie das erste Mal sah, hätte ich nicht geglaubt, daß wir jemals so weit kommen würden.

Ich betonte immer wieder, daß ihnen solche Rückblicke – wie unmöglich und absurd es ihnen auch erscheinen mochte, die Vergangenheit via Tonbänder durchzuarbeiten – helfen könnten, die Überbleibsel der Vergangenheit zu verstehen, die unnötigerweise bei den normalen Auseinandersetzungen und Kämpfen des Alltags eine Rolle spielen.

Van: Ja ... ich stimme Ihnen zu ... wir kämpfen uns voran. Wir versuchen, das Beste daraus zu machen, und ich habe eine sehr klare Vorstellung davon, woher ich komme, und es ist für mich sehr schön, da zu sein, wo ich jetzt bin. Auch wenn ich weiß, daß mir noch ein langer Weg bevorsteht. Aber ... im Vergleich zu, mhm, ich, ich meine, ich fühle mich verdammt glücklich, daß ich aus der Situation rausgekommen bin und jetzt da bin, wo ich bin.

»Wir werden nicht aufhören zu suchen.
Und das Ende all unseres Suchens
Wird sein, dorthin zu kommen, wo wir aufbrachen,
Und den Ort zum erstenmal zu kennen.«

*»Little Gidding«**

* T. S. Eliot: *Four Quartets.* New York 1943, S. 39. Dt. »Vier Quartette«, Wien (N. Wydenbruck) 1948.

Anonymous (1972): »Toward the Differentiation of a Self in One's Own Family«. In: James Framo (Hrsg.): Family Interaction. New York, N. Y. (Springer Publishing).

Becker, Ernest (1973): The Denial of Death. New York, N. Y. (The Free Press, Macmillan Publishing). Dt. (1976): Dynamik des Todes. Freiburg/Br. (Walter).

Berger, Milton M. (1970, Hrsg.): Videotape Techniques in Psychiatric Training and Treatment. New York, N. Y. (Brunner & Mazel).

Brown, Norman O. (1959): Life Against Death: The Psychoanalytical Meaning of History. Middleton, Conn. (Wesleyan University Press).

Choron, Jacques (1963): Death and Western Thought. New York, N. Y. (Crowell-Collier Publishing). Dt. (1967): Der Tod im abendländischen Denken. Stuttgart (Klett).

Eliot, T. S. (1950): »The Cocktail Party«. New York, N. Y. (Harcourt, Brace and World. Dt. (1966): »Die Cocktail-Party«, In: T. S. Eliot: Die Dramen. Frankfurt/Main (Suhrkamp).

– (1959): »The Elder Statesman«. New York, N. Y. (The Noonday Press, Farrar, Straus, and Co.). Dt. (1966): »Ein verdienter Staatsmann«, a. a. O.

– (1939): »The Family Reunion«. New York, N. Y. (Harcourt, Brace and World). Dt. (1966): »Der Familientag«, a. a. O.

Ferenczi, Sandor (1914): Further Contributions to the Theory and Technique of Psychoanalysis. London (1950). (The Hogarth Press, Ltd.). Kap. 4, 16, 17. Dt. (1969): »Diskontinuierliche Analysen«. In: Bausteine zur Psychoanalyse, Bd. II, 55–576. Bern (Huber).

Freud, Sigmund (1908): Über infantile Sexualtheorien. In: Sigmund Freud: Gesammelte Werke, chronologisch geordnet, 7. Bd., Frankfurt/M. 1973 (Fischer).

Group for the Advancement of Psychiatry (1968): Normal Adolescence. New York, N. Y. (Charles Scribner's Sons).

Haas, Walter, David Mendell, Celia Michell, Hugh Mullan und Norman Paul (1970): Exploring Therapeutic Encounter. A professional discussion with LP recording of a therapy session. Pleasantville, New York, N. Y. (Audio Press).

Harris, Thomas A. (1969): I'm okay – you're okay. New York, N. Y. (Harper & Row). Dt. (1973): Ich bin o. k. – Du bist o. k. Reinbek/b. Hamburg (Rowohlt).

Henry, Jules (1971): Pathways to Madness. New York, N. Y. (Vintage Books, Random House).

Lewin, Bertram D. (1968): The Image and the Past. New York, N. Y. (International Universities Press).

Novey, Samuel (1968): The Second Look: The Reconstruction of Personal History in Psychiatry and Psychoanalysis. Baltimore, Md. (The Johns Hopkins Press).

O'Neill, N. und G. O'Neill (1973): Open Marriage. New York, N. Y. (Avon Books, The Hearst Corporation). Dt. (1973): Die offene Ehe. Konzept für einen neuen Typus der Monogamie. Bern, München, Wien (Scherz).

Paul, Norman (1970): »Parental Empathy«. In: E. James Anthony and Therese Benedek (Hrsg.): Parenthood. Its Psychology and Psychopathology. Boston, Mass. (Little, Brown and Co.).

– (1967): »The Use of Empathy in the Resolution of Grief«. In: Perspectives in Biology and Medicine 11, Nr. 1 (Herbst 1967).

Roth, Philip (1970): Portnoy's Complaint. New York, N. Y. (Bantam Book, Random House). Dt. (1970): Portnoys Beschwerden. Reinbek/b. Hamburg (Rowohlt).

Ruitenbeek, Hendrik (1970, Hrsg.): The Problem of Homosexuality in Modern Society. New York, N. Y. (E. P. Dutton).

Satir, Virginia (1967): Conjoint Family Therapy. Palo Alto (Science and Behavior Books). Dt. (1973): Familienbehandlung. Kommunikation und Beziehung in Theorie, Erleben und Therapie. Freiburg/Br. (Herder).